VIAJE
a través del
CÁNCER

OTROS LIBROS DE NEROLI DUFFY

Nacer: Una misión, otra oportunidad

La mística práctica:
Lecciones de vida de conversaciones con la Sra. Booth

LIBROS DE NEROLI DUFFY Y MARILYN BARRICK

Queriendo vivir: cómo vencer la seducción del suicidio

VIAJE *a través del* CÁNCER

Guía sobre la integración
de las curaciones convencionales,
complementarias y espirituales

DRA. NEROLI DUFFY

DARJEELING PRESS
Emigrant (Montana, EE.UU.)

A MI MADRE, MARIE NORMAN;

A MI MADRE E INSTRUCTORA ESPIRITUAL,

ELIZABETH CLARE PROPHET;

A LAS MADRES DIVINAS DEL MUNDO CELESTIAL,

LA VIRGEN MARÍA DE OCCIDENTE Y KUAN YIN DE ORIENTE;

Y A HILARIÓN EL SANADOR

ÍNDICE

SECCIÓN III · EL CÁNCER COMO INSTRUCTOR 237

AGRADECIMIENTO

Doy las gracias a
mi esposo, Peter, por su amor, constancia, cuidado y atención; por
darme su mano a cada paso de este viaje de curación y por aferrarse
a la visión de que la curación era, de verdad, posible; la Reverenda
Annice Booth, por animarme a que escribiera mi historia;
Elizabeth Clare Prophet, quien me enseñó tantas verdades
espirituales contenidas en este libro; todos los ángeles encarnados
que cuidaron de mí y cuyas manos fueron utilizadas por el Maestro
de la Vida para enviar curativas corrientes de amor; los Centros de
América para el Tratamiento del Cáncer y su personal, quienes lo
dan todo cada día para ayudar a tanta gente en la lucha
contra el cáncer.

Un especial agradecimiento a Summit University Press por los permisos para
incluir el siguiente material: «YO SOY Luz» © 1982; «Perdón», decreto © 1962;
Gráfica de Tu Yo Divino © 1977; imagen de Kuan Yin © 1983; imagen de los siete
chakras © 1994; La Virgen del globo © 1992 Summit University Press.
Para más información, contactar a Summit University Press
63 Summit Way, Gardiner, Montana 59030-9314 EE.UU.
Tel. +1-406-848-9500   E-mail: tslinfo@TSL.org
Sitio web: www.TSL.org

INTRODUCCIÓN

Se ha dicho que cáncer es una palabra y no una sentencia; un nombre que se da a un problema de salud, no un destino. Estoy de acuerdo con esa valoración. Al afrontar el cáncer he aprendido a afrontar mis miedos, incluso el miedo a la muerte. Si tienes que enfrentarte al cáncer, una de las cosas más importantes que determinará el desenlace es la clase de persona que eres y cómo respondes. Y no sabrás cómo respondes hasta que te enfrentes al cáncer. El cáncer ha sido descrito como una llamada al despertar. Este fue precisamente mi caso. También he visto que, a pesar de lo duro que es afrontarlo, el cáncer puede ser una bendición disfrazada.

El cáncer también puede ser un maestro, un maestro duro, quizá, pero si hay disposición hacia la humildad, éste puede ofrecer lecciones profundas. Para mí el cáncer fue, y es, todas estas cosas y aún más.

El cáncer también es un viaje. Hay muchas rutas distintas, sin embargo, el sendero ha sido definido y está muy gastado por los pies de los que han pasado antes, quizá sin querelo, pero a menudo con valor y un espíritu luchador que pocas veces he visto en otras partes. Las mujeres que conocí durante mi tratamiento recorrieron conmigo este camino y me inspiraron.

Las estadísticas en los Estados Unidos dicen que una de cada cuatro personas tendrá que vérselas con el cáncer en un momento u otro de su vida. El cáncer de mama afectará a una de cada ocho mujeres. No me esperaba ser una de ellas.

El 25 de enero de 1999, a los cuarenta y cuatro años de edad, siendo médico y ministra eclesiástica por vocación, me diagnosticaron cáncer de mama. No soy de las que recuerdan fechas, pero esta no se me ha olvidado. Una fecha que cambiaría mi vida de formas que jamás imaginé.

En los años posteriores al diagnóstico, he vivido y aprendido muchísimo. Al volver la vista atrás, a pesar de lo difícil que fue, no cambiaría la experiencia por nada en el mundo. Siento que, de muchas formas, soy una persona distinta y me he acercado más a ser quien realmente soy.

Este libro nace de un deseo de compartir lo que he aprendido a lo largo de este proceso de crecimiento. Contiene claves específicas que no se aplican sólo al cáncer de mama o al cáncer en general, sino que pueden servir de ayuda a cualquiera que desee encontrar la curación. Tengo especial interés en compartir lo que en mi opinión fueron las claves de mi curación, cosas que ojalá hubiera sabido antes del diagnóstico.

La primera parte de este libro relata la experiencia que tuve con el cáncer de mama, día a día, semana a semana. A veces es doloroso. Desde luego lo fue cuando tuve que pasar por ello. Lo cuento aquí con la esperanza de que otras personas puedan aprender de ello, habiendo yo aprendido tanto de la experiencia de muchos otros que se enfrentaron al cáncer.

En la segunda parte de este libro he distilado lo que he aprendido sobre el cáncer y su tratamiento para dar algunas directrices prácticas que otras personas con cáncer pueden usar en su viaje de curación. Lo mío fue cáncer de mama, pero los principios que apliqué se pueden utilizar para cualquier tipo de cáncer.

En la tercera parte del libro, exploro el tema de cáncer, extendiéndome, como un maestro espiritual y la enfermedad, como un viaje espiritual.

Por encima de todo, he aprendido que el cáncer no es una enfermedad de un órgano en particular. Afecta a la persona de forma total y responde mejor cuando tratamos a la persona en su totalidad. Si afrontas el desafío del cáncer de esta manera, quizá descrubras que el viaje a través de él se convierte en un viaje hacia la curación en todos los niveles del cuerpo, la mente y el espíritu.

He querido llamar a este libro *Viaje a través del cáncer* porque para mí ha sido realmente un viaje personal de curación. También espero poder proporcionar algunas pautas para tu viaje personal de curación, sea el que sea. En cierto modo, el viaje de curación nunca termina. Curación y plenitud son cosas que buscamos a lo largo de la vida, ya sea a niveles físicos, emocionales o espirituales.

Mi experiencia con el cáncer de mama supuso un punto de inflexión en el proceso de curación. Tenía un ardiente deseo de documentar el viaje y escribir mi experiencia era también una manera de ayudarme en el proceso curativo. Escribí el libro mientras iba por ese incierto camino que ha sido denominado la «experiencia del cáncer».

Pero antes de dar las técnicas que me ayudaron, quisiera hablar un poco de mí: quién soy y qué me importa en la vida.

SI TIENES QUE ENFRENTARTE AL CÁNCER, UNA DE LAS COSAS MÁS IMPORTANTES QUE DETERMINARÁ EL DESENLACE ES LA CLASE DE PERSONA QUE ERES Y CÓMO RESPONDES.

PRÓLOGO

Desde hace tiempo he sabido que existen muchas razones por las que las enfermedades se manifiestan en el cuerpo. Los síntomas visibles son simplemente el resultado final de una secuencia causa-efecto que comienza mucho antes de que la enfermedad se manifieste físicamente. Mi brújula interna, mis estudios y, más adelante, mi propia vida y mi experiencia con los pacientes y sus enfermedades me lo enseñaron. Estas creencias no son nuevas para mí; al contrario, han crecido naturalmente a raíz de las experiencias al principio de mi vida.

Nací en Perth (Australia occidental), en 1954. Mis padres se confesaban buscadores espirituales, siempre a la búsqueda de la Verdad, y yo, junto con dos hermanos y una hermana, fui criada casi desde que nací con la idea de que la vida es un viaje espiritual y la Tierra, una escuela. En nuestra familia, el universo era un lugar en el que aprender las lecciones de la vida y este mundo físico no era sino una sombra del mundo real que existía detrás del velo. Creía en los ángeles y en seres de luz que nos guían y protegen, y, de niña, sentía su presencia consoladora a mi alrededor.

Mis padres no tuvieron que explicarme nada sobre los ángeles. Siempre he creído en ellos, desde que vi uno a los pies de mi cama cuando era pequeña. Ahora no veo ángeles, pero sé que existen; trabajo con ellos todos los días y a menudo siento cómo ellos trabajan en mi vida. Sentí su presencia de forma especial cuando contraje cáncer de mama.

Mis padres me enseñaron que todas las grandes religiones del mundo contienen la verdad. Me explicaron que hay gente buena en todos los ámbitos de la vida y que están de camino al cielo; lo que pasa es que toman caminos distintos para subir a la montaña. Me enseñaron que ninguna forma de devoción es mejor que otra y que hay que respetarlas todas.

Mis padres me explicaron los conceptos del karma y la reencarnación de una manera comprensible para una niña, y yo empecé a ver esos principios en acción en mi familia y en mi vida. También observé cómo la energía nos afecta a todos y cómo todo lo que enviamos, sea bueno o malo, vuelve a nosotros como un bumerán. Sabía que había vivido antes y que volvería a vivir cuando pusiera a reposar este cuerpo, al final de esta vida terrenal. Desde pequeña aprendí que mi pasado afecta al presente, mientras construyo mi futuro con las decisiones que tomo todos los días.

Nuestra familia conversaba sobre los misterios de la vida, sentados todos a la mesa durante la cena. Con frecuencia, mucho después de haber terminado de comer, la charla se extendía hasta tarde. Al final papá se levantaba y fregaba los platos; nosotros, los cuatro hijos, los secábamos; y mi madre los ponía en la alacena, todo ello acompañado de nuestras conversaciones ininterrumpidas.

La cocina era el lugar de encuentro en casa y aunque no teníamos gran abundancia de riqueza material, éramos ricos en amor y bendiciones espirituales. En aquel entonces, teníamos una antigua estufa que usábamos para cocinar y calentar la casa. Me encantaba llegar a casa y oler el aroma del pan recién horneado y las comidas que salían de ese viejo horno negro. Nos reuníamos todos en la cocina después del colegio y el trabajo, y hablábamos del día, y compartíamos el amor de la familia.

En mi infancia y adolescencia tenía un gran deseo de aprender más sobre la curación, tanto en el sentido espiritual como en el físico. Mis padres me enseñaron que el ser humano es algo más de lo que vemos. Aprendí que todos somos seres espirituales que ocupamos cuerpos físicos. Pronto fui consciente de la conexión entre mi cuerpo y mi mente, y vi cómo mis emociones afectaban a mi cuerpo.

Durante muchos años me relacioné con mi Yo Superior, a quien veo como mi principal ángel de la guarda; hoy día lo sigo haciendo. Creo que todos podemos llamar pidiendo ayuda a nuestros guías internos si aprendemos a escuchar la suave voz que habla dentro de nosotros. Eso fue una de las grandes lecciones que aprendería con el cáncer como instructor.

Crecí con todos esos maravillosos conceptos y me hice médico por mi deseo de ayudar, servir y curar a los demás. Pero en 1960, siendo pequeña, e incluso en 1970, siendo estudiante de medicina y más tarde como interna, estos temas eran algo poco común para casi todo el mundo y, especialmente, entre la comunidad médica.

Así, durantes mis estudios, me guardaba estas cosas para mí. En casa, por la noche, se fomentaba en mí que mantuviera una mente abierta hacia los temas espirituales. Pero durante el día, cuando estudiaba medicina, quería desesperadamente relacionarme con mis amigos y los demás estudiantes. En realidad, a menudo me sentía «diferente» y «rara». En aquel entonces me preguntaba si nuestra familia también era rara. ¿Y si éramos la única familia que pensaba de esta forma?

Recuerdo llegar a casa una tarde y preguntar a mi padre si había personas en el mundo con las que poder hablar de estos temas. Con sabiduría, sonrió, y dijo: «Sí, hay muchas personas en el mundo a la búsqueda de la verdad que son de mente abierta; llegará el día en que las encontrarás». Confié en sus palabras. Sin embargo, me pregunté cómo podía él saber eso. Ahora sé que tenía razón, y he hallado a esos buscadores de todas partes y de todas las procedencias.

Comencé mis estudios de medicina con grandísimas esperanzas pero pronto aprendí que existe una gran diferencia entre la medicina y la curación. Por ejemplo, sabía que tenemos cuerpos espirituales sutiles más allá de la carne física que llevamos puesta, la cual los médicos tratan. Creía que había muchas avenidas distintas para la curación más allá de escribir recetas, pero no querían que habláramos de ello. Cuando sacaba a colación esos temas, rápidamente descubría que la comunidad médica no tenía oídos para ello. Por tanto, aprendí a guardar silencio.

Fui muy bien en mis estudios y acabé como finalista para el premio de medicina en los exámenes de mi último año. Disfruté especialmente de los estudios de psicología y gané el premio de esa materia. Como muchos otros de mi clase, era una buena estudiante y una médico muy trabajadora. Me complacían los detalles del proceso del diagnóstico al ver cómo todo se relacionaba para revelar el problema y encontrar la solución de cada paciente. Me encantaba hablar con la gente y siempre me interesaba la persona que había detrás del paciente. Se nos enseñaba que un historial médico cuidadoso y detallado podía revelar mucho, y que el noventa por ciento de los diagnósticos se hacían en base al historial del paciente. Aún así, sorprendentemente, pocos médicos se preocupaban de escuchar de verdad a sus pacientes o de hacer las preguntas pertinentes.

Para mí era algo natural que al hablar con un paciente, normalmente, éste te contara el problema; no siempre con exactitud, pero a menudo de manera inconfundible. Me acuerdo claramente de un ejemplo en el que un paciente había sufrido un trauma grave. No tenía familia que lo cuidara y fue al hospital para que, mediante una investigación, se determinara cuáles eran sus capacidades: ¿podía conducir, cuidar de sí mismo y todo lo demás?

Algunos médicos pensaban que este paciente tenía sus capacidades intactas. Yo, como estudiante en mi último año, me pasé más de una hora con él y observé señales sutiles que indicaban lesión en el cerebro. En términos médicos, le noté *desinhibido*: le faltaban los límites normales que uno espera en la conversación y el comportamiento. También tenía una forma de hablar ruda y le faltaba espontaneidad. Todo ello revelaba los sutiles efectos de una lesión en el lóbulo frontal, la zona del cerebro que influye en la personalidad. Para mí era evidente al ver quién era, lo que decía y cómo lo decía, y el neurólogo especialista estuvo de acuerdo conmigo. No creo que yo fuera más inteligente que los otros que no habían visto el problema, sino que yo me había molestado en hablar con el paciente, había escuchado y había observado.

Me gradué de la Universidad del Colegio Médico de Australia Occidental en 1979 tras seis años de estudios intensos y un año más de investigación, consiguiendo así el título de Ciencias Médicas con Matrícula de Honor. Decidí internarme como médico residente en el Royal Perth Hospital, un hospital en el que había recibido gran parte de mi preparación como estudiante de medicina. Después me vi trabajando en un pueblo rural de Australia. Trabajé para ampliar mis horizontes en el campo de la medicina y obtener la experiencia que necesitaba para practicar medicina rural, en la que los especialistas quedan lejos, a varias horas del lugar, y hay un sólo médico que tiene que vérselas con toda clase de problemas médicos.

Además de los internados típicos de la medicina general y la cirugía que un médico nuevo tiene que hacer, realicé turnos en el campo de cirugía plástica, ortopedia, neurocirugía, oncología, psiquiatría, geriatría, cuidado intensivo y de urgencia. Durante mi segundo año estuve ubicada por un tiempo en Kalgoorlie, un pueblo minero en el desierto de Australia occidental. Más tarde trabajé en pediatría, obstetricia y ginecología (seis meses en cada campo) porque mis profesores me habían dicho que como médico rural, la mayoría de mis pacientes serían mujeres y niños.

Después de tres años de internado, formé parte del Programa Médico Familiar dirigido por el Colegio Real Australiano de Médicos Generales de Cabecera, lo cual me dio la oportunidad de trabajar en el interior de Australia occidental. También tuve la oportunidad de volar con el Servicio Médico Aéreo Real, ubicado en Derby, un pueblito en el remoto rincón noroccidental del país. Volaba varias veces a la semana, junto con una enfermera, el piloto y, con frecuencia, otro médico hacia asentamientos aún más remotos para establecer clínicas temporales de un día.

La vida como médico implicaba mucho trabajo. Me gustaba lo que hacía aunque me dejara poquísimo tiempo para otras cosas en mi vida. Mi último trabajo en un hospital fue como médico anestesista, con turnos en cuidado intensivo y de emergencia. Me pasé un total de dos años y medio como anestesista, lo cual incluye un año en Inglaterra para conseguir el diploma de anestesista del Colegio Real de Cirujanos de Londres. Me encataba la anestesia y en un momento dado consideré tomar esta especialidad como profesión. Sin embargo, el universo me tenía reservados otros planes.

Aprendí mucho de la vida durante mi período como anestesista. Cada semana se me asignaba una lista de pacientes que iban a ser operados. Uno de los aspectos de mi trabajo era el de visitar pacientes

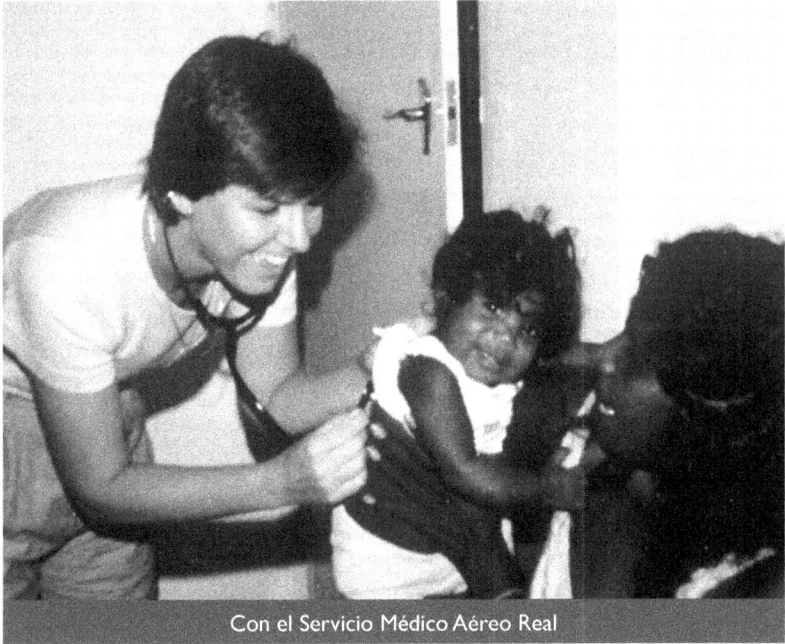

Con el Servicio Médico Aéreo Real

la noche antes de la operación, ver su historial, examinarlos, responder a sus preguntas, despejar sus temores y recetar la medicación previa a la cirugía.

A la mañana siguiente les anestesiaba para la operación. La visita antes de la cirugía era el punto principal de contacto consciente del paciente y, aunque pudiera parecer algo rutinario, en realidad era una parte muy importante del proceso de anestesia, puesto que un paciente con ansiedad es más difícil de dormir.

Disfruté de esas visitas previas a la cirugía. Me di cuenta de que a los pacientes les gustaba saber quién les iba a cuidar durante la operación. A mí me encantaba ser parte del equipo que trabajaba en la sala de operaciones, al lado de cirujanos y enfermeras. Me encantaba el orden y la limpieza de la sala de operaciones y sentía una gran satisfacción cuando la aplicación de la anestesia iba sin complicaciones.

Lo único que me entristecía era que no podía pasar mucho tiempo con los pacientes puesto que estaban inconscientes durante la operación y cuando se despertaban completamente, ya estaban en cama en la habitación. Algunas veces los visitaba después de la operación, pero a menudo no me daba tiempo porque enseguida me tenía que dedicar al siguiente caso. Los pacientes externos se marchaban a casa y no los volvía a ver.

Además de una ciencia, la medicina me parecía un arte; y mi vida espiritual emergente me enseñaba aspectos más sutiles de ese arte. Empezaba a notar la influencia de las emociones y la mente sobre los pacientes y cómo ello se reflejaba en sus enfermedades. Cuánto anhelaba entonces tener libros que trataran sobre el significado más profundo de la enfermedad y los efectos que tenían las formas más sutiles de energía y los modos de curación.

Más tarde empecé a utilizar discretamente en mi trabajo herramientas espirituales como la oración y observé resultados sorprendentes. A veces era muy consciente de una presencia guía que me ayudaba. Solía pensar que era un ángel sentado en mi hombro, susurrandome en el oído y diciéndome qué buscar y qué prueba había que realizar. Claro que yo seguía las directrices y los procedimientos médicos, pero también estaba dispuesta a recibir lo que mis ángeles o mi Yo Superior me decían. Nunca dije a los demás médicos, a las enfermeras o a mis pacientes que rezaba por ellos. Pero observé con claridad los efectos de la oración, como curaciones más rápidas, cambios del estilo de vida del paciente, un mayor consuelo y un aumento en la percepción del significado de la enfermedad. Se me ocurre un ejemplo entre muchos.

Una mujer de mediana edad se estaba recuperando de cáncer de vejiga. Necesitaba un anestésico breve cada tres meses para una endoscopia, un procedimiento corto en el que el especialista inspecciona la vejiga buscando signos de cáncer reincidente. Aunque el procedimiento en sí era rápido y los pacientes se marchaban a casa normalmente a las pocas horas, esta mujer a menudo tenía que ser ingresada en el hospital debido al efecto de la anestesia, y eso le llevaba sucediendo desde hacía años. Cada tres meses pasaba por la endoscopia y luego tenía que quedarse en el hospital hasta tres días para recuperarse.

Cuando la fui a ver para la visita previa a la cirugía me pude dar cuenta de que estaba muy preocupada, comprensiblemente. Había sido anestesiada muchas veces por muchos especialistas con técnicas distintas, pero los resultados siempre habían sido los mismos: náusea y vómitos durante tres días. Al revisar las anotaciones médicas, estaba claro que todos los métodos posibles ya se habían utilizado. No tenía nada nuevo que ofrecer médicamente hablando, pero le dije que trataría de hacer algo nuevo.

Esa noche, y después al día siguiente, cuando estaba inconsciente en la mesa de operaciones, recé por ella pidiendo que su alma fuera llevada a los templos de luz en el mundo celestial. También le susurré al oído, mientras estaba inconsciente, que se despertaría sin ningún síntoma; que se sentiría muy cómoda; que no tendría náuseas ni sentiría dolor. (Eso era en la época antes de conocer el trabajo de pioneros en el campo de la medicina cuerpo-mente como el Dr. Bernie Siegel.)

La cosa funcionó muy bien. Cuando la fui a visitar estaba incorporada en la cama, radiante y con una sonrisa de oreja a oreja. Me preguntó qué había hecho. Me dijo que no tenía efectos secundarios y que estaba lista para irse a casa. ¡Algo totalmente nuevo! Le dije que no había ningún secreto, que simplemente había rezado por ella. Le dije qué tenía que pedir en sus oraciones y que ella misma podia hacerlo la próxima vez que le tocara la endoscopia. Años más tarde utilizaría las mismas técnicas para mí misma, cuando fui operada de cáncer de mama.

A pesar de lo que me gustaba ser anestesista, no quería serlo el resto de mi vida. En 1985 di un cambio radical y regresé a la medicina de cabecera. Pasé mis últimos años como médico recibiendo pacientes en la nueva urbanización Mirrabooka, en la localidad de Perth, en una clínica con otros cinco médicos. Tenía siempre la sala de espera llena y muchas veces iba con retraso. Si alguien necesitaba hablar o si le hacía falta más tiempo en la consulta, rara vez se lo negaba. La mayoría de los pacientes que esperaban sabían que ellos recibirían el mismo trato y la espera no parecía importarles.

Pasé diez años como anestesista y médico de cabecera. Al mirar atrás, me doy cuenta de que amaba la medicina pero, con frecuencia, me sentía exhausta e infeliz. Era completamente consciente de los beneficios que tenía la cirugía y la anestesia, así como los efectos de muchos procedimientos y medicaciones modernos, que salvan vidas. Esas cosas son como regalos que nos han sacado de la Edad Media. Al mismo tiempo, sin embargo, me sentía insatisfecha con las limitaciones de la medicina tradicional y sabía en mi interior que tenía que exisitir una vía superior. Pensaba que las dimensiones sutiles de las enfermedades, particularmente la conexión cuerpo-mente y ciertas formas alternativas de tratamiento, no recibían la atención que merecían.

Cómo me hubiera gustado conocer a gente como Bernie Siegel, Christiane Northrup o Joan Borysenko, quienes habían escrito tan elocuentemente sobre puntos de vista alternativos a la medicina. No me hubiera sentido tan sola entre mis compañeros. La otra parte de mí tenía que mantenerla escodida. Sólo mi familia y unos cuantos buscadores de la verdad lo entendían.

Y entonces, en 1989, mi vida dio un giro aún más drástico cuando dejé la medicina para pasarme al ministerio eclesiástico. Diez años antes hubiera juzgado como algo impensable el dejar la medicina. Había sentido la vocación por ella y había trabajado mucho para llegar a ser médico. Aún así, tenía otra vocación.

Me había afiliado a The Summit Lighthouse, una organización espiritual, pocos años antes; había encontrado en sus enseñanzas muchas de las respuestas que mi alma había buscado. Allí conocí a mi futuro esposo, Peter, un australiano como yo que vivía en los Estados Unidos. Después de casarnos me mudé a ese país y me hice ministra de la Iglesia Universal y Triunfante (la iglesia afiliada a The Summit Lighthouse). Ahora vivimos y trabajamos en Paradise Valley, un valle entre las montañas que hay al suroeste del estado de Montana.

Aunque ya no practico la medicina, he llegado a entender que en realidad no he dejado del todo la profesión relacionada con la curación. Simplemente me he pasado a un tipo de curación diferente y más sutil: la curación del alma, el espíritu y los cuerpos sutiles. Actualmente enseño en Summit University, la rama educativa de The Summit Lighthouse, donde doy conferencias sobre una amplia gama de temas entre los que está la curación espiritual. No he perdido el amor por la medicina y la curación ni el agradecimiento por la gente que trabaja en esos campos.

Como médico y ministra eclesiástica he hallado una nueva libertad para hablar de medicina y curación dentro del marco del viaje espiritual.

Al mirar atrás a la transición que hice de la medicina al ministerio eclesiástico encuentro muchas indicaciones sobre la dirección que habría de tomar mi vida. Aún recuerdo muy bien los últimos días en mi clínica de Australia occidental. Para entonces mi hermana más pequeña, Margo, se había graduado en medicina y se puso a trabajar en la clínica. ¡Los profesores tenían razón! La mayoría de nuestros pacientes eran mujeres y niños que querían que las tratara una mujer.

Hubo muchas cosas maravillosas y especiales, y atesoro esos días con nuestros pacientes; pero por alguna razón una paciente en especial se me ha quedado grabada durante muchos años. Fue una de las últimas a quienes traté antes de marcharme, y era una paciente con cáncer de mama.

Cheryl tenía unos cuarenta años cuando vino a verme. Pasé con ella muchas horas y fui testigo directo de su sufrimiento. Estuve con ella al final, mientras su madre y las enfermeras cuidaban de ella. Murió tras una lucha larga y valiente. Presenciar el desarrollo de su enfermedad tuvo un profundo impacto en mí.

Cuando me diagnosticaron cáncer de mama en 1999, me acordé de Cheryl, sólo que esta vez no era una espectadora o la asistente al lado de la cama. Esta vez era yo quien pasaba por la experiencia del cáncer. Me fue fácil verme recorriendo el mismo camino: un largo y doloroso camino que terminaría en la muerte. Pensé en la frase de la Biblia, «médico, cúrate a ti mismo»[1], y supe que tenía ante mí una prueba relacionada con todo lo que había aprendido sobre curación y medicina y el sendero espiritual.

Volví a los estudios, queriendo descubrir todo lo que pudiera sobre el cáncer, las enfermedades y la curación; todo ello con un renovado interés y un nuevo ímpetu, motivada por la necesidad de sobrevivir. Esta vez era el paciente y no el médico.

Desde pequeña había entendido que no existen los accidentes en la vida; que todo ocurre por un motivo, aunque no siempre podamos verlo en ese momento. Todos hemos llegado a la Tierra con un propósito superior y yo creía y confiaba en un Poder Superior y un plan en la vida más vasto y hermoso de lo que pudiera imaginar. El cáncer me ayudó a entender cada vez más cuál era mi sitio en ese plan y creía que, para mí, tanto si sobrevivía como si moría debido al cáncer, ello sería otro paso hacia delante dentro de ese plan.

Todos somos singulares por lo que aportamos a la experiencia de curación y las decisiones que tomamos. Sin embargo, aprendí mucho de los que hicieron este viaje antes que yo: los que escribieron sus experiencias y aquellos a quienes conocí, quienes me contaron sus historias. También aprendí que aunque nuestras experiencias eran únicas, nosotros teníamos mucho en común.

Creo que la curación es verdaderamente un viaje, un peregrinaje, distinto para cada persona. Para todos nosotros ese viaje lleva tiempo y hay pasos que dar y lugares que visitar a lo largo del camino; y todos visitamos muchos de esos sitios antes o después.

Por tanto, antes de dar mi mapa de navegación para pasar por esta tierra poco conocida, contaré mi historia. No considero que mi experiencia sea ni típica ni excepcional. Es simplemente una historia más sobre el viaje, que cuento con la esperanza de que sea considerada de alguna ayuda para entender que aunque nadie puede caminar por ti, otros han pasado por ahí antes, y nunca tienes que caminar en soledad.

Este libro trata de un viaje de curación, y todos los viajes empiezan con el primer paso.

SECCIÓN I

Mi historia

CAPÍTULO 1

ESTO NO DEBÍA
OCURRIRME A MÍ

Siempre me había hecho los exámenes de pecho. Al fin y al cabo, era médico y sabía de la importancia que tiene el auto examen. Cuando tenía treinta y seis años, un año después de casarme, un bulto grande y doloroso se me formó en el pecho derecho justamente antes de mi ciclo menstrual. Estaba acostumbrada a tener pequeñas zonas con bultos que aparecían y desaparecían con los ciclos, pero este me preocupó. Parecía desarrollarse con rapidez y tenía entre dos y tres centímetros de ancho, y era blando. Fui a ver a un cirujano. En su opinión, el bulto guardaba relación con la fluctuación de hormonas durante mi ciclo menstrual, pero estaba dispuesto a realizar una biopsia si no desaparecía. Al cabo de una semana lo volvió a mirar y había desaparecido totalmente, demostrando que estaba realmente relacionado con el ciclo menstrual. Sentí un gran alivio. Me preocupaba que pudiera ser cáncer o que tuviera cáncer detrás del bulto.

Continué sometiéndome a exámenes mensuales y no noté ningún problema. Luego, durante varios meses, hacia finales del año 1998, noté que el pecho derecho había engordado en el cuadrante superior externo. En aquel momento no me preocupó y no pensé que fuera nada serio. De vez en cuando me venía a la cabeza, pero generalmente se me olvidaba que lo tenía. Nunca lo llamaba «bulto». Ahora, cuando lo pienso, me parece raro no haberlo hecho. ¿Por qué, como médico, no reconocí el bulto, que es lo que era?

En ese mismo período le dije a mi secretaria que tenía que ir a hacerme una mamografía. (Eso no lo motivó el «crecimiento» del pecho, o al menos no una manera consciente; jamás conecté las dos cosas.) Tenía cuarenta y cuatro años y nunca me habían hecho una mamografía. Mi intención era empezar a hacérmelas a partir de los cuarenta y cinco de manera constante. Lo de la mamografía me venía a la cabeza de vez en cuando y finalmente concerté una cita en noviembre; además, me haría una prueba de Papanicolaou, un análisis de sangre rutinario y el chequeo anual. Debido a la gran cantidad de trabajo que tenía no pude ir el día de la cita, así que me propuse concertar otra cita el siguiente año.

Mientras tanto, mi esposo, Peter, y yo viajamos a Australia para las Navidades. Era la primera Navidad que pasábamos con su familia desde que nos casamos hacía diez años. Mientras seguía en la cama, la mañana del día de Año Nuevo, sin pensar en nada en especial, la mano se me fue al pecho y palpé otra vez. Esta vez parecía estar más pronunciado y más «gordo». Aún entonces no lo llamé bulto, ni pensé que lo fuera. Se lo conté a Peter y quedamos en que me lo haría chequear cuando volviera a Montana. No se lo conté a nadie más; desde luego no a mi familia, que estaba disfrutando de las vacaciones.

Como médico sabía que cualquier bulto en el pecho debía considerarse canceroso hasta que se demostrara lo contrario; y siempre había instado a las mujeres a que se hicieran una evaluación adecuada. En mi clínica nunca adopté la actitud de esperar a ver qué pasa cuando se trataba de bultos en el pecho. Si una amiga o una paciente hubiera venido a verme con los mismos síntomas, me habría ido con ella a que le realizaran una mamografía ese mismo día. Sin embargo, aunque estaba inquieta, nunca pensé realmente que pudiera ser cáncer. Hacia el final de mi tratamiento llegué a darme cuenta de que había negado la evidencia y, sencillamente, no había querido considerar la posibilidad. Me imagino que por eso no se puede ser médico de sí mismo.

Así, el 25 de enero de 1999, fui a una clínica en el estado de Montana a ver a un ginecólogo para una prueba de Papanicolaou y un chequeo, seguido de lo que iba a ser una mamografía rutinaria. Durante el exámen me palpó el pecho y notó el bulto, y me preguntó si estaba al tanto. Se le notaba claramente la preocupación y quería que me hiciera la mamografía enseguida. Puso la ginecología a un lado y se concentró en el bulto. Lo llamó bulto, diciendo: «Los bultos en el pecho siempre nos preocupan mucho y pasamos un mal rato hasta que sabemos de qué se trata». Parecía pensar que había una gran posibilidad de que este «bulto» fuera cancerígeno. «¡De ningún modo! No es cáncer», me dije. Sin embargo, me sentí aliviada. Quería la mamografía.

Así que fui a que me hicieran la mamografía en el hospital local. Después, el técnico volvió a la sala para obtener «más imágenes del pecho derecho». Luego vino el radiólogo y dijo que quería hacerme un ultrasonido. De acuerdo. Estaba en calma cuando fui a la sala de ultrasonidos. El radiólogo y el técnico charlaron amistosamente conmigo hasta que empezaron a concentrarse en el bulto. Les oí decir que era sólido y no cístico (lleno de líquido). Lo midieron; era de dos centímetros de diámetro. Dejaron la charla rutinaria y me miraron, y me explicaron la situación.

Para entonces me sentía parte de un mal sueño de otra persona. Adopté la habitual actitud de médico, y me dije: «No tengo factores de riesgo excepto el no haber tenido hijos. Un bulto sólido en una mujer de cuarenta y cuatro años de edad, sin hijos y sin factores de riesgo significa que el cáncer está en la lista de posibilidades. Dos centímetros quieren decir que, si es cáncer, está, probablemente, al menos en la segunda etapa*. Podía haberse extendido al sistema linfático o, de forma microscópica, a la sangre, lo cual lo catalogaría como de tercera

---

* El cáncer de mama se categoriza en cuatro etapas, dependiendo del tamaño del bulto y de si se ha extendido a otros tejidos. La primera etapa es un bulto de menos de dos centímetros, sin evidencia de cáncer en los nudos linfáticos o en cualquier otra parte del cuerpo. La probabilidad de que el resultado sea positivo es mucho más alto si el cáncer se detecta en esta temprana etapa.

o cuarta etapa».

La cabeza se me llenó de imágenes de Cheryl, mi paciente con cáncer que había muerto. Pero no estaba en Australia y yo no era Cheryl. Estoy en América, el paciente soy yo, y esto no debía ocurrir, en absoluto. Y sin embargo, sabía cómo acababan estas cosas, ya lo había visto antes. Pero ahora era yo la que estaba sobre la mesa con la bata corta y fina, con la manta blanca de algodón sobre mí, sintiendo frío y calor al mismo tiempo.

El radiólogo era muy amable. Se comunicó correctamente, diciendo todas aquellas cosas que durante mi preparación me habían enseñado a decir. No podía decirme nada más hasta que me hicieran una biopsia. Con todo, podía ver lo que pensaba como si fuera un libro abierto: «Qué lástima de mujer tan joven, cuarenta y cuatro años de edad, con cáncer de mama, probablemente en la segunda etapa. Qué lástima». Era como si pudiera leerle la mente. Él y los técnicos estaban preocupados. Podía leerlo en sus caras. Entonces fue cuando supe que tenía cáncer de mama. Lo supe.

A partir de ese punto, todo se volvió borroso y desenfocado. Sentía como si a mi vida le hubieran dado al botón de avance rápido y como si fuera a cámara lenta, fotograma a fotograma, al mismo tiempo. El personal del hospital fue muy amable y yo sabía que su preocupación era genuina. Su bondad derritió mi auto control. Mi reserva médica despareció y ahora era una paciente. Empecé a llorar.

Dijeron e hicieron todo de la mejor de las maneras y con compasión; e hicieron lo correcto al no decirme lo que pensaban. Al fin y al cabo, nunca se sabe. Pudiera no haber sido cáncer y había que esperar a los resultados de la biopsia, se piense lo que se piense. Pero yo ya no era una estadística o una probabilidad. ¡Era yo! Las lágrimas se me derramaron sobre las mejillas mientras yacía en la mesa de rayos X y ellos buscaban a un cirujano que me viera enseguida. *Esto no debía ocurrirme a mí.*

Me levanté, me vestí y llamé a Peter por teléfono desde la pequeña habitación donde me cambiaba de ropa. Lloré otra vez y le pedí que viajara las cincuenta millas hasta el hospital. Antes de que pudiera llegar, el cirujano vino a verme. Había estado a unos pocos metros, en la sala de operaciones de este pequeño hospital rural. Con mucha amabilidad, salía entre operaciones, llevando aún la ropa para cirugías. Era joven con algunas canas en las sienes. Su tacto y sus maneras eran suaves, y parecía estar genuinamente preocupado. Recuerdo que sus manos eran cálidas. Muchas veces había notado que los buenos cirujanos suelen tener lo que yo llamaba «manos de cirujano»: fuertes y limpias tras años de cepillarlas, cálidas al tacto. Este hombre tenía manos de cirujano y por mis años de trabajo con cirujanos sabía que era un cirujano capaz.

Me habló y luego me examinó. Conocía mi historial médico. Le pregunté lo que pensaba del bulto. Reconoció la posibilidad de que fuera cáncer, pero se negó a decir lo que pensaba, prefiriendo esperar a lo que dijera la biopsia. En realidad no esperaba de él que respondiera a la pregunta, pero tenía que preguntar. De nuevo, lo supe al leérselo en la cara.

Hablamos sobre los que pasaría si la biopsia daba positivo. Dijo que tendría que tomar muestras de algunos ganglios linfáticos para determinar en qué etapa me encontraba. Yo tenía el pecho pequeño y él no estaba seguro de poder conseguir un buen resultado cosmético con la lumpectomía. Parecía inclinarse hacia la masectomía. Eso me asustó. El médico en mí asumió el mando por un tiempo. Le hice todas las preguntas que tenía y él, con mucha paciencia, constestó a todas ellas. Me habló de otras zonas de calcificación que le preocupaban desde la mamografía en otro cuadrante del mismo pecho que habría que mirar. Le preocupaba que tuviera una enfermedad multifocal. Le dije que no me opondría a la masectomía si hacía falta, pero quería estar segura de las opciones que tenía. Asintió y dijo que fuéramos paso a paso.

Durante la media hora de consulta hablamos de todos los aspectos del tratamiento. Le hice muchas preguntas, como si tuviera el piloto automático puesto como en los días como médico. Le pregunté sobre la disección del ganglio linfático; la masectomía sencilla comparada con la radical; la quimioterapia; la radioterapia; el estado del receptor de estrógeno; la biopsia con aguja comparada con otras biopsias. Una parte de mí no podía creer que estaba hablando de esas cosas. En un espacio de tiempo tan pequeño, mi vida había empezado a parecer irreal; y sentí que acababa de perder el control. Recuerdo lo que pensaba: «Así se siente una cuando le dicen que tiene cáncer».

¿Por qué yo?

¿Y por qué no? ¿Había creído ser especial y que estaba protegida de alguna forma y que no me pasaría a mí?

Me marvillé de lo rápido que pueden cambiar las cosas en la vida. En un espacio de media hora estaba hablando con un cirujano sobre la posibilidad de perder un pecho y la de someterme a quimioterapia.

Quería saber con todas mis fuerzas si tenía cáncer o no. Y lo quería saber ya. Pregunté si podía hacerme la biopsia ese mismo día (quizá esperando que no tuviera cáncer). El horario del cirujano no lo permitía, y probablemente daba igual. Hubiera sido demasiado para un solo día. Lo arreglamos para tres días después. Él se marchó a su siguiente caso. Yo me cambié y me encontré con Peter, que acababa de llegar al pasillo del hospital. Se portó maravillosamente, con calma, como siempre, y práctico, cariñoso y ofreciédome mucho apoyo. Le quise tanto en ese momento.

Nos dimos un abrazo y hablamos. Afrontemos las cosas una a una. Quizá la biopsia dé negativo. Y si da positivo, quizá el cáncer esté en su primera etapa. Veamos las opciones.

Esa noche Peter palpó el bulto, y dijo: «Sí, es un bulto. Se nota mucho, ¿verdad?» Me sentí un poco tonta y poco profesional. Peter lo notó con facilidad enseguida. Sí, no había duda de que era un bulto, aunque no lo hubiera llamado así hasta entonces.

Ahora este «bulto» estaba presente a todas horas. Las preocupaciones del trabajo y todas las cosas que habían parecido importantes se esfumaron en el trasfondo mientras el tema de la vida y la muerte surgía ante mí. Volví al trabajo durante unas horas al día, casi mecánicamente, y aunque trabajaba bastante bien, no estaba del todo presente. Gran parte de mí se encontraba diez años en el pasado, con Cheryl, volviendo a vivir su vida y preguntándome si ése era en realidad el camino que tenía delante de mí. Creía que sí.

Conocía el poder de la oración, por lo que llamé a mis compañeros de trabajo y a mis amigos para que rezaran por mí. No me pesó contarles lo que me estaba pasando y recibí gratamente su apoyo. Un miembro de la iglesia, madre viuda con hijos pequeños cuyo esposo había muerte de cáncer años atrás, había pasado recientemente por algo parecido. Había descubieto un bulto en el pecho y le iban a realizar pruebas. Había rezado y el bulto había desparecido. La llamé y le pedí que rezara por mí.

Como miembro de la junta directiva de la organización, asistí a una de sus reuniones la noche antes de la operación, y todos me desearon lo mejor. Me aseguraron que todo saldría bien sin duda. Yo sentía lo mismo. Con certeza todo saldría bien. Una parte de mí creía en milagros, otra parte se agarraba a la posibilidad de que no tuviera cáncer. Sin embargo, otra más sentía la seguridad de que sí lo tenía. Seguía pensando en Cheryl y otros pacientes con cáncer de mama que había conocido.

La tarde del jueves, 28 de enero volví al hospital con Peter y me realizaron la biopsia. Se realizó con anestesia local y permitieron que Peter me acompañara durante la operación. El cirujano tenía como ayudante a una agradable enfermera que me tenía ocupada hablando y que vigilaba para que Peter se encontrara bien. Me alegré de poder tenerlo a mi lado. Me sentí rara cuando me operaron «bajo mis narices», literalmente, y porque el cirujano tiraba, empujaba e indagaba por todo el pecho derecho. No me dolía nada, tan sólo la punzada cuando me anestesiaron.

Quería ser una paciente modelo. Tengo la tendencia a cuidar de los demás, aunque sea a mi costa. Estaba en calma y hablaba con todos. Por las llamadas telefónicas me di cuenta de que el cirujano tenía otros casos graves en su programa y yo sabía lo que se siente cuando tienes los días llenos y hay pacientes esperando. Le había oído hablar de un hombre con una obstrucción intestinal que necesitaría operarse muy pronto y había preparado la sala de operaciones para esa misma tarde. Recuerdo que ingresé por él y le agradecí el que me hiciera un hueco en su agenda tan llena.

El cirujano sacó el bulto entero; a mi me quedó una cicatriz de tres centímetros en el pecho. Miré hacia abajo y me complació el hecho de que la sutura fuera subcuticular, que significa que el material de sutura está debajo de la piel y la cicatriz es menos evidente. Le dije que estaba bien hecho y que me sentía agradecida.

Me dio la impresión de que normalmente habría tenido que esperal varios días para conocer el resultado, pero él sabía que quería saberlo y yo le había preguntado sobre la posibilidad de obtener una sección congelada del bulto (para que un patólogo pudiera examinar de forma preliminar el tejido bajo el microscopio ese mismo día). Por tanto, enviaron el bulto por taxi a un patólogo de un hospital más grande a media hora de distancia. Peter y yo nos fuimos de compras mientras los resultados llegaban. Dos horas después, el cirujano me dijo que el resultado era «positivo».

Durante unos segundos pensé que «positivo» era bueno. Entonces me di cuenta de lo que significaba «positivo». Por primera vez me sorprendió la ironía de utilizar la palabra «positivo» de esa manera.

No me sorprendió el diagnóstico, pero una parte de mí aún esperaba un resultado distinto. Le dije: «Estabas seguro de que sería cáncer, ¿verdad?»

Él contestó: «Sí, pero nunca se sabe».

Le dije que aunque sabía que no podía decirlo, había percibido lo que pensaba cuando me habló por primera vez.

Sé cómo funciona el sexto sentido en medicina. Recuerdo muchas ocasiones en las que un paciente entraba en mi oficina y, después de escuchar los síntomas, a veces hasta antes de que dijera nada, yo ya sabía cuál era el problema. Se pueden ver indicios físicos —la manera en que el paciente se yergue o los signos físicos de la enfermedad— y los médicos tienen la tendencia a buscar esos signos y tomar nota. Pero existe un sentido más sutil que muchos médicos desarrollan con los años y la experiencia. Es parte del arte de la medicina. Es como si la enfermedad emitiera un aura y se anunciara. Todas las dolencias tienen una tarjeta de visita.

Hablamos de las opciones que tenía. Él no estaba seguro de haberlo comprendido todo y quería esperar a la patología. Tenía que tomar muestras de los ganglios linfáticos al mismo tiempo que la masectomía o con una operación aparte. Aún le preocupaban las otras zonas de calcificación que el radiólogo había calificado de «preocupantes». Prefería manejarlo todo desde la masectomía; estaba listo para realizar la operación el lunes siguiente. Le pregunté qué recomendaría él si se tratara de su esposa. Sin vacilar, dijo: «Masectomía». Dije que quería una segunda opinión y me dio los nombres de varios cirujanos de una ciudad más grande. Me recomendó uno que había estado en desacuerdo con él en el pasado para que pudiera recibir una opinión que pudiera no ser la misma. Agradecí su honestidad.

Estaba acostumbrada a los cirujanos y éste me pareció bueno; y estaba agradecida de que un cirujano tan bueno estuviera cuando lo necesitaba. Le dije que que si me decidía por la masectomía, quería que fuera con él. Me gustaba y confiaba en él; y era cierto. Me trataba muy bien y se tomaba el tiempo necesario para explicármelo todo. Hice una cita con él para la siguiente semana para repasar la patología final.

Peter y yo nos marchamos de la clínica, y creí llevar las cosas bastante bien. Me sentía en calma. Entonces la enfermera de cirugía salió a vernos cuando salíamos con el automóvil para preguntarme cómo había ido todo. No se había enterado por el médico y quería saber el resultado de la biopsia. Estuvo muy amable cuando le dije que era cáncer, que el cirujano había recomendado una masectomía y que yo quería recibir una segunda opinión. Entonces rompí a llorar. Empezaba a llorar cuando la gente se portaba bien conmigo.

Mientras Peter nos llevaba a casa, llamé por el teléfono móvil a varios amigos y familiares que habían estado rezando por mí. Esperaban saber qué pasaba y sentí la urgencia de decírselo. Estaba animada. Creo que ellos pensaron que estaba muy bien. Yo también lo pensaba. Pero al mirar atrás veo que no era totalmente consciente de la realidad de la situación.

Sin embargo, la vida me cambió. De repente, por el cristal del cáncer todo lo demás en la vida se iba volviendo muy claro y enfocado. Sabía que eso era lo que le sucedía a la gente que sufre un cambio repentino en su vida. También lo había visto en mis pacientes y en mi práctica ministerial una y otra vez, Y aquí estaba yo, observándolo de primera mano.

Ahora resultaba fácil ver qué es importante y qué no lo es. Las cosas que había creído cruciales simplemente se desvanecieron en el trasfondo. Una cosa en particular se volvió clarísima desde el momento en que el cirujano me dijo que tenía cáncer de mama: rápida y claramente oí una voz en la cabeza que decía, «ahora no tienes que ir a trabajar. Tienes una excusa perfecta». También noté que eso me hacía feliz. De hecho, estaba casi eufórica. ¿Merecía la pena tener cáncer para no ir a trabajar? Sé que, en sí mismo, eso era un gran problema, algo en lo que me tendría que esforzar a todos los niveles.

Al mirar atrás, me di cuenta de que había estado pensando dejarlo casi todas las semanas en los últimos seis meses. Ya no me gustaba mi trabajo. De hecho, me sentí atrapada y sin esperanza. Sin poder quedarme pero sin poder marcharme, de alguna forma seguía adelante. Aparté mis sentimientos, sin verlos ni reconocerlos ya. Con humor, empecé a pensar: «Este trabajo me está matando». Hasta se lo dije a Peter y a algunos amigos íntimos. Mi secretaria me recordó que se lo había dicho a ella varias veces.

Todo eso se iba a volver algo muy significativo en mi viaje a través del cáncer y el resolver estos asuntos iba a resultar una parte importante de mi curación. Regresé al trabajo ocho meses después en la misma organización, pero tras haber completado mi viaje de curación y bajo cicunstancias muy distintas. Para entonces, también era una persona diferente.

El domingo siguiente, Peter y yo fuimos a la iglesia. Elizabeth Clare Prophet, mi instructora espiritual y líder de nuestra iglesia, vino y se sentó con nosotros. Me había llamado en cuanto se enteró y sus oraciones significaron mucho para mí. Sus palabras de consuelo fueron de gran apoyo. Ese día, durante el ritual de los domingos, se sentó entre nosotros, tomando nuestras manos durante todo el ritual. Nos dijo que dejáramos los libros litúrjicos a un lado para poder unir las manos, pues eso era más importante. Me di cuenta de que me estaba mandando luz y energía curativa para el calvario que se avecinaba. Al terminar el ritual, me arrodillé ante el altar y derramé un torrente de lágrimas. Por algún motivo, el hecho de que me tomara de la mano hizo del cáncer una realidad. En ese momento fui totalmente consciente de que tenía cáncer y de que podía morir. Me había dado dos valiosos regalos: la capacidad de ver la realidad de mi situación y la fortaleza para afrontar lo que no había sido capaz de afrontar antes.

Esa tarde no pude dejar de llorar. Pensé mucho en Cheryl. Recuerdo cada detalle de su operación, su enfermedad y su tratamiento. Recuerdo cómo se fue languideciendo ante mis ojos. Recé y pude encontrar poco consuelo, sintiendo que iba a morir. Hablé con Peter. Hablé con una querida amiga que también es ministra. Le dije lo que pensaba y compartí con ella mis miedos, y ella escuchó. Pensaba que me había llegado la hora de morir y me sentía como si me estuviera pasando. Y estaba muy, muy asustada. Aunque tenía una gran fe y era profundamente espiritual, en aquellos momentos ya no era ministra ni médico, era sólo una paciente más con decisiones importatísimas que tomar.

Había empezado un diario. Me consolaba expresarme sobre el papel y hacía que se aclararan los pensamientos y fluyeran las emociones. He aquí algunas notas que escribí en ese momento.

Diario
1º de febrero de 1999

Me he quedado en casa y no he ido a trabajar para cuidarme. Tenía un plan de acción para cuidar de mí misma. Todo el día he estado casi eufórica por no ir al trabajo, y sabía que eso era una grave señal. ¿Era esta la única salida?

Al principio estaba muy calmada. Margo (mi hermana) y Peter tenían una visión positiva sobre el resultado de todo esto. Cuando la gente me mostraba su apoyo, yo lloraba, aunque no mucho. Sólo unas lágrimas y luego me hacía fuerte otra vez. Lloré un poco cuando la enfermera salió al automóvil y me preguntó por el resultado. He llamado a mucha gente. Todos me han dado su apoyo y muchas personas rezan por mí. Mi hermana ha llamado a radiólogos, cirujanos y oncólogos en Australia. Peter ha impreso muchísima información sobre el cáncer sacada de Internet.

He rezado y he dejado de trabajar. Me he sentido aliviada por no tener que ir al trabajo. He sentido la necesidad de tener equilibrio y de hacer ejercicio, de mejorar mi comida y reducir la tensión. Ya no puedo vivir en un ambiente así. Sé que si Dios permite que viva, continuaré el trabajo ministerial pero no volveré al trabajo que tenía. Siento que es algo que se ha terminado. Me hace gracia sentirme rescatada. Una noche soñé que daba a luz a un niño llamado Daniel. La siguiente noche soñé con una niña. Pero eso no es posible ahora.

Al principio no me importaba si vivía o moría. Una amiga me dijo: «¿No eres médico? ¿Cómo es que no lo anticipaste?» Le dije que ahora lo veía pero que no lo vi entonces. Ella me dijo que se sentía desolada y que no sabía qué hacer para ayudarme. Le pedí que rezara.

Esa noche no tenía ganas de cenar; Peter y yo salimos a dar un paseo. Sentía que me iba a morir. La helada garra del miedo asió mi alma y mi corazón. Sentí la sangre correr de la cara y noté sudor frío. Sentí una oscura depresión arrastrarme en una marea de tristeza y miedo por la muerte cercana. Recuerdo muchas cosas, como Cheryl y su larga y dolorosa muerte por cáncer de mama. Fue terrible.

Por un rato estaba fuera de mí, y llamé a una querida amiga. Ella me escuchó y rezó conmigo. Me dijo que podía llamarla en cualquier momento, día y noche. Otros dijeron lo mismo y eso me dio la certeza de que estaban a mi lado. Esa noche tuve la necesidad de reirme, por lo que Peter y yo fuimos a ver la película 'El chico ideal' (The Wedding Singer). Me reí mucho con esa película tan divertida. Me gustó poder reirme. Era como ser un yo-yo, emocionalmente hablando.

Esta mañana temprano me levanté y fui al baño y al volver a la cama, me inundaron el dolor y el miedo, y me dolía el pecho. Me sentí sola en la oscuridad y me estaba muriendo. Peter se despertó y me habló, y me tuvo en sus brazos media hora antes de que sonara la alarma. Qué consuelo. Me escuchó y hasta me hizo reir un par de veces.

Cuando se fue a trabajar me incorporé en la cama, recé un rosario de renuncia y se lo entregué todo a Dios y a la Virgen María. Tuve una sensación de paz y consuelo, y me di cuenta de que me fue de mucha ayuda. Hoy he hecho cita con una psicóloga. Verla me ha hecho mucho bien. Hemos hablado de muchas cosas: la noche oscura del alma, mi miedo a la muerte y la sensación que tengo de morir. He hecho otra cita con ella y he sentido que las cosas se aligeran. Me ha dicho que me convendría ver vídeos cómicos y que es normal que llore porque necesito sentir la aflicción.

Me sirve de ayuda escribir listas. Lo siguiente es lo que he estado haciendo desde que me enteré del diagnóstico:

1. Amarme más y no ser tan dura conmigo misma.
2. Meditar y visualizar.
3. Aplicar el remedio recomendado por Edgar Cayce: compresas de aceite de ricino en el pecho.
4. Dormir mucho.
5. Tomar vitaminas y complementos para mejorar mi sistema inmunológico y

hierba de San Juan para la depresión.

6. *Leer sobre el Padre Pío, el santo católico. Me gusta porque dice, «rezad, tened esperanza y no os preocupéis de nada».*

7. *Ir a sesiones con la psicóloga.*

8. *Observar mis pensamientos y cambiar la manera que tengo de pensar.*

9. *Hablar mucho con Peter y darle mucho amor; y amarme a mí misma.*

10. *Leer y estudiar sobre el cáncer de mama.*

PARA PERSONAS RECIÉN DIAGNOSTICADAS

- «¡Esto no me debería suceder a mí!» es una reacción normal.
- No hay que sorprenderse ante los constantes y extremos cambios emocionales.
- Hay que buscar apoyo espiritual y pedir a la gente que rece por nosotros.
- No hay que dejarse caer bajo el peso del recuerdo del viaje de otra persona.
- Hay que agarrarse a la esperanza, aunque al principio parezca pequeña, porque puede aumentar.
- Hay que permitir que otros nos ayuden.
- Tener un diario puede resultar sorprendentemente útil; expresarse sobre el papel da consuelo y hace que los pensamientos se aclaren y la emociones fluyan.

Capítulo 2

MI EXPERIENCIA CON PACIENTES CON CÁNCER DE MAMA

Al afrontar mi diagnóstico, pensé en los muchos pacientes que había tenido a los largo de los años que habían estado en esta situación.

Cuando llegué a ser médico, trabajé por un tiempo como interna residente en oncología, radioterapia, cirugía y cirugía plástica, y había visto muchos pacientes con cáncer de mama. En los muchos años como anestesista, anestesié a muchos pacientes que iban a ser operados de cáncer. En tales ocasiones, la masectomía radical era el tratamiento normal para el cáncer de mama. Esa operación (que casi ya no se realiza hoy día) consiste en eliminar todo el pecho junto con los ganglios linfáticos que hay debajo del brazo, llegando hasta la clavícula y los músculos que van del pecho al hombro (los pectorales mayores y menores). Es una operación desfiguradora que con frecuencia termina en linfedema o en la limitación permanente del uso del brazo.*

Más adelante, en mi trabajo como médico de cabecera, recibí a muchas mujeres; como mujer que yo era, parecía que las atraía. Algunas de ellas tenían cáncer de mama. Durante los exámenes rutinarios solía descubrir bultos. Esos exámenes los realizaba después de que las pacientes se habían examinado a sí mismas. Mi papel era el decirles que la mamografía había revelado una zona sospechosa de calcificación y que era necesario mandarlas al especialista. También estaba ahí cuando los buenos resultados mostraban que el bulto era un quiste o que era benigno. Estaba ahí cuando los resultados decían que se trataba de cáncer y tenían que operarse, recibir radiaciones o quimioterapia, o las tres cosas. Recibí mujeres que habían sido operadas de cáncer de mama años antes y ahora eran abuelas. Sin embargo, nunca pensé que el cáncer de mama me tocaría a mí.

Varias experiencias relacionadas con el cáncer de mama de mi trabajo como médico destacan en mi memoria. La primera ocurrió cuando era una estudiante de medicina y estaba estudiando cirugía en 1970. Eran los tiempos en que anestesiaban a las mujeres para una biopsia a causa de un bulto pero la paciente se podía despertar con una lumpectomía o una masectomía, dependiendo de si el cirujano encontraba cáncer o no. La paciente era anestesiada sin saber si le iban a quitar el pecho o no.

Recuerdo muy bien una ronda previa a la cirugía que estaba haciendo por un ala del hospital con un cirujano, uno de los mejores cirujanos en su campo, en Australia occidental. Él era agradable y buena persona, y era muy competente técnicamente; pero como muchos de su época, mantenía las distancias en su relación con los pacientes. Entraba en la habitación del paciente con un séquito de internos, enfermeras y estudiantes. Hablaba brevemente con el paciente y luego se iba para

---

* La «masectomía total» que se realiza hoy día implica la eliminación del pecho pero no la de los músculos bajo el tejido pectoral, de forma que el movimiento del brazo no queda habitualmente afectado de forma grave. Se eliminan menos ganglios linfáticos y se reduce así la posibilidad de linfedema. (Linfedema es el hinchamiento del brazo causado por la acumulación de líquido que normalmente es drenado por los ganglios linfáticos en la axila.)

visitar el siguiente «caso».

Ese día, todos irrumpimos en la habitación de una mujer que tenía al día siguiente una biopsia y posiblemente una masectomía. Durante la visita previa a la cirugía, el cirujano se sentó en la cama, señaló su pecho Yo era una joven estudiante en aquel entonces y recuerdo que me pareció muy desagradable que él se refiriera al probable cáncer de mama como un «problemilla». Mañana se iba a despertar después de la operación con o sin uno de los pechos. Otra estudiante y yo hablamos de ellos largo y tendido. El cirujano tenía buena intención; su estilo de comuncación y la clase de medicina que se practicaba en esos tiempos tenían la culpa. Le habría hecho falta muchísimo valor a esta mujer para pronunciarse en una habitación llena de estudiantes e internos, o para hacer cualquier pregunta o para preguntar por sus opciones. Al menos no la puso en la situación violenta de examinarla enfrente de todo el mundo, como sucedía muchas veces.

Hablé con esa mujer después, ese mismo día. Era una madre joven y también ama de casa, y estaba claro que estaba muy preocupada. Pero si el cirujano no había hablado con ella sobre el tema, ¿cómo podía yo, una joven estudiante, hablarle de ello?

Al día siguiente, me encontraba en la sala de operaciones cuando la biopsia reveló un carcinoma. Yo estaba lavada y presente con el cirujano y otro médico cuando le realizaron una masectomía radical modificada. No estuve presente cuando se despertó habiendo perdido un pecho.

El segundo incidente ocurrió varias semanas después. Recuerdo una conversación con un cirujano plástico para el que trabajé durante mi internado en ese campo. Le tenía un gran respeto y conocía su excelente trabajo en la reconstrucción de pecho. Este cirujano se tomaba el tiempo de hablar con sus pacientes para conocerlos. Un día me encontraba frente a él, asistiéndole mientras operaba a una paciente con cáncer de mama.

Nuestra conversación se enfocó en la estadística de los resultados de los distintos tratamientos para el cáncer de mama, y le pregunté: «Si le viniera a ver con un bulto en el pecho y la biopsia revelara cáncer, ¿me haría usted una lumpectomía en vez de una masectomía?» Él dijo que por supuesto. Las investigaciones empezaban a demostrar con estadísticas que los resultados de la lumpectomía y la radiación eran tan buenos como los de la masectomía.

Se me encendió una luz y me sentí tremendamente aliviada. La conversación me dejó un concepto muy claro: si alguna vez me llegara a encontrar un bulto en el pecho y éste fuera canceroso, me haría una lumpectomía a menos que hubiera razones de peso que indicaran lo contrario. Por la misma razón, escucharle decir eso al mismo tiempo que muchos otros cirujanos aún empujaban a sus pacientes a realizarse masectomías radicales, me daba seguridad.

Finalmente, pensé en Cheryl. La primera vez que vino a verme fue una tarde, después de visitar al cirujano jefe de uno de los hospitales más importantes de nuestro estado. Durante el año anterior le habían hecho una masectomía y, recientemente, se quejaba del estómago y de indigestión. El cirujano la había examinado y había llevado a cabo varios análisis de sangre, pero no encontró nada. Dijo que no podía hacer nada por ella y le hizo una cita para dentro de tres meses. Ella no quedó satisfecha.

Después de la cita, de camino a casa, fue a mi clínica cirúrgica, que se encontraba ubicada en un pequeño centro comercial a unos cinco minutos de su casa. Casualmente vio mi nombre, Neroli, en la puerta y le pareció algo poco habitual. Cuando supo que yo era mujer, pidió cita para última hora de la tarde y esperó hasta su turno. Hablé con ella bastante tiempo. Me contó que estaba preocupada de que el cáncer se hubiera extendido. La examiné y pensé que podían exisitir tumores secundarios en el abdomen, por lo que pedi una TAC. Cuando llegó el resultado ese mismo día, le tuve que decir que el cáncer se había extendido al hígado. La mandé de vuelta al cirujano.

Ése fue el principio de una relación que terminó con la muerte de Cheryl. Prometí que la ayudaría durante la enfermedad, pasara lo que pasara. Durante aproximadamente un año, aunque la trataban principalmente en el hospital, yo la recibía en mi clínica y la visitaba en su casa entre sus visitas al hospital y las de su tratamiento. La vi durante los efectos de la quimioterapia y cuidé de ella durante los últimos meses de su vida. Le daba cuidados en su casa con la ayuda de una enfermera para que no tuviera que ser hospitalizada.

Llegué a conocer muy bien a Cheryl. Estaba enterada de su vida, su familia, lo que la enfermedad significaba para ella y el camino tan difícil que tenía que recorrer. Algunas veces, al final de la visita, me ofrecía café y hablaba de cosas trascendentales de la vida. ¿Qué se siente al morir? ¿Será con dolor? ¿Qué se podía hacer al respecto? ¿Creía yo en el más allá? Me llamaba a menudo para consultarme sobre algún síntoma físico o para que le recetara algo, pero las dos sabíamos que, muchas veces, era una forma de poder hablar y hacer preguntas. Se sentía sola de muchas formas y no tenía a nadie que entendiera de verdad lo que le estaba ocurriendo. Estaba preocupada por cuánto tiempo le quedaba.

Cuando su salud comenzó a empeorar, hice algo que no hubiera hecho normalmente con ningún paciente: me llevé de compras a Cheryl, junto con mi hermana. Siempre me ha gustado ir de compras como un escape. Me puedo perder completamente en unos grandes almacenes o en un centro comercial, y el tiempo vuela. Aunque no compre nada, me encanta mirar escaparates y probarme cosas. Cheryl quería hacer cosas normales y darse un descanso de la rutina. Así que, improvisando, la invité a que se viniera conmigo de compras, en unos días, y ella aceptó deleitada. Había perdido algo de pelo por la quimioterapia y se cansaba con facilidad. Sufría de úlceras en la boca y otros síntomas que los pacientes de cáncer conocen muy bien, pero estaba encantada de venir de compras con nosotras.

Cuando fuimos a recogerla, estaba toda maquillada y arreglada, lista para salir, con la peluca que normalmente no se ponía porque era áspera y no le gustaba. Llevaba un traje informal atractivo, algo que muchos pacientes con cáncer se ponen porque se sienten muy cómodos. Pasamos una tarde muy buena en el mercado local y en el centro comercial, donde compramos varias cosas que en realidad no necesitábamos. Cheryl se compró un chándal rebajado de precio y me convenció para que yo también me comprara uno. (Tras su muerte nunca me lo pude poner sin pensar en ella con tristeza.) Para cuando nos sentamos a comer algo, Cheryl se empezó a cansar y nos la llevamos a casa después de la cena. En los días que siguieron, Cheryl se encontró exhausta pero feliz de haber salido con nosotras. Fue la primera y última vez que fuimos juntas de compras. Me sentí un poco culpable de que se cansara tanto, pero creo que la expedición por las tiendas le hizo más bien que ninguna otra «terapia» que estuviera recibiendo.

Me encontraba con Cheryl pocas horas antes de su muerte. Había regresado de un viaje al extranjero y nos habíamos despedido antes de que yo marchara, por si fallecía antes de que yo volviera. Su madre llamó cuando yo aún dormía, tratando de combatir la diferencia horaria. Me dijo que tenía que volver pronto porque Cheryl no iba a durar mucho. Me sorprendió que aún se encontrara entre nosotros y me apresuré para poder verla. Había empeorado rápidamente y estaba delgadísima. Pasaba la mayor parte del tiempo inconsciente pero cuando le dije que había ido a verla, sonrió e intentó incorporarse. Se alzó de la almohada por unos segundos y me tomó la mano. Le di un pequeño regalo, un colgante con un cuarzo rosa en forma de corazón que le había comprado durante mi viaje. Se alegró mucho de verme, luego se volvió a acostar y perdió la conciencia.

Le había dicho que si los ángeles venían por ella, se marchara con ellos. Toda su familia se reunió a su alrededor, pero ella esperó a que yo volviera y, por algún motivo, eso me hizo sentirme mal. Cheryl murió esa noche, y yo volví para firmar el certificado de defunción y consolar a la familia. Dejó detrás de sí a su esposo y dos hijos adolescentes, a su hermana y su madre; todos ellos la querían muchísimo. Asistí al funeral. El colgante con el corazón de cuarzo rosa estaba alrededor de su cuello.

Acompañar a alguien enfermo de manera tan íntima y personal fue algo que me llegó mucho. De una manera real, pasé por la efermedad con Cheryl. Fue una experiencia que me dejó exhausta, que me afectó durante mucho tiempo. Años depués de que muriera, con frecuencia me acordaba de ella.

Diez años más tarde era yo la que tenía cáncer de mama. Me acordé de todas esas experiencias con Cheryl. Con mucha facilidad me podía imaginar a mí misma recorriendo el mismo camino: morir joven, dejar detrás a mi esposo a quien amaba. Y me preguntaba si tendría el valor de pasar por todo eso que ella experimentó.

Con el paso del tiempo me di cuenta, igual que otros pacientes con cáncer, de que una hace lo que haga falta. Dios parece darnos el valor que no sabíamos que poseíamos. Me sentí agradecida por las lecciones que la vida de Cheryl me había enseñado.

APRENDE DEL VIAJE DE OTROS PERO RECUERDA QUE EL VIAJE A TRAVÉS DEL CÁNCER LO REALIZAS TÚ.

CAPÍTULO 3

TOMA DE DECISIONES

En mi anterior consulta con el cirujano, le había dicho que necesitaba tiempo para pensar en las opciones que tenía y que cuando estuviera segura y me hubiera decidido, tomaría el camino preferido. Él prefería que diera el paso rápidamente pero me dijo que me daba un mes para decidir si me hacía o no me hacía una masectomía. Es decir, tenía tiempo de informarme, ver qué opciones tenía y tomar una decisión.

Llamé al cirujano que me había recomendado para obtener una segunda opinión, le expliqué mi situación y le pedí una cita lo antes posible. ¡Me dieron cita para dos semanas más tarde! Era sorprendente que tuviera que considerar una masectomía para el lunes pero una segunda opinión podía esperar hasta dos semanas más tarde. Sin embargo, estaba decidida a tomarme mi tiempo para tomar la decisión correcta y, por tanto, me decidí a aceptar la cita. Mientras tanto, mi cirujano me había concertado una visita con el oncólogo, quien venía a nuestra localidad el martes próximo.

El oncólogo me ayudó mucho. Sabía que yo había ejercido de médico pero que ya no practicaba la medicina, y se pasó conmigo más de una hora explicándome las opciones que tenía y sus recomendaciones. Peter y yo hablamos con él sobre quimioterapia y radioterapia. Él respondió a todas mis preguntas y yo era receptiva a las respuestas, más capaz de aceptarlas ahora que me había hecho a la idea de que tenía cáncer. La quimioterapia me asustaba más que nada, pero sorprendentemente, después de ver al oncólogo, pensé que la quimioterapia era posible. Terminé la visita y me marché optimista; la subida de las emociones como un yo-yo.

He aquí lo que apunté en mi diario sobre ese día.

Diario
5 de febrero de 1999

Ayer di un giro. Me sentí mucho más esperanzada y capaz de afrontar la oscuridad y la depresión que me estaban presionando. A las 9 de la mañana fui a ver al oncólogo con Peter. Me pasé una hora con él; fue amable y me ayudó. Parecía optimista y la quimioterapia no sonaba tan mal como solía parecerme hace diez años. Tomé apuntes y él me dio mucha información buena. Me dio su teléfono por si quería llamarle con más preguntas. Es bueno hablar con los especialistas y escuchar sus opiniones. Me enseñó las radiografías y me dio la mano, y dijo que es posible que obtenga un muy buen resultado al final.

Ese mismo día me sentí con la suficiente energía como para organizar una carpeta con todos los resultados, mis conversaciones con la gente y toda la investigación que había realizado. Escribir me ayuda a sentir una semejanza al orden en tiempos de caos. He puesto una imagen de la Virgen María, la Reina de los Ángeles, en la portada de la carpeta.

Cuando vuelvo a mirar aquello, veo que ese oncólogo me hizo un gran favor. Me dio esperanza y esperanza es el principio de la curación. Fue la primera persona de la profesión médica que expresó esperanza, al hablar de «un muy buen resultado». No me di cuenta hasta que dijo esas palabras lo desesperada que estaba por oírlas. Tanto si estaban basadas en hechos como si no, no me importaba: casi llegué a amarle por ello.

Creo que, como médico, él pone mucho cuidado en lo que hace y creo que me dijo lo que me dijo en serio. Pero hay una diferencia entre la perspectiva de un cirujano (quien trata a la persona por una gran crisis, o para evitarla, y luego se va) y la de un oncólogo, quien desarrolla una relación durante la enfermedad. Este médico era capaz de mirar con perspectiva, más allá de las decisiones sobre el tratamiento. Repetí sus palabras varias veces para que se me grabaran. Entendía, de forma muy personal, el impacto que un médico puede tener sobre el paciente y sobre cómo se siente éste en relación a su enfermedad.

Además de darme esperanza, este oncólogo había comenzado a aliviar uno de mis miedos más grandes al explicarme los avances en el tratamiento de los efectos secundarios de la quimioterapia. No estaba convencida pero, al menos, la puerta estaba abierta cuando antes estaba cerrada.

Sin embargo, durante la mayor parte del período después de mi primer diagnóstico, me sentí superada. Mi vida había cambiado por completo en casi todas las formas posibles. Me costaba concentrarme. No me apetecía comer. A veces dormía durante horas; otras, no podía. Pasé mucho tiempo rezando y meditando, pidiendo guía sobre qué hacer. Donde está el corazón sentía un espacio vacío y doloroso. Con frecuencia me asustaba, pero luego sentía la paz de nuevo cuando rezaba y realizaba mis actividades espirituales. Lloraba mucho y no me apetecía hablar con la gente excepto con las personas a quienes conocía de cerca, que eran sólo unas pocas. Peter era mi sostén principal. Me abrazaba mucho a él.

La gente de mi comunidad se enteró de mi diagnóstico y empezaron a mandarme toda clase de información: libros, vídeos, productos y material de lectura. Peter era el que buscaba en Internet, llamaba por teléfono e investigaba las opciones que tenía para el tratamiento. Yo era una persona capaz y había realizado un trabajo de bastante responsabilidad, pero ahora hacer una llamada por teléfono llevaba consigo más de lo que podía soportar. No podía hacer más que leer el material que Peter encontraba para mí.

En mi diario estaban mis pensamientos y sentimientos así como mis opciones y progresos. Mi carpeta de tres anillas llena de información pronto creció y se multiplicó, convirtiéndose en tres carpetas. Leí el montón de información sobre el cáncer de mama que Peter había imprimido. Empecé otra carpeta para toda la información médica personal que empezaba a acumularse así comno para las facturas médicas y los papeles del seguro.

Peter atendía el teléfono por mí así como las visitas, y me hacía todas las citas. No sé qué habría hecho sin él. Parecía saber siempre lo que tenía que hacer. Me abrazaba y me besaba, me tomaba en sus brazos cuando lo necesitaba, se sentaba conmigo cuando lloraba, escuchaba cuando quería hablar, me animaba cuando lo necesitaba, me hacía reír aun cuando pensaba que jamás, jamás volvería a ser feliz, y siempre estaba ahí para ayudarme a dar el siguiente paso. Siempre me hablaba de las opciones de tratamiento que había en detalle, pero me decía que la decisión final era mía y que él me apoyaría en todo caso.

De manera gradual, ciertas cosas empezaron a solidificarse y yo comencé a estar muy segura de una cosa: quería combinar lo mejor de los tratamientos tradicionales y los alternativos para crear un plan de tratamiento que fuera el correcto para mí.

Cuatro o cinco meses antes del diagnóstico había visto un anuncio en una revista de salud femenina de los Centros de América para el Tratamiento del Cáncer *(CTCA)*. Algo ocurrió cuando leí el anuncio, que mostraba a una joven llamada Julie tocando el violín. La descripción de la foto decía: «Hace mil conciertos tenía cáncer de mama». Las palabras me llegaron. «Había tenido» cáncer. Eso quería decir que ya no lo tenía. Era joven, como yo, y estaba luchando y ganando. Una vocecita me dijo: «Si alguna vez me da algo así, iré a ese sitio».

Ahora, varios meses después, apenas podía recordar nada en la niebla en la que mi cerebro, antes ágil, se había convertido. Ni siquiera recordaba haber visto el anuncio hasta que Peter lo encontró en el sitio web del CTCA. Entonces me acordé del logo, y de Julie, la violinista. Ese mismo día una amiga me llamó y me dejó un mensaje en el contestador. Era el número gratuito del CTCA. Sentí cómo una mano invisible me guiaba.

Peter llamó al CTCA y habló con un representante. Al día siguiente nos llegó un paquete informativo. Me gustó lo que leí. Tenían el mejor cuidado médico, quirúrjico y oncológico, con equipos de última generación. Vi fotografías del personal médico y leí la información sobre sus antecedentes y su preparación así como las instalaciones. Administraban quimioterapia en dosis fraccionadas a lo largo de varios días para reducir al mínimo los efectos secundarios. Tenían un programa cuerpo-mente. Utilizaban la nutrición para ayudar a sus pacientes a combatir el cáncer. Ofrecían cuidados pastorales y programas de asesoría psicológica. Tenían médicos naturópatas en el personal. Eso era exactamente lo que buscaba.

Peter volvió a llamar. Nos traladaban por aire hasta su centro en Zion (estado de Illinois) para una evaluación. Pagaban los billetes de avión y nos recogían en el aeropuerto. ¿Cuándo vamos? ¿Mañana?

Reunimos mis papeles médicos, las radiografías, mamografías y las muestras de la biopsia, y volamos a Zion. Al día siguiente ingresamos en la oficina de admisiones oncológica del hospital del CTCA, Centro Médico de la Región del Medio Oeste.

Vi a uno de los oncólogos quirúrjicos; inmediatamente me gustó. Casualmente tenía parientes en Perth, y de eso hablamos. Era capaz y atento. Le dije que no quería una masectomía, si fuera posible. Él dijo que era «muy razonable conservar el pecho»; eligió sus palabras cuidadosamente. Había hecho que sus especialistas revisaran mis mamografías y la biopsia y luego recomendó una biopsia nódulo linfática. Hice un montón de preguntas y hablé con él por algún tiempo. Me dijo que probablemente recomendaría quimioterapia y radiación una vez que los resultados nos llegaran. Me gustaba y confiaba en él, y juzgué que lo mejor era hacerse la operación nódulo linfática allí, en un centro grande que se especializaba en esa clase de cirugía y que la realizaba mucho, en vez de en el hospital donde yo vivía. Así que organizamos una biopsia nódulo linfática para el día siguiente.

Antes de ver al cirujano hablé con Elizabeth Crane, directora del programa cuerpo-mente del hopital. El programa se basa en la emergente ciencia de la psiconeuroinmunología y está diseñado para mejorar la lucha contra el cáncer mediante la movilización del sistema inmunológico como ayuda. Elizabeth se convertiría en mi consejera durante mi asociación con el CTCA. Había muchas cosas que surgían con demasiada rapidez para mí y en cuanto me senté en una cómoda silla en su oficina, rompí a llorar. Empecé a darme cuenta de la presión a la que estaba sometida.

Elizabeth me dio también una cinta audio para que la usara antes de la operación o durante la quimioterapia o la radiación, y otra para la relajación general. Me explicó que la tensión y el estrés deprimen el sistema inmunológico y la respiración puede ser de ayuda a este sistema para combatir el cáncer. Me vino a ver antes y después de la operación para ayudarme a realizar las técnicas de relajación cuerpo-mente.

Después de ver al cirujano visité al nutricionista, quien repasó los detalles de lo que la clínica recomienda como nutrición para los pacientes de cáncer. Me sorprendió descubrir que los menús del hospital incluían alimentos orgánicos. Pronto descubrí también que sus comidas eran más sanas e incluso mejor para el paladar que las de los hospitales donde yo había trabajado.

Después de eso vino una batería de pruebas. Tenía que hacerme una TAC y un escáner de huesos, dando ambas cosas resultado negativo. La operación nódulo linfática no implicaba ningún problema. Al día siguiente el cirujano me dijo que los glanglios linfáticos estaban limpios.

Estuve encantada de escuchar que no había evidencias de que el cáncer se hubiera extendido. Pero lo que en realidad me levantó el ánimo, de alguna forma, fue cuando mi cirujano dijo que creía que no necesitaba la masectomía. Los radiólogos oncológicos no estaban preocupados con ninguna otra zona de calcificación en el pecho. Creían que éstas desaparecerían con la radiación y que después de ésta volverían a evaluar la situación. Después de examinar las muestras del tejido procedentes del hospital donde yo vivía, el equipo de especialistas encontró que el tumor, que había aparecido con dos centímetros de diámetro en el ultrasonido, tenía ahora un diámetro de sólo un centímetro. Pensaron que los márgenes de la lumpectonía eran adecuados y que no necesitaría más excisiones en el tejido mamario. Hubieran preferido tener aún más márgenes alrededor del tumor, pero pensaron que lo que se había hecho sería adecuado si le daban seguimiento con radioterapia. Si se produjera una reincidencia en ese pecho, entonces tendría que someterme a una masectomía.

Llegados a ese punto, consideraron la etapa del cáncer: un bulto menor de dos centímetros, sin células cancerígenas en los ganglios linfáticos y ninguna señal de extendimiento del cáncer a los huesos u otros órganos. Por fin buenas noticias. Y, estadísticamente hablando, como Peter gustaba de recordarme, un noventa por ciento de posibilidades de eliminar el cáncer en cinco años.

Estaba muy contenta, pero aún cauta; me quedaba mucho por andar. Fui a ver al oncólogo de radiación, quien recomendó la radioterapia. Me dieron la partida de descargo a las veinticuatro horas y tenía cita con el oncógolo cuando regresara en tres semanas, después de la curación de la herida que causó la operación. Si me decidía por la quimioterapia, podía empezar el tratamiento entonces. Tenía muchas cosas en que pensar y muchar decisiones que tomar; pero una a una.

Al día siguiente viajé de vuelta a casa desde Zion con un pequeño tubo de drenaje debajo del brazo para drenar el exceso de líquido linfático del punto donde se realizó la operación. Me dieron ejercicios para cuando la zona se curara para evitar que el brazo se engarrotara.

El cirujano me había asegurado que era improbable la posibilidad de linfedema puesto que sólo había sacado una muestra de unos pocos ganglios linfáticos. No sentía la zona de la axila ni la parte interior del brazo por arriba. El médico me dijo que la operación que había sufrido algunas veces conlleva el corte de algunos nervios debajo del brazo y que tenía un cincuenta por ciento de posibilidades de volver a sentir esas zonas a los seis meses. En mi caso no fue así y aún siento esas zonas como dormidas. Al principio esto me molestaba; ya no lo hace en absoluto.

El cirujano me había dicho que podía quitarme el tubo de drenaje yo misma después de que dejara de reunir líquido durante un período de veinticuatro a cuarenta y ocho horas. Sabía que yo había sido médico y confiaba en que lo podía hacer, y le dije que así lo haría. No quería decepcionarle y adopté la actitud del médico: seguro, sin ningún problema. Con retrospectiva, hubiera sido mejor seguir con una actitud de paciente e ir al médico a que me quitara el tubo, pero aún era demasiado pronto para verme con mi primer cirujano. Pensé que no le gustaría mucho saber que fui a otro centro a operarme.

Cuando regresé a mi casa me quité el tubo de drenaje un par de días después de que dejara de acumular líquidos. Pero entonces, como ocurre algunas veces, sufrí una hinchazón días después. El líquido linfático se empezó a acumular debajo de la piel en el punto de la operación. Estaba hinchado y me resultaba incómodo, me impedía dormir cómoda y me sentía preocupada por si hubiera una infección o algún otro problema. Con la actitud de paciente, empecé a dudar de todo. ¿Había hecho lo correcto? ¿Marchaban bien las cosas? Llamé a mi hermana, la cirujana, en Australia, y luego llamé al hospital. La persona que llevaba mi caso no se alarmó y me dijo que mi cirujano local podía drenar el líquido.

Volví a la clínica local para ver al cirujano que me había practicado la lumpectomía. Me gustaba y le respetaba, y tenía la esperanza de que mostrara apoyo por mis decisiones o que al menos las entendiera. Me examinó y estuvo de acuerdo en que había que drenar el líquido debajo del brazo. El procedimiento no fue doloroso porque insertó la aguja en la zona donde no sentía nada.

Le dije que había decidido no someterme a la masectomía, que me había realizado una biopsia nódulo linfática y que con toda probabilidad volvería a Illinois para la quimioterapia y la radiación ya que me gustaba su perspectiva holística y los tratamientos complementarios que ofrecían. El cirujano no ocultó su opinión de que me equivocaba en mi elección al no hacerme la masectomía, lo cual me entristeció. Inocentemente le había traído información del CTCA que explicaba su perspectiva, pero él no estaba interesado. Me sentí muy mal, como si le hubiera decepcionado. Pero sabía que era la decisión correcta para mí y la mantendría a no ser que me llegara nueva información que me condujera a otro camino.

Ese mismo día también vi a un médico internista en la misma clínica. Aunque decidiera seguir adelante con la radioterapia y la quimioterapia en Zion, aún podría necesitar a alguien cerca de mi casa de vez en cuando, y el CTCA había sugerido que encontrara un médico local que me aceptara como paciente. La reunión con este médico no fue nada agradable; pensaba que viajar tan lejos cuando podía obtener «el mismo tratamiento aquí» era un desperdicio de dinero. Intenté explicarle la perspectiva holística pero o bien no le interesó o bien, sencillamente, no lo entendió. Incluso me devolvió la información del CTCA que había traído conmigo para él. Me dijo que me aceptaba porque, si me sometía a quimioterapia, podría necesitar transfusiones de sangre o tratamiento para las infecciones u otras conplicaciones.

También me dijo que había trabajado en un instituto dedicado al cáncer de la Costa Este que era grande y muy conocido. Me dibujó un cuadro bastante gris y hasta me dijo que había visto a gente ingresar en los centros más grandes y que tales personas habían fallecido sin ningún familiar a su lado. Una situación muy deprimente. Me sentía mal y el doctor le faltaba sensibilidad. Mi esposo me acompañaba a mis visitas al hospital y a los tratamientos, así que no iba a «morir sola». De hecho, me dije: «¡No voy a morir! ¿Qué sabrá él?»

Años después este medico tuvo que pasar su prueba, pues contrajo cáncer de garganta y tuvo que ser operado, pasar por la quimioterapia y la radiación. También salió de ello como un hombre cambiado y ahora es mucho más comprensivo y compasivo con sus pacientes.

Tal como se desarrollaron las cosas, me hice los análisis de sangre semanales en el hospital local. Enviaron los resultados a mi oncólogo en el CTCA y a este médico local, pero nunca tuve la necesidad de visitarle. No experimenté complicación alguna a raíz de la quimioterapia.

Llamé a Peter después de esas citas, asombrada y sorprendida por la actitud que había encontrado. Ese médico era el primero que me había hablado de la muerte. Parecía no entender que yo quería vivir, no tumbarme y morir antes de mi hora. A pesar de todo, creo que me hizo un favor. Decidí que eso *no iba a ocurrir* si había algo que yo pudiera hacer. Por primera vez, sentí realmente la voluntad de luchar.

Empecé a indagar entre los montones de información y a ir a las librerías buscando cualquier libro sobre el cáncer de mama o el cáncer en general, ya fuera tradicional o complementario. Y me sentaba a leer y leer y leer. También pasaba tiempo cocinando comida sana, descansando mucho y haciendo los ejercicios de relajación. (Estaba muy nerviosa ante la idea de la quimioterapia y la radiación.) También pasaba una cantidad de tiempo preestablecida cada día practicando mis rituales espirituales. Empecé a ver las cosas con más optimismo y me empecé a sentir mejor, y con más control sobre todo.

De regreso a Zion, tres semanas después, mi oncólogo me recomendó de cuatro a seis rondas de quimioterapia en intervalos de cuatro semanas, seguido de radioterapia. También me recomendó un tratamiento de cinco años con Tamofixen. Según me explicó, las estadísticas muestran que la quimioterapia ayuda a los pacientes a largo plazo, pero debido a que la tasa de supervivencia es muy alta en lo que se refiere al cáncer de mama de primera etapa, se necesitaría una muestra de gran tamaño para determinar si la quimioterapia es beneficiosa para estos pacientes, y estos estudios aún no se habían completado.

Extrapolando las cosas a partir de estudios sobre cáncer en etapas posteriores, me pudo decir que la quimioterapia, probablemente, me sería de ayuda, pero no podía referirse a ningún estudio para demostarlo, por lo cual la decisión tendría que ser mía. Me dijo que no me apresurara y que pensara en ello. Si tenía más preguntas o quería hablar más del tema, podía llamarle. Le agradecí que se tomara la molestia de explicármelo todo y también que no me presionara. Me permitía tomar una decisión basada en mi libre albedrío.

A pesar de mí misma, me sentí impulsada hacia la quimioterapia. Aunque era una proposición aterradora, tenía la sensación de que era lo correcto. Consideré muchos factores; uno era que estaba pasando por la menopausia. Sin embargo, el factor que inclinó la balanza fue espiritual, de hecho, y no médico.

Nuestro Yo Superior halla con frecuencia formas de comunicación con nosotros cuando necesitamos respuestas y mi Yo Superior conectó conmigo mediante un sueño muy vivo poco después de mi operación nódulo linfática. Normalmente no tomo decisiones importantes en base a un sueño, pero éste era real y entendí inmediatamente lo que significaba.

Soñé que los resultados de la biopsia nódulo linfática mostraban que tres ganglios estaban invadidos por el cáncer. Cuando desperté, supe con certeza que aunque las pruebas no mostraban tal evidencia, el cáncer ya se había extendido al sistema linfático y, posiblemente, a la sangre también. Esa posibilidad es la razón por la cual a los pacientes de cáncer se les da un seguimiento muy cuidadoso, especialmente durante los primeros cinco años. El paciente puede recibir el visto bueno tras los primeros tratamientos y descubrir después que esas células habían emepzado ya a multiplicarse, apareciendo como tumores secundarios meses o años después. A partir del sueño sentí y supe algo que los médicos no sabían: que el cáncer ya se había extendido. Era extraño, pero ese conocimiento no llevaba consigo ningún miedo. Sencillamente, era un hecho que tenía que afrontar.

La decisión sobre la quimioterapia fue posiblemente una de las más difíciles de mi vida. Como médico, era consciente de los riesgos y los posibles efectos secundarios. Habiendo visto a mis pacientes pasar por ello, había prometido que nunca lo haría. Sin embargo, después de mucho rezar, pensar y hablar con Peter, llamé al oncólogo y empezamos esa misma tarde.

El lema de los Centros de América para el Tratamiento del Cáncer es «Ganar la batalla contra el cáncer cada día». Si yo «perdía la batalla contra el cáncer», ¿sería una perdedora? No lo creía. Pero ahora que he hecho el viaje por el cáncer, entiendo lo que quieren decir. Sin embargo, también entiendo que no todo el mundo quiere luchar contra el cáncer, y no tienen por qué.

Eso lo pude observar en mi clínica y en mi trabajo como ministra religiosa. Están los que saben que les ha llegado la hora de marcharse de este mundo y que les espera un mundo mejor. Saben que la quimioterapia no es para ellos; sólo haría que sus últimos días fueran más difíciles. Luego están los que se alegran de que la quimioterapia les ofrezca una oportunidad de extender sus vidas y les dé una renovada oportunidad de terminar ciclos y proyectos, de reparar relaciones, o simplemente que les dé más tiempo de estar con la familia y los amigos.

Al final, la quimioterapia es una decisión muy personal.

AGÁRRATE A LA ESPERANZA. LA ESPERANZA ES EL PRINCIPIO DE LA CURACIÓN. HASTA UN GRANO DE ESPERANZA PUEDE CRECER Y FLORECER.

CAPÍTULO 4

QUIMIOTERAPIA Y RADIOTERAPIA

L a quimioterapia fue para mí la parte más difícil de toda la experiencia con el cáncer, como lo es para la mayoría de pacientes. Pero se podía superar. Este tratamiento había mejorado muchísimo desde hacía diez años, cuando lo conocí en mi trabajo como médico. Sin embargo, espero que llegue el día en que nadie tenga que pasar por ella.

El CTCA administra quimioterapia en dosis fragmentadas. En vez de una inyección durante unas veinticuatros horas o así, el paciente recibe una dosis diluída que se distribuye durante cinco días. El propósito es reducir al mínimo los efectos secundarios de los fármacos sin refucir su eficacia contra las células cancerígenas.

Me decidí por la quimioterapia administrada por catéter, que se me insertaba en una vena grande debajo de la clavícula cada vez que visitaba el hospital. Realizaba el procedimiento mi cirujano, con anestesia local. Estaba muy acostumbrada a realizarlo yo misma cuando ejercía de médico, pero estar al otro lado de la aguja era una experiencia distinta.

El catéter en cuestión evita un gran desgaste de las venas del paciente y es especialmente útil cuando la persona tiene venas difíciles de encontrar, como yo.

Como muchos pacientes, no me gusta tener objetos en el cuerpo y di un gran respiro cuando me retiraron el catéter a los cinco días. Sin embargo, las múltiples inyecciones y las muestras de sangre no son muy placenteras, por lo que estaba agradecida de tener la alternativa.

La primera vez que recibí quimioterapia me dejaron en el hospital por si había reacciones adversas. Para mí, este primer tratamiento fue el más difícil de todos.

Me enchufaron a una bomba de infusión que administraba pequeñas dosis de tres fármacos quimioterápicos. La bomba se podía conectar a un enchufe de pared o podía funcionar con una batería durante una hora, permitiéndome andar por el hospital si quería, llevando conmigo el porta sueros. Las combinaciones de fármacos dependen de la frecuencia con que se administren. En mi caso, cada sesión consistía en un período de entre ocho y diez horas cada día, durante cinco días. Al final del día la bomba se desconectaba y el tubo se enjuagaba con una solución de Heparina para evitar que hubiera coágulos de sangre que bloquearan el tubo.*

Pasé la noche en el hospital, tras la primera ronda de tratamiento, y después recibí más rondas como paciente externo. Durante el día me sentaba con otros pacientes en una de las salas de quimioterapia. Teníamos cómodas sillas reclinables y podíamos hablar y recibir visitas. Después del tratamiento diario me iba a la habitación de mi hotel.

Peter podía combinar su horario de trabajo con el de mis sesiones para poderme acompañar. Tenerlo conmigo suponía un enorme apoyo y no hubiera querido pasar por la quimioterapia sola. Sin embargo, conocí a gente que sí pudo hacerlo.

Durante el tratamiento me hacían análisis de sangre todos los días.

---

* Desde que recibí el tratamiento en 1999, se han producido importantes avances en la administración de quimioterapia. Muchos hospitales ofrecen ahora infusiones continuas en las cuales los agentes quimioterápicos fluyen de manera continua durante un período de uno o más días. La entrega se realiza mediante una pequeña bomba portátil que el paciente lleva puesta a su casa.

Cuando el tratamiento se terminaba y viajaba hacia mi casa, me hacía análisis de sangre semanales en mi hospital local. (La quimioterapia afecta al sistema inmunológico y es importante vigilar que esta función no aminore demasiado.) Los resultados se mandaban por fax al CTCA. Los efectos secundarios más comunes de la quimioterapia son la náusea y los vómitos. En mi caso, estos se terminaron bastante pronto, gracias a las grandes mejoras en los medicamentos contra la náusea que tenemos hoy a nuestra disposición. Aunque rara vez vomité durante los tratamientos, nunca tenía hambre y no me gustaba comer cuanto me metían los fármacos quimioterápicos en el cuerpo. Sí experimentaba un estado constante de náusea menor —no estaba mal, pero no era agradable—, pero eso no era comparable a las pesadillas que había visto en los pacientes de cáncer. No perdí peso y mi apetito disminuía sólo durante los cinco días de quimioterapia cada mes.

Después de la primera ronda me encontré muy cansada durante una semana. Después de las demás, sólo durante dos o tres días, y mi nivel de energía volvió a la normalidad o incluso mejor. Tuve una circunstancia en la que sufrí mucho de estreñimiento. Perdí aproximadamente dos tercios del pelo. También pasé por la menopausia temprano a causa de la quimioterapia.

En resumidas cuentas, pensé que no era mal resultado y de muchas maneras, era mejor de lo esperado. Entre sesiones quimioterápicas me sentía bien y tenía buen aspecto; quizá mejor que en los últimos años. Me esforcé mucho por mantener mi cuerpo en buena condición para recibir la quimioterapia y he documentado los detalles en el capítulo 15: «El paso por la 'quimio'». Creo que este trabajo duro junto con la administración en dosis fraccionadas de los fármacos, me dieron la capacidad de superarlo bien.

Antes de la cuarta ronda de quimioterapia había decidido que ésta sería la última. Mi cuerpo y mi corazón me habían dicho que no necesitaba más que cuatro. (Daré una explicación sobre esta decisión más tarde.) Consulté a mi oncólogo antes del cuarto tratamiento y, queriendo que recibiera dos sesiones más, me dijo: «¿Por qué no terminamos con las dos últimas? Lo estás llevando muy bien». Le expliqué que me parecía suficiente y que precisamente por llevarlo tan bien ahora no quería recibir más tratamientos. Él dijo que respetaba mi decisión y que la apoyaba.

Tras la quimioterapia hubo una pausa de varias semanas; luego le tocaba el turno a la radioterapia en el CTCA. El ala de radiación oncológica había abierto menos de un año antes y tenían un equipo controlado por computadora que era de lo más avanzado, y podía entregar dosis concentradas de radiación en la zona deseada casi sin afectar a las zonas circundantes. Podía haber ido al hospital de Montana para la radiación, pero no tenían el mismo equipo y hubiera tenido que viajar todos los días durante dos horas al hospital desde mi casa.

El especialista recomendó treinta y tres días de tratamiento, cinco días a la semana, durante seis semanas y media. Alquilé una habitación en una casa enfrente del hospital. Me sentí bien y disfruté durante mi estancia. La zona en que recibía la radiación se irritó un poco durante unas tres semanas. Hacia la cuarta semana me cansé, pero no pensé que ello estuviera relacionado con la radiación tanto como con un viaje de fin de semana que tuve que hacer para volver a casa por trabajo, durante el cual no dormí mucho.

El tratamiento duraba sólo un rato cada día, por lo que podía reunirme con el personal y otros pacientes y asistir a los programas que tenía el hospital. Por muchas razones me pareció que recibir el tratamiento allí merecía la inversión de tiempo y energía, en vez de recibirlo en mi hospital cerca de casa.

Terminé el tratamiento y me sentí muy bien; de hecho, mucho mejor que antes de que me diagnosticaran el cáncer. Volví al trabajo y mi carrera profesional tomó una dirección distinta. Continué con los chequeos.

En resumen: tenía un tumor cancerígeno en mi pecho derecho, un edenocarcinoma, en su primera etapa. No había evidencias de extensión a los ganglios linfáticos u otras partes del cuerpo.

Me sometí a dos operaciones, una lumpectomía y una biopsia nódulo linfática. Pasé por cuatro ciclos de quimioterapia y treinta y tres días de radioterapia en un centro que combinaba esos tratamientos con

4 * QUIMIOTERAPIA Y RADIOTERAPIA

terapias complementarias. Utilicé una variedad de hierbas y suplementos y otros métodos de curación natural. Me embaqué en un programa de ejercicios. Confié muchísimo en la oración y el apoyo espiritual así como en las técnicas cuerpo-mete y la visualización. También visité a un psicólogo clínico.

Ocho años después tuve una reincidencia local en el músculo cercano al hombro, con toda probabilidad debido a una dosis de estrógenos tópicos y localizados que inadvertidamente me dio un ginecólogo bien intencionado. Mi oncólogo dijo que el cáncer de mama era muy sensible a los estrógenos y que hasta una pequeña cantidad absorbida sistémicamente podía provocar una reaparición.

Tuve la oportunidad de leer y aplicar otra vez los principios de este libro. Tras otra ronda de cirugía y radiación, ahora tomé una dosis diaria de medicación anti estrógenos. Me encuentro de nuevo sin cáncer y aún más diligente en el cuidado de mí misma.

La gente me pregunta a menudo qué fue lo que más me ayudó. La repuesta es que no hay una sola cosa que sea la única razón de mi éxito. Asumí un papel activo cuando hubo que componer el programa de mi tratamiento y creo que todas esas cosas actuaron conjuntamente. Mi vida ha cambiado de forma definitiva para mejor por toda esa experiencia.

CAPÍTULO 5

LO QUE APRENDÍ SOBRE
MÍ MISMA

Una mañana miré afuera y estaba lloviendo. Se me ocurrió entonces que no tenía por qué esperar más a que lloviera para poder hacer las cosas que quería y necesitaba hacer. Mi día de lluvia había llegado.

El Dr. Patrick Quillin, director de nutrición del CTCA, dice: «De todos los factores que tiene el cáncer de mama en los cientos de pacientes con los que he trabajado, el estrés es el más común. Casi todos han experimentado algo traumático, como el divorcio o la muerte de un ser querido un año o dos antes del diagnóstico. Por tanto, relájate y sé tu misma. No pongas demasiado énfasis en el pasado o el futuro. Practica el alivio no tóxico del estrés, como la oración, la meditación, el ejercicio, la música, el hablar con amigos y escribir en un diario. Haz tiempo cada día para cuidarte»[2].

Aprendí muchas cosas sobre mí misma durante el tratamiento del cáncer. Algunas de esas cosas me sorprendieron. Otras no eran nuevas pero no estaba dispuesta o no era capaz de ponerlas en prácticas de una manera significativa hasta que contraje cáncer. El cáncer fue el catalizador del cambio. He aquí algunas flores que han crecido en el jardín del yo, después de mis días de lluvia.

- Estoy aprendiendo a manejar mi tendencia a cuidar de los demás a mi costa. Estoy aprendiendo a no cuidar de todo el mundo. Encomiendo a los demás al cuidado de Dios y de los ángeles, así como me encomiendo a mí misma al cuidado de los ángeles.

- Estoy aprendiendo la diferencia que hay entre la simpatía y la compasión. La simpatía tira de mí hacia abajo pero la verdadera compasión me levanta, a mí y a quienes quiero ayudar.

- Estoy aprendiendo el verdadero sentido de la responsabilidad hacia mí y los demás.

- Estoy aprendiendo a cuidar de mí misma y a nutrirme en todos los sentidos. Trato de hacer algo que me dé consuelo o que me complazca todos los días. Puede ser un pequeño acto de amabilidad habia mí misma; puede ser algo tan sencillo como un baño aromático caliente con velas al final del día; puede ser un paseo al atardecer cuando puedo soltar conscientemente cualquier problema; puede ser un detalle, como comprar un pequeño ramo de flores frescas o alguna otra cosa que deleite mis sentidos.

- Escucho a mi cuerpo para averiguar lo que quiere que haga para permanecer sana; y escucho a mi corazón para saber qué curso debe tomar mi vida.

- Estoy aprendiendo a deleitarme con las cosas pequeñas. Antes, apenas notaba los colores de las hojas de los árboles; ahora, me puedo tumbar en la hierba y observar cómo la luz del sol atraviesa las nubes.

- Estoy aprendiendo mejores maneras de afrontar el estrés. Ahora puedo hacer pequeñas cantidades de tiempo cada día para reducir el estrés y cuidar de mí misma. Suelto conscientemente las tensiones, los viejos hábitos y la preocupación.

- Estoy aprendiendo a vigilar mis pensamientos. Conscientemente desarraigo de mi jardín del pensamiento los que no sirven.

- Estoy aprendiendo a establecer límites, con amor, y a decir que no a las cosas y las personas que no me ayudan o que no son positivas para mí.
- Estoy aprendiendo que no tengo por qué apresurarme y que la vida no siempre es una carrera contra el tiempo. Puedo tomarme el tiempo de respirar profundamente en situaciones de estrés.
- Me tomo el tiempo de oler las rosas (literalmente).
- Me gusto más y más cada día. Estoy aprendiendo a visualizarme como una persona íntegra y sana.

He aquí algo que escribí en mi diario:

Estoy empezando a desarrollar un sentido profundo de paz y una cada vez mayor percepción del poder del sendero espiritual. Aunque era consciente de muchos elementos del sendero espiritual y los había practicado con anterioridad, ahora es distinto, y más profundo. Me doy cuenta de que durante mucho tiempo no he vivido de verdad, sólo he existido.

Al mirar atrás, veo que durante meses he albergado un sentimiento de incomodidad y he sentido dolor en mi corazón muchas veces; debajo hay un sentido de depresión. A veces vomitaba por las mañanas sin motivo aparente, me sentía mal del estómago: ¿por qué? Lo ignoraba y seguía adelante.

Al mismo tiempo he deseado profundamente tener equilibrio, plenitud, meditación, ejercicio, una alimentación adecuada y el cuidado de mí misma. Me había acostumbrado a los baños de espuma con velas para relajarme y meditar. Me tomaba los fines de semana libres pero tardaba mucho en recuperarme de la semana. Compraba más y más libros sobre curación, psicología, espiritualidad y plenitud. Quería pasar más tiempo rezando y buscando el sendero espiritual.

Un tren se acercaba en dirección a mí, pero no podía verlo. Ahora veo la escritura en la pared que antes no podía ver. También veo que Dios me estaba preparando. Me siento muy agradecida.

COSAS SENCILLAS QUE PUEDES HACER CUANDO TE SIENTAS ESTRESADA POR EL CÁNCER

✓ Respira profundamente varias veces

✓ Reza y medita

✓ Da un paseo, haz yoga o alguna forma de ejercicio

✓ Escucha música que te levante el ánimo

✓ Habla con amistades o miembros de la familia

✓ Escribe en un diario

SECCIÓN II

Mi planteamiento ante el cáncer

CAPÍTULO 6

UN MAPA PARA EL VIAJE

C omo médico, creía saber mucho sobre cáncer, hasta que lo tuve yo. Descubrí que el cáncer es mucho más que el diagnóstico y el tratamiento. No se trata sólo de una enfermedad médica, también es algo que afecta a la vida de la persona.

Somos más que nuestro cuerpo y no podemos separar el cuerpo de otros aspectos (al menos mientras se vive). La mente, las emociones, el alma y el cuerpo están conectados y son interdependientes.

Si el automóvil da problemas, encuentras a un buen mecánico, pagas y confías en que el mecánico lo arregle. Algunas veces quisiéramos que el cuerpo se curara de esa forma: ir al médico y que lo «arregle». Pero el cuerpo no es sólo una máquina que utilizamos, ¡y no se puede cambiar por un modelo nuevo que funcione bien! A veces hace falta más, tanto por parte de los médicos como de los pacientes.

Los médicos tienen que estudiar durante muchos años para aprender a tratar el cáncer médicamente. ¿Pero qué hay de los demás aspectos?

Aún más importante, ¿dónde está el curso de preparación para pacientes?

La mayoría de las veces hemos de aprender sobre la marcha, a veces mediante el ensayo y error, creando nuestro propio mapa mientras viajamos por una tierra desconocida.

He aquí algunas de las reflexiones que me ayudaron más en mi viaje a través del cáncer.

TRATAR A LA PERSONA INTEGRALMENTE

Nadie conoce *realmente* la causa del cáncer. Todos los días, las células de nuestro cuerpo se dividen formando nuevas células, que sustituyen a las que se pierden o están dañadas. Cada vez que una célula se divide, es posible que una célula anormal sea creada. De hecho, eso ocurre con bastante frecuencia. Las células anormales pueden convertirse en células cancerígenas que continúan dividiéndose y creciendo sin cesar, y terminan por formar una masa de cáncer o bulto.

Por tanto, ¿por qué no tiene cáncer todo el mundo?

Demos las gracias a nuestro sistema inmunológico. Una de las funciones de tal sistema es la de reconocer y manejar las células anormales.

Aunque aprendí estos hechos en mis estudios de medicina, nunca entendí por completo su importancia hasta que contraje cáncer. El sistema inmunológico es la clave para afrontar el cáncer; y aunque tendemos a hablar del sistema inmunológico como si fuera un órgano o sistema único, en realidad es una compleja interacción de muchos órganos y sistemas del cuerpo. Así, independientemente de la ubicación que tenga un tumor en particular, el cáncer es una enfermedad de todo el cuerpo y se conseguirá más eficacia en el tratamiento si se mira todo el cuerpo.

Es más, a medida que los investigadores aprenden más y más de la mente y las emociones así como de su relación con el cuerpo —especialmente el sistema inmunológico—, descubren que tratar a la persona en su totalidad marca muchísimo las diferencias. (En el capítulo 13, «La medicina y la mente», hablaré de ese aspecto de la curación.)

REÚNE A TU EQUIPO

Cuando observamos a la persona integralmente (en vez de sólo un bulto de células anormales) nos damos cuenta de que la curación es, realidad, un trabajo de equipo. Los miembros del equipo conforman cuatro áreas:

1. **Una misma y su cuerpo** (incluyendo la mente y las emociones).

2. **Los médicos, terapéutas y todos los que trabajan en los distintos aspectos de la curación.** Probablemente no se pueda encontrar una sola persona experta en todas las áreas con las que queremos trabajar, desde lo espiritual a lo emocional y a lo físico. Al contrario, existen muchas personas especializadas en sus propios campos. Esas personas deben ser parte del equipo.

3. **La familia y los amigos.** La gente más cercana también puede ser parte importante del equipo y puede proporcionar su ayuda y apoyo emocional, espiritual y hasta físicamente; una ayuda que médicos, hospitales y profesionales no pueden dar.

4. **La fuerza de la curación.** Finalmente, pero de igual importancia, está la maravillosa fuerza que la mayoría de nosotros damos por hecho. Sea cual sea el nombre que le demos, esta fuerza espiritual es la verdadera fuente de curación de la cual todos, incluyéndonos a nosotros, no somos más que instrumentos. La fuerza de curación tiene muchos nombres y manifestaciones dependiendo del sistema de creencias y la proveniencia que tengamos: la fuerza vital, la luz, Dios, en todos sus nombres y manifestaciones, los ángeles, y nuestras propias fuerzas espirituales, incluyendo a nuestro ángel de la guarda y el Yo Superior.

Esta fuerza es el verdadero líder del equipo en el reino espiritual. Sin embargo, en el plano físico al que llamamos tierra, uno mismo es el líder del equipo.

ERES LÍDER DE TU EQUIPO

Tenemos que recordar que somos los líderes del equipo, cuando se trata de nuestra salud y curación. Muchas personas no se dan cuenta de eso ni piensan en sí mismas de esa forma, pero nosotros somos quienes tenemos que tomar las decisiones en última instancia.

Podemos reunir toda clase de expertos y asistentes pero al final, la responsabilidad es nuestra. Nosotros escogemos y nuestro es el plan que se lleva a cabo. (De lo contrario, permitimos que otros formulen el plan en nuestro lugar, pero también eso es una decisión.)

Ese concepto nos da muchísima libertad, pero también conlleva responsabilidad. Yo sentí una resposabilidad añadida como médico y ministra religiosa, pues la gente observaba mis decisiones y todo lo que hacía podía tener influencia en sus decisiones.

El Dr. Bernie Siegel fue la primera persona que me abrió los ojos con respecto al concepto de asumir un papel muy activo en mi tratamiento. Yo había leído el libro *Amor, medicina y milagros* años antes de contraer cáncer y me encantaba su perspectiva tanto en relación al cáncer como a la curación.

El Dr. Siegel es un cirujano pediátrico que ejercía en New Haven (estado de Connecticut). En vez de mirar el cáncer como una enfermedad a ser tratada, él miraba a las personas que estaban afrontando el cáncer, especialmente a las que sobrevivían, y más en especial a las que lo hacían en casos aparentemente sin esperanza. ¿Cómo lo consiguieron estos excepcionales pacientes? ¿Qué tenían de diferente?

Descubrió que las personas que sobrevivían, a pesar de las pocas posibilidades, con frecuencia estaban activamente implicadas en la determinación del curso de su tratamiento. Hacían preguntas, querían saber por qué, querían comprobar las cosas por sí mismas antes de consentir nada. Algunas veces el personal médico las consideraba pacientes «difíciles». Pero sobrevivieron.[1]

No sugiero que nadie se vuelva un paciente «difícil» sino que cada cual tiene que hacer su propia investigación, hacer preguntas, explorar las opciones. Es decir, ponerse en el asiento del conductor aumenta las probabilidades de conseguir un resultado mejor.

TIENES TIEMPO PARA TOMAR DECISIONES

Antes de tomar una decisión relacionada con la cirugía o cualquier otro tratamiento, hay que tomarse el tiempo para investigar el tipo de cáncer y los tratamientos posibles. Con frecuencia las decisiones que se toman tendrán efectos a muy largo plazo; y estas decisiones se toman en momentos de gran tensión. La propia tensión de saber que se tiene (o se podría tener) una enfermedad posiblemente terminal convierte la ponderación de todas las evidencias y la toma de decisiones en algo muy difícil, aunque habitualmente sea algo que hacemos bien. Por lo general no me ha costado trabajo tomar decisiones en mi vida, tanto en lo profesional como en lo personal. Tengo la bendición de poseer lo que los amigos, las señoras mayores y los compañeros médicos llamaban «sentido común». Me gusta conocer todas las opciones que hay antes de tomar una decisión y estoy dispuesta a hacer la investigación necesaria para hallarlas. También realizo el trabajo espiritual necesario y luego elijo lo que creo que es la decisión correcta.

Las decisiones que tomé en lo referente a mi tratamiento contra el cáncer fueron de lo más difícil en mi vida. Sentía la presión de encargarme del bulto en el pecho rápidamente y de forma decisiva. Mi preparación médica me enseñó a manejar las cosas lo antes posible y a tomar decisiones rápidamente y con determinación. Eso es necesario en la sala de urgencias y en el trabajo con la anestesia. Sin embargo, el cáncer es un poco distinto, por lo que el margen para tomar decisiones es diferente. Hay tiempo para confirmar el diagnóstico, buscar una opinión experta (una segunda opinión si es necesario) y desarrollar un plan.

Hay gente que tiene la falsa sensación de urgencia para «seguir adelante y dejarlo atrás». Quieren volver a tener la vida que tenían. Desde luego que yo sentí eso. Es algo legítimo el querer conocer el diagnóstico y saber con exactitud de qué se trata lo antes posible. Sin embargo, una vez que se tiene el diagnóstico, se produce una sensación de urgencia sana y otra que no lo es, y es importante distinguir entre las dos.

La sensación de urgencia sana es el instinto de auto preservación, que quiere afrontar el tema de frente y que no quiere caer en la negación o la postergación, lo cual permitiría que la enfermedad progresara más.

La sensación de urgencia falsa existe cuando se siente un poco de pánico, que provocaría que nos decidiéramos por la primera «solución» que se nos ofrezca. A veces eso lo comunican familiares y amigos bien intencionados o incluso equipos médicos y quirúrjicos con la misma buena intención. Todos ellos quieren «hacer algo» para resolver el problema. En mi caso, la malsana sensación de urgencia la generé yo misma en gran medida y ello tenía su origen en mis tiempos de médico, cuando la opinión prevalenciente era que la biopsia y la cirugía se debían hacer lo antes posible.

Aunque no se deben aplazar las cosas innecesariamente, no es acertado que la idea de actuar con rapidez gobierne nuestra vida en esos momentos tan importantes. Hay tiempo para informarse plenamente y para desarrollar un plan. Para mí supuso un gran alivio el darme cuenta de que tenía tiempo para tomar una decisión sopesada. Creo que ello me permitió elegir mejor y obtener un resultado mejor.

Se puede pedir al médico (como hice yo) qué periodo razonable tenemos para investigar las opciones y tomar una decisión.

Habla con las personas involucradas en el caso

Cuando se visita al médico o se habla con alguien sobre el tratamiento a seguir, hay que llevar consigo papel y lápiz. Hay que hacer preguntas y tomar notas, o incluso grabar la conversación (con permiso).

Puede resultar de gran ayuda hacer una lista con preguntas antes, aunque sean preguntas básicas. Sorprende lo difícil que resulta pensar bajo tensión, habiendo tomado fármacos o estando muy preocupados. Es igualmente difícil recordar lo que se ha hablado. Yo sabía, debido a mi preparación y experiencia como médico, que la mayoría de los pacientes sólo pueden acordarse de una o dos cosas dichas en una consulta. Sin embargo, era desconcertante salir de una consulta y no poder recordar los detalles. El cuaderno y el lápiz fueron de mucha ayuda.

Incluso cuando me sentía bien, ponía por escrito todas las preguntas que tenía para que no se me olvidara nada. Ninguna pregunta es trivial ni tonta. Es importante comprender todas las opciones y las consecuencias de cada elección posible. Eso también nos dirá mucho del médico, si está dispuesto a responder a las preguntas y escuchar qué nos preocupa y cuáles son nuestras preferencias.

También recomiendo mucho que haya un acompañante. Peter me acompañó en todas mis consultas. Si se me olvidaba preguntar algo, él se acordaba. Si no me encontraba bien o no me desempeñaba bien, él siempre podía hacer las preguntas en mi lugar. Después de la consulta comparábamos notas y escribíamos otros puntos cuyos conceptos aún recordábamos bien.

Las visitas al médico muchas veces conllevan estrés cuando es mucho lo que hay en juego. Aunque el médico sea amigable, somos conscientes de los médicos que son gente ocupada y eso puede añadir presión. En una sola visita a menudo se reciben los resultados a través del formulario con los resultados de las pruebas, seguido rápidamente de la recomendación para la siguiente fase de tratamiento. Una tiene que recibir esa información, procesarla y luego hacer preguntas, todo en cuestión de minutos. Y muchas veces se espera de nosotras que tomemos decisiones importantísimas sobre nuestra vida como resultado de esa información.

Por eso es bueno hacer planes con antelación. Hay que pensar en los posibles resultados y las opciones antes de tiempo. Si el resultado de la biopsia indica que hay cáncer, ¿qué preguntas haré? ¿Qué ocurre si los resutlados son negativos? Conviene escribir las dos listas de preguntas y tenerlas consigo cuando es necesario.

Separar la recopilación de información de la toma de decisiones también puede ser de ayuda. Recordemos que no tenemos por qué tomar una decisión en el momento. Los médicos que me trataron con frecuencia me proporcionaron los resultados de las pruebas y la información que necesitaba, respondieron a mis preguntas y luego me invitaron a que me marchara y pensara en qué decisión tomar, aunque estuviera lista para tomarla en ese momento.

INVESTIGA

Hay muchos libros sobre el tratamiento del cáncer y muchos específicos del cáncer de mama. A menudo están escritos por gente competente y experta en su campo.

Tras la biopsia me apresuré hacia la librería y allí me senté con un montón de libros sobre el cáncer de mama que acabaría comprando. Leía casi todo lo que encontraba sobre el cáncer de mama y su tratamiento, desde lo tradicional hasta lo extraño. También leí varias biografías y relatos de supervivientes a la experiencia, que querían contar lo que aprendieron.

Me sirvió leer mucho. Descubrir todo lo que podía me dio una sensación de poder o control sobre la situación. Hasta las oraciones podían por ello ser más específicas. Me preocupaba menos cuando sabía lo que iba a suceder. Sabía que había investigado todas las opciones y me sentía segura de tomar decisiones.

Si te gusta este acercamiento, debes hacer uso de Internet, librerías y bibliotecas como recursos. Debes empezar a hablar con la gente y aprovechar cualquier oportunidad de hablar con otros pacientes y sus familias, los cuales hayan pasado por lo que tú estás enfrentando. Lee lo que otros pacientes han escrito sobre sus esperiencias. Pide a amigos, familiares y compañeros de trabajo que te proporcionen información.

Existen muchas fuentes de información gratuitas. El Instituto Nacional del Cáncer (www.cancer.gov) ofrece información básica y útil sobre el cuidado médico tradicional. El sitio web de los centros de América para el Tratamiento del Cáncer también tiene mucha información útil.

Soy una ávida lectora y puedo digerir rápidamente un libro o un artículo. Leo con la mente abierta y hago anotaciones en los márgenes y al final de los capítulos. Sin embargo, soy una lectora algo crítica y me gusta evaluar las cosas por mí misma. Por eso evalué lo que cada escritor decía a la luz de mi propia experiencia. Aunque no siempre estaba de acuerdo con todos los comentarios de los distintos escritores, aprendí de todos ellos y de sus diferentes perspectivas. Y si alguien apuntaba a su camino como el mejor, eso no quería decir que lo fuera para mí.

Me ayudó de manera especial leer varios libros cuando un tema era delicado o controvetido. Por ejemplo, tomar o no tomar Tamoxifen era un problema. Me sirvió leer los capítulos sobre el tema en varios libros para tener una amplia perspectiva. Al final decidí que no era para mí. De forma parecida, antes de la radiación y la quimioterapia, comparé las notas de varias fuentes sobre el tema para repasar lo que decían o para recordar los consejos o las claves que otros habían descubierto.

También volví a repasar los libros de vez en cuando porque, aunque los había leído de cabo a rabo, con frecuencia no me acordaba de los detalles. A veces sólo los ojeaba y volvía a descubrir secciones que me servían para lo que fuera que estuviera pasando en ese momento. Sobre todo, seguía mi intuición y sopesaba la información, no sólo en mi mente sino en mi corazón también.

No todo el mundo tiene el tiempo ni las ganas de hacer el tipo de investigación que yo hice. Eso es algo personal. Hay que decidir cuánta información se necesita para poder tomar decisiones y sentirse con confianza para ello. Para algunas personas, demasiada información puede llegar a crear una sensación de abrumación y hace más difícil aún la toma de decisiones. Para otras (yo me encuentro en esta categoría seguro), poca información produce estrés.

Confía en ti misma sobre la cantidad de información que necesitas para sentirte bien informada. Y si te encuentra en la primera categoría, considera el llamar a un amigo o familiar de confianza para que te ayude con la investigación, se asegure de no saltarse nada, resuma y te dé lo que haga falta para que puedas tomar las decisiones.

Una precaución: hay una cantidad desconcertante de terapias alternativas y complementarias, y es fácil caer en la confusión. Tienes que hacer la investigación sin pensar que tienes que seguir al pie de la letra cada sugerencia que te dan, para no abrumarte. Sé selectiva y elige lo mejor para ti. Hablaré más sobre cómo navegar por estas opciones en el capítulo 11, «Medicina complementaria».

OBTÉN UNA SEGUNDA OPINIÓN

Aunque confiemos en el diagnóstico, las decisiones tomadas sobre el tratamiento y todo lo se quiere hacer, recomiendo que obtengas una segunda opinión, preferiblemente de un especialista. Casi todos los libros o recursos que he encontrado dicen lo mismo. Es dinero bien empleado y muchos seguros cubren el coste completo relacionado con la obtención de una segunda opinión. A veces puede marcar diferencias. He hablado con un gran número de hombres y mujeres con cáncer que quisieran haber tenido una segunda opinión antes de actuar.

El Dr. Isadore Rosenfeld, autor de *La segunda opinión: guía comprensiva de los tratamientos alternativos*, habla en su libro de la experiencia de una persona, ilustrando así muy bien este punto:

> La esposa de uno de los amigos de mi médico sufría de varios dolores de cabeza y ataques de visión doble. Consultó a un veterano neurólogo quien, después de realizar pruebas exhaustivas, descubrió un tumor cerebral. La paciente pidió el diagnóstico y se lo dieron. Le dijeron que era posible operar y que su única alternativa era la radioterapia, la cual reduciría algo el tamaño del tumor y aliviaría los dolores de cabeza, pero sin curarla. Esta valiente señora puso en orden sus asuntos y se preparó para vivir sus últimos meses de la manera más cómoda posible. Su esposo, el médico, creía saber tanto como para no necesitar ir por ahí buscando una segunda opinión. Al fin y al cabo, se trataba de un caso bien claro, confirmado por un eminente neurólogo.
>
> Pero una amiga de la paciente, que no era médico, la persuadió para que fuera a ver a otro médico. A regañadientes fue a consulta con un neurocirujano de igual prestigio, quien estuvo de acuerdo con el diagnóstico anterior pero no con el tratamiento ni con la perspectiva. Éste médico tenía la seguridad de que el tumor se podía eliminar por completo.
>
> Sin nada que perder, mi amiga se sometió a la cirugía, que tuvo éxito. El tumor era grande y ejercía presión sobre el cerebro. Después de eliminarlo, sus síntomas desaparecieron y regresó a la vida normal en unas semanas. De eso hace quince años.[2]

Obtener una segunda opinión no significa que no confiemos en las personas que en primer lugar realizaron el diagnóstico. Cada cual necesita su propia respuesta. Incluso distintos especialistas pueden llegar a recomendar cosas distintas y, al final, el paciente es quien tiene que elegir lo que más le conviene. Recuerda, no hay nada que perder cuando se busca una segunda opinión. Si es la misma que la primera, aún queda por decidir a dónde ir para el tratamiento.

Por desgracia muchas pacientes se sienten incómodas al hablar con su médico o cirujano sobre una segunda opinión por miedo a ofender o porque las pueden considar pacientes difíciles. Eso fue lo que me pasó a mí, incluso con mis antecedentes como médico; o quizá debido a esos antecedentes. Me hizo falta el valor de decirle a mi cirujano que quería una segunda opinión. Me hizo falta aún más valor para volver y decir que había escogido la segunda opinión en vez de su recomendación. He aquí algunas reflexiones mías de aquel tiempo sobre este tema:

Diario

Volver a leer el libro de Bernie Siegel «Amor, medicina y milagros» me ha proporcionado una gran perspectiva interior sobre las formas en que muchos médicos piensan y cómo se sienten responsables por los demás. También me he dado cuenta de que hice que eso formara parte de mi vida. Al mirar atrás, me he sentido responsable en demasía de muchas situaciones en mi vida y de la de otras personas, y me he preocupado demasiado por el bienestar de los demás en vez del mío. Estaba preparada para que me eliminaran el pecho derecho porque, en un sentido, no quería decepcionar al cirujano. Es hora de cambiar.

Reunir el valor de buscar una segunda opinión fue una parte importante de mi viaje de curación. También me proporcionó el espacio que me hacía falta para pensar en mi situación de una forma diferente. Me decidí por la segunda opinión porque me pareció lo mejor. Si no hubiera estado segura en ese momento, hubiera buscado una tercera opinión.

VISITA A LOS EXPERTOS

Vivo cerca de un pequeño pueblo, y me alegro de haber elegido una instalación médica grande que trabaja principalmente con cáncer. Mi hermana, que es tocóloga, fue la primera que me habló de los estudios que muestran que la tasa de supervivencia es menor en los centros pequeños y en los pueblos pequeños. Eso no sorprende, de alguna forma, aunque jamás se me había ocurrido.

Otro descubrimiento de esos estudios es que los médicos de los centros pequeños tienen la tendencia a recetar tratamientos más agresivos. Quizá los médicos con menos experiencia creen haber hecho todo lo posible, mientras que los que han visto muchos más casos confían más en saber lo que realmente sirve en cada caso. Cuando los posibles efectos secundarios del tratamiento son significativos, resulta importante el nivel de intensidad del tratamiento.

Para mí, poder hablar de mi situación con la gente de un centro especializado en el tratamiento del cáncer tuvo gran valor. La conversación discurría a un nivel más alto: habían visto más casos, realizado más procedimientos, tenían información más actualizada y más recursos disponibles. Estaban muy familiarizados y se sentían cómodos con los pacientes con problemas como el mío.

Claro que tú puedes tener un centro excelente en tu localidad, aunque sea un pequeño municipio, con un grupo médico conocido y en el que puedes confiar. Tengo amigas que contrajeron cáncer de mama y que recibieron un tratamiento excelente en su localidad. Quedaron muy contentas con su tratamiento y con los resultados. Habría sido difícil para ellas y sus familiares tener que recibir tratamiento fuera de su pueblo durante largos períodos de tiempo. Y además hay gastos adicionales a causa de los viajes y la estancia, si se va a un centro más grande.*

Hay otros muchos factores a considerar y la decisión siempre es individual, dependiendo de las particulares circunstancias personales. Por encima de todo, hace falta encontrar profesionales con quien se pueda hablar y en quien se pueda confiar. El cuerpo y la vida estarán en sus manos.

TEN UN DIARIO CON EXPERIENCIAS
Y REFLEXIONES PERSONALES

Siempre me gustó escribir y por eso disfruto escribiendo de vez en cuando mis experiencias, pero jamás había tenido un diario de manera

---

* Los gastos de viajes y estancia durante el tratamiento, aunque por lo general el seguro no lo paga, se pueden incluir en la declaración de impuestos para que desgraven.

constante. Sin embargo, a los pocos días de recibir mi diagnóstico, sentí la necesidad de hacerlo. Mucho se ha escrito sobre que el diario es una herramienta para curarse, y yo lo recomiendo absolutamente. Algunas veces escribía en el diario a mano, otras utilizaba la computadora. Cualquiera que fuera el método, siempre notaba un elemento curativo al escribir mis pensamientos y sentimientos. Con frecuencia se me ocurrían nuevas reflexiones sobre mi situación mientras escribía. Los pensamientos y las impresiones son fugaces y conviene capturarlos cuando surgen.

Además de la experiencia curativa al escribir, me servía repasar lo escrito y compararlo con lo que pensaba y sentía en ese momento porque podía ver dónde había avanzado así como aquellas áreas donde tenía que mejorar y que se me habían olvidado.

Escribía lo que los médicos y terapeutas me decían así como los comentarios de amigos y familiares, especialmente cuando lo que me decían me emocionaba. A veces un comentario o una frase permanecía mucho tiempo, como un talismán.

También guardé todas las cartas, tarjetas y correos electrónicos de apoyo provenientes de muchas fuentes. Los volvía a leer durante los días oscuros cuando el sol no parecía brillar o si me era difícil seguir adelante, y me daban inspiración y nuevas ideas. Incluso pegué unas cuantas en la nevera para verlas todos los días. Era bueno saberse querida y saber que amigos y compañeros de trabajo rezaban por mí y me animaban.

TEN UNA CARPETA CON RECURSOS PARA EL CÁNCER

Muchos pacientes de cáncer tienen una carpeta de recursos. A mí también me sirvió eso. La mía tenía secciones para recursos para el cáncer, información médica convencional y terapias alternativas.

La gente me mandaba toda clase de información, artículos y sugerencias útiles. Cuando me llegaba todo eso, lo leía y lo archivaba en la sección correspondiente; así las opiniones dejaban de flotar en mi cerebro sin ningún lugar donde asentarse. Sabía lo que había considerado y lo que había descartado porque no me servía. Me daba la sensación de tener poder en un momento en que mis amarras parecían estar moviéndose alocadamente.

Ten una carpeta con el historial médico

Empecé una carpeta para ir guardando el material relacionado con mi historial y los avances que iba haciendo. Archivé los resultados de los análisis de sangre, las mamografías, lo escáneres y las radiografías, las citas con el médico y los apuntes sobre lo que éste o el terapeuta me decían en cada una de las visitas. También pedí copias de mi historial médico para archivar. Cada vez que iba a ver a un médico o terapeuta nuevo, me llevaba la carpeta porque ellos hacen mejor su trabajo si tienen toda la información que necesitan.

También creé una cronología de la enfermedad en una página aparte de la carpeta. Escribí fechas y acontecimientos, incluyendo las fechas de la cirugía, la quimioterapia y la radioterapia, lo cual me era útil con frecuencia al tener que narrar mi historial.

Hice una página con una lista de los medicamentos o complementos que tomaba. Cada vez que entraba en un hospital tenía que enunciarlos, y me ahorró tiempo y energía el tener toda esa información en un solo sitio, especialmente cuando estaba cansada o estresada, o cuando el cerebro no me funcionaba tan bien como era habitual.

Las facturas médicas y los papeles del seguro llegaban con rapidez, por lo que creé otro archivo para eso. Esos papeles pueden ser confusos y a veces nos ahogamos en el papeleo. También me deprimía cuando las facturas llegaban cada semana, aunque sabía que la mayoría corrían a cuenta del seguro médico. Al archivarlas todas en una carpeta, me era más fácil contabilizar lo que pagaba y lo que no pagaba sin tener que poner demasiada atención en ello.

Sé práctica y afronta la realidad de la situación

Cuando pasaba por los rigores de la quimioterapia, me enteré de otras dos mujeres de mi comunidad religiosa que tenían cáncer de mama. Las dos murieron en un espacio de tres días mientras yo recibía quimioterapia. Hablé con una de ellas varias veces antes de que falleciera, dándome aún más cuenta de la realidad de esta enfermedad mortal.

Las dos mujeres habían querido recibir muy poco en lo que se refiere a tratamientos de medicina convencional y habían utilizado mayormente terapias alternativas. Una de ellas acabó sometiéndose a una masectomía, pero tardíamente. El tumor local del pecho había crecido mucho, llegando a tener el tamaño de una naranja, y el cáncer ya se había propagado por el cuerpo. Descrubrí que el cirujano que había eliminado mi tumor era el mismo que la operó a ella unas semanas antes. Entendí por qué ese cirujano sentía la urgencia de que yo actuara de manera decidida y me sometiera a la masectomía.

No conozco el historial de estos casos o por qué esas mujeres tomaron las decisiones que tomaron, ni las juzgo por ello. Sin embargo, no pude más que preguntarme si el evitar los tratamientos de medicina convencional por su parte contribuyó a que fallecieran. Sus muertes tuvieron una gran influencia en mí y en otras personas de nuestra comunidad; y ver la progresión de sus casos, durante los meses antes y después de mi diagnóstico, ello me espoleó para que buscara todas las opciones y me tomara mi curación muy en serio.

Asiste a un grupo de apoyo

Según los estudios, las mujeres con cáncer de mama que pertenecen a grupos de apoyo, aunque sea por doce meses solamente, viven más tiempo.[3] Yo anhelaba poder hablar con gente que hubiera pasado por lo mismo que yo. Sin embargo, he oído hablar de grupos de apoyo realmente buenos y de otros que no son tan buenos. Estaba muy segura de que no quería dedicar tiempo a estar con gente deprimida o con la moral baja debido al cáncer.

Mi cirujano no conocía ningún grupo de apoyo cerca de donde vivía yo, ni pude encontrar ninguno en mi zona mediante las páginas amarillas o Internet. Aunque ahora sí existen tales grupos en mi zona, en esa época el más cercano estaba a tres horas de camino y eso era demasiado lejos. Si se trata de una gran ciudad se pueden encontrar grupos de apoyo cerca de casa. Existen miles de grupos así por todo el país.

Algunos pacientes empiezan sus propios grupos de apoyo y realmente se benefician de la experiencia. Mi cirujano se había ofrecido para ponerme en contacto con otras mujeres de mi zona que sabían lo que era el cáncer de mama, por lo que habría podido empezar mi grupo; pero sabía que eso no me beneficiaría en aquel momento. Por mi naturaleza, si organizaba el grupo, me habría encontrado cuidando de los demás a expensas de mi salud.

Conocía a tres mujeres de mi iglesia que habían combatido el cáncer y decidí hablar con cada una de ellas personalmente. Sus experiencias eran distintas y muy personales. Dos de ellas ya habían contado su historia a otras personas. Otra la consideraba demasiado personal y apenas había hablado con nadie. Hablamos de todo y aprendí de todas ellas. Lloramos juntas y no apoyamos mutuamente.

Finalmente, cuando fui al CTCA, tuve la oportunidad de hablar con otros pacientes. Durante la quimioterapia conocí a muchas mujeres con cáncer de mama y a pacientes con distintos tipos de cáncer. Varias pacientes con cáncer de mama tenían unos horarios parecidos al mío y por eso nos encontrábamos cada mes.

Durante las seis semanas y media durante las que recibí radioterapia, hubo otras seis mujeres con cáncer de mama que también estaban sometidas a radioterapia. Varias de nosotras nos quedábamos juntas en una casa enfrente, al otro lado de la calle, que el hospital ponía a disposición de los pacientes a un precio razanable. Asistíamos a clases de ejercicios y programas en el hospital, íbamos juntas de excursión y hablábamos mucho de nuestras experiencias con el cáncer. Éramos un grupo de apoyo que vivía en el hospital.

Y sí, nuestras actividades incluían la «terapia de ir de compras»; una visita a un centro comercial o a algún comercio cercano para comprar algo de rebajas, que nos levantara el espíritu y nos hiciera olvidar el cáncer por un rato. También nos reíamos mucho, de nosotras mismas, de la enfermedad y de las experiencias compartidas. Nadie de afuera sabe realmente lo que significa tener cáncer, y sentí que durante nuestro tiempo juntas se formó una unión única.

LISTA DE CONTROL: EL COMIENZO DEL VIAJE

✓ Trata la totalidad de la persona. El cáncer es una enfermedad de todo el cuerpo y el programa de tratamiento más eficaz es el que apunta a todo el cuerpo.

✓ Haz tu equipo. Tu equipo eres tú y tu cuerpo, cualquier profesional de la salud involucrado en tu cuidado, familiares y amigos y la fuerza spiritual de curación que tú consideres.

✓ Tú eres la cabeza de tu equipo. Las personas que se implican activamente en la determinación del curso de su tratamiento salen major paradas. Son las que sobreviven a pesar de todo.

✓ Tienes tiempo para tomar decisiones. Tus decisiones con toda probabilidad tendrán efectos a largo plazo. En la mayoría de los casos tendrás tiempo de informarte completamente y de desarrollar un plan.

✓ Habla con los que están dedicados a tu cuidado. Haz preguntas, a los verdaderos profesionales no les importa.

✓ Escribe tus preguntas de antemano. Y no olvides llevar contigo papel y lápiz para tomar notas. Es sorprendente con qué rapidez nos podemos olvidar de las cosas que se dicen en una reunión.

✓ Lleva un acompañante a las citas médicas si es posible. Después compara tus notas con las de tu acompañante para adquirir un panorama más completo.

✓ Investiga. No hay que abrumarse, sino realizar la suficiente investigación como para sentirse capaz de tomar decisiones totalmente informados.

✓ No tienes por qué seguir al detalle todos los consejos que recibes. Hay que ser selectivos y escoger lo que nos conviene.

✓ Consigue una segunda opinión. Al buscar una segunda opinión no tienes nada que perder y mucho que ganar. Incluso después de una segunda opinión, aún puedes elegir dónde ir para el tratamiento.

✓ Visita a los expertos. Eso marca la diferencia. La tasa de supervivencia es mayor en los centros que se especializan en tratamiento del cáncer.

✓ Actúa de manera práctica y afronta la realidad de tu situación. Busca todas las opciones razonables y no ignores lo obvio.

✓ Únete a un grupo de apoyo. Las personas que están en un grupo de apoyo consiguen mejores resultados.

✓ No te abrumes por el recuerdo de la experiencia de otra persona con el cáncer. Puedes aprender de las experiencias de los demás, pero tú caminas por tu propio camino.

✓ Permite que los demás te ayuden.

✓ Utiliza un sistema para organizer toda tu información. Mi sistema tenía cuatro categorías: a) un diario con mis experiencias personales y reflexiones; b) una carpeta de tres anillas con pruebas y recursos médicos; c) otra carpeta con los resultados médicos y las notas de las reuniones con los médicos; d) un archivo con las facturas médicas y los papeles del seguro médico.

CAPÍTULO 7

SACAR EL MAYOR PROVECHO DE LA CIRUJÍA

Los tres tratamientos básicos convencionales para el cáncer son la cirugía, la radioterapia y la quimioterapia. Los tratamientos específicos recomendados a un paciente en particular variarán según el tipo de cáncer, lo avanzado que esté cuando se descubre y muchos otros factores.

Si la cirugía es parte del plan de tratamiento, a menudo es lo primero que se realiza. Sin embargo, para algunos tipos de cáncer, la radiación y/o la quimioterapia pueden utilizarse para reducir el tamaño del cáncer antes de la cirugía.

Para el cáncer de mama, la mayoría de los tratamientos tradicionales conllevan cirugía. Ésta puede ser una lumpectomía (la eliminación con medios quirúrgicos del bulto solamente) o una masectomía (la eliminación de todo el pecho). En ambos casos puede que se tengan que eliminar también algunos ganglios limfáticos que hay debajo del brazo para ver si el cáncer se ha extendido más allá del pecho.

A la cirugía le sigue con frecuencia la quimioterapia y/o la radioterapia. Si se realiza la masectomía, habitualmente la radiación no es necesaria a menos que el cáncer se haya extendido más allá del pecho. Voy a dedicar el resto de este capítulo al tema de la cirugía; y hablaré de la radiación y la quimioterapia en otros capítulos.

Hay un viejo chiste que dice que la cirugía «menor» es la que le ocurre a los demás. Una lumpectomía o una disección nódulo linfática puede considerarse cirugía menor, pero cuando a quien te abren es a ti, no parece que sea menor. Lo bueno es que si hay que pasar por cirugía, hay cosas que pueden servir para conseguir el mejor resultado.

Bien se puede empezar por saber qué se debe esperar de la cirugía. Si se sabe lo que va a suceder, se pueden hacer las cosas mejor para preparar el cuerpo y trabajar con él con el fin de conseguir un buen resultado, una recuperación rápida y menos efectos secundarios. La mayoría de los hospitales tienen información para los pacientes. También hay mucha información gratuita en Internet.

Con my pasado como médico, sabía lo que ocurre en una sala de operaciones. La cirugía moderna y la anestesia son refinadas y profesionales, por lo que no me preocupaba mucho ese aspecto de mi tratamiento. Sin embargo, aunque había presenciado más de una operación de pecho, nunca se sabe lo que significa pasar por ello.

Un recurso muy útil fue el libro de Peggy Huddleston, *Prepárate para la cirugía, cúrate más rápido: guía de las técnicas cuerpo-mente*. Huddleston cita estudios que muestran que las personas que se preparan para la cirugía sufren «menos dolor, menos complicaciones y se recuperan antes»[1], y ha desarrollado un programa sencillo de cinco pasos para cualquiera que quiera conseguir esos resultados. El libro es una guía práctica sobre cómo usar la relajación, la visualización, las afirmaciones curativas, el apoyo espiritual y emocional así como la reunión con el médico para alcanzar los mejores restultados de la cirugía.

Los cinco pasos de Huddleston son:

1. Relájate para sentirte en paz
2. Visualiza tu curación
3. Organiza un grupo de apoyo
4. Usa afirmaciones curativas
5. Conoce a tu anestesista

No seguí este programa al pie de la letra, pero apliqué todos los principios y me preparé para la cirugía, especialmente en las técnicas de relajación y visualización. El libro contiene una grabación en cassette de relajación, pero yo preferí utilizar la de Elizabeth Cran del CTCA. También creé mis propias afirmaciones y añadí técnicas de visualización con las que estaba familizarizada. Afirmé y visualicé que la operación iba a ir bien, que iba a dar un buen resultado, con una buena recuperación y una curación sin problemas.

Bernie Siegel, en *Amor, medicina y milagros*, habla de los importantes efectos que tienen las afirmaciones positivas y la oración. Estas técnicas pueden reducir estrés, normalizar el pulso y la tensión, así como reducir los efectos secundarios de la operación. La relajación reduce el dolor, lo cual implica menos medicamentos para controlarlo.

Bernie Siegel también habla de la importancia de lo que se dice en la sala de operaciones mientras el paciente está bajo los efectos de la anestesia. Siempre he creído que los pacientes oyen lo que se dice en la sala de operaciones, aunque no recuerden los detalles de las conversaciones. El paciente tiene un Yo Superior que no duerme durante la operación. El paciente también tiene una mente subconsciente que lo asimila todo, y con frecuencia el cuerpo responde a aquello que tiene lugar.

Muchos informes hablan de pacientes que recuerdan flotar por encima de la mesa de operaciones, observar su cuerpo mientras es operado pero sin sentir nada. Conociendo la existencia de estos informes y del Yo Superior, cuando era anestesista hablaba a menudo a mis pacientes mientras dormían durante la operación.

Desarrollé la costumbre de ponerle la mano en la cabeza frecuentemente para que supieran que estaba con ellos. Muchas veces les hablaba suavemente al oído para que supieran que la operación iba bien y para darles información relevante. Les decía que se despertarían en calma y tranquilidad, sin dolor y con los órganos funcionando normalmente.

Dependiendo de la zona operada, les daba instrucciones más específicas. Por ejemplo, después de una operación en la pierna, les decía algo así: «Tendrás una muy buena cantidad de sangre en la pierna, con buena circulación. La sensación en la pierna será cálida y cómoda, y ésta tendrá un color rosado y sano». En otros casos les decía que la vejiga y los intestinos iban a funcionar normalmente después de la recuperación, aunque se esperaran problemas en estas zonas.

Las enfermeras de la sala de recuperación comentaban a menudo que notaban la diferencia con mis pacientes; se despertaban en un estado de calma y relajación. Las enfermeras son muy buenas observadoras y me dijeron que notaban con frecuencia de quién eran los pacientes que se encontraban en recuperación. Al principio me sentí excéptica, hasta que un médico dijo: «Los pacientes del doctor _____ siempre lloran y están intranquilos. Fíjate en el próximo que sale de la operación». Esperé y observé; y, en efecto, llevaba razón.

Ojalá hubiera conocido el trabajo de Bernie Siegel cuando practicaba medicina, podría haber sido aún más eficaz. El Dr. Siegel solía dar a sus pacientes instrucciones muy específicas. Por ejemplo, si el problema era una hemorragia, le pedía al paciente que dirigiera la sangre lejos de la zona operada para reducir el problema. Llegó a la conclusión de que eso funcionaba. En una ocasión, el pulso de un paciente durante la operación subió hasta las 130 pulsaciones. El doctor le dijo al paciente: «Te encuentras bien. No te pongas nervioso. Quiero que el pulso baje a 83 pulsaciones». El pulso le bajó exactamente hasta las 83 pulsaciones en unos minutos y no volvió a subir.[2] Me entusiasmé cuando lo leí por primera vez.

El doctor recomienda que los pacientes pidan a su cirujano o anestesista que lean afirmaciones positivas mientras se encuentran bajo los efectos da la anestesia. El paciente también puede recitar esas frases antes de la operación, siendo ése precisamente uno de los propósitos de las grabaciones que escuché. Yo prefería llevarme la grabación a la operación para que me la pusieran con auriculares mientras dormía durante la cirugía, y los médicos estaban dispuestos a concederme la petición. Si hoy día trabajara en una sala de operaciones, pondría música suave y reconfortante, preferiblemente clásica, por el efecto que tiene en el cuerpo y las emociones. Hablaría a mis pacientes y haría que trabajaran conmigo incluso durante el sueño.

Háblale al cuerpo

Antes de la anestesía le hablé a mi cuerpo y le dije lo que iba a tener lugar y qué se podía esperar. He aprendido que, igual que las plantas y los animales tienen presencias protectoras que cuidan de ellos, cada uno de nosotros tiene un espíritu protector que trabaja con nuestro cuerpo y que ayuda a devolverlo a la salud normal, promoviendo la curación después de un acontecimiento como la cirugía. Ese pequeño espíritu se llama elemental del cuerpo.[3] Le dije a mi cuerpo y al elemental del cuerpo exactamente lo que iban a realizar durante la operación y el resultado que yo quería. Fui muy específica y pedí que el dolor se puediera controlar bien, tener un despertar fácil de la anestesia, no tener ninguna hemorragia o infección post quirúrjica, tener una curación de la herida rápida y completa sin cicatrices innecesarias y ningún efecto secundario ni problemas a largo plazo. Funcionó bastante bien.

Había visto a mi esposo utilizar esta técnica cuando le quitaron las muelas del juicio. Pensando que podía ser una operación difícil, preparó su cuerpo durante varios días. Le dijo que las muelas tenían que extraerse y que las «soltara» antes de tiempo. La operación fue bien y con muy poca sangre derramada, y las muelas salieron más fácilmente de lo esperado.

Oración

Mientras estaba bajo el efecto de la anestesia, pedi a mis amigos que rezaran por mí. Les dije el nombre del cirujano y les pedí que rezaran de forma específica por él y el resto del personal, así como para alcanzar el mejor resultado posible. Les pedí que visualizaran la sala llena de luz y energía curativa y que pidieran al Yo Superior de las personas relacionadas con la operación que actuara en todo momento y que dirigiera la situación en base a lo mejor que se pudiera hacer.

Cuando se está bajo los efectos de la anestesia, no se tiene el cuerpo bajo control, por lo que es bueno que haya alguien rezando por nosotros o «mantiendo el equilibrio». Me sentí en manos de Dios al saber que mi esposo estaba en la sala de espera, rezando por mí y enviándome energía curativa positiva. (Yo hice lo mismo por él cuando le sacaron las muelas del juicio.)

Recé por mí mimsa antes de la operación y me encomendé a la protección del Arcángel Miguel y los ángeles de curación bajo la dirección del Arcángel Rafael y la Virgen María. Recé por todas las personas que se encontraban en la sala de espera para que fueran guiadas por el Espíritu Santo y éste estuviera sobre ellas. Pedí que los ángeles y los maestros de curación guiaran las manos del cirujano y el anestesista. Dije a los médicos que había gente rezando por ellos y a ellos les gustó saberlo.

Realmente puedo decir que sentí la presencia de los ángeles, y no tenía miedo. Mientras me encontraba en recuperación y saliendo de los efectos de la anestesia, escuché "Pompa y circunstancia", de Elgar, la música asociada con el maestro conocido como El Morya. Me sorprendió y emocionó escuchar esa música y sentí la tangible presencia de los ángeles y el maestro cuando sonaba. Lloré, porque sabía que él estaba conmigo y que la biopsia de los ganglios linfáticos daría negativo. No sé como pude tener ese conocimiento: simplemente lo sabía. Claro que no podía demostrar nada, y no se lo conté a nadie más que a mi esposo. Esperé a que el cirujano me diera los resultados al día siguiente, y estos confirmaron que ninguno de los ocho ganglios linfáticos tenía señales de cáncer.

Hierbas y suplementos
Existen remedios de hierbas que pueden acelerar la curación y la recuperación. Yo utilicé distintos tés de hierbas, suplementos y lociones, antes y después de la operación: té de palo de Arco, té de violetas, té de avena mondada, extracto de hongo maitake, crema de vitamina E, aceite de hierba de San Juan y el remedio homeopático de Árnica montana. Antes de tomarlos hablé con mi médico, puesto que algunos remedios de hierbas pueden aumentar el flujo sanguíneo o reducir la coagulación de la sangre, aumentando así la pérdida de sangre durante la cirugía.[4]

EJERCICIOS Y MASAJES

Es fundamental hacer ejercicios para la recuperación después de la operación y normalmente los recomienda un terapeuta ocupacional. Sirven los ejercicios en los que se camina y nada despacio porque mueven el cuerpo, hacen que circule la sangre y la linfa así como la energía del cuerpo sin causar tensión innecesaria. Algunas pacientes que conocí me dijeron que el yoga y el tai chi las habían calmado y fortalecido después de la operación.

Es muy bueno recibir masajes suaves después de la operación nódulo linfática para el cáncer de mama. El fisioterapeuta del CTCA hizo un trabajo sensacional en mi brazo, cuello, hombros y espalda. Noté una mejoría inmediata al mejorar el movimiento de esas zonas del cuerpo después de tales tratamientos.

También utilicé el libro *Recuperación de la cirugía de mama: ejercicios para fortalecer el cuerpo y aliviar el dolor,* de Dianna Stumm. A la vez que proporciona ejercicios específicos como ayuda para conservar todo el movimiento después de la operación, habla del importantísimo tema del linfedema, de lo que hay que ser conscientes después de la operación nódulo linfática. Mi cirujano había eliminado sólo ocho ganglios debajo del brazo por lo que era muy improbable la aparición de problemas importantes después de que la herida curara. Aún así, me aconsejaron que no me hiciera análisis de sangre ni me tomara la tensión en el brazo derecho (el lado de la operación) el resto de mi vida.

DESCANSO

En último lugar, me sorprendió lo cansada que me sentía y cuánto necesitaba dormir después de la operación. No estoy segura si era por la sensación de alivio que tenía después de un período de gran tensión. Puede que te sientas bien externamente después del período inicial de recuperación, pero con frecuencia hace falta mucho más tiempo para recuperar completamente la fortaleza y la resistencia interna. Sin embargo, cualquier tipo de cirugía supone estrés para el cuerpo y es importante concederse el tiempo necesario para descansar y recuperarse. No intentes reanudar la totalidad de tus actividades demasiado pronto.

La cirugía es un regalo

Desde una perspectiva espiritual, entiendo que la cirugía y la anestesia son grandes regalos, y la vida sería mucho más difícil sin esas cosas. Recientemente, hace unos cientos de años, la gente sufría horrorosamente por heridas recibidas en el campo de batalla o en la vida diaria. Y si se cree en la reencarnación, se puede argumentar que áun conservamos el recuerdo de ese dolor. La cirugía segura y la capacidad de permanecer inconscientes durante la operación son bendiciones enormes, las cuales ponderaba con frecuencia cuando anestesiaba a las personas para las operaciones.

Me alegró poder eliminar el cáncer, una cosa menos que mi cuerpo tiene que afrontar. Es claro que el cuerpo no pudo identificar el cáncer y manejarlo por sí mismo. Con el tumor fuera, el cuerpo tenía la oportunidad de empezar de nuevo en su manejo de las causas subyacentes que permitieron que el cáncer se formara, sin tener que concentrar toda la energía en disolver el tumor.

Algunas veces la cirugía es exactamente lo que hay que hacer. Cuando menos, puede ganar tiempo para que se realicen cambios en todos los niveles, incluyendo el fortalecimiento del sistema inmunológico para poder reconocer mejor las células cancerígenas en el futuro.

LISTA DE CONTROL: CONSEJOS PARA LA OPERACIÓN

✓ Conoce las expectativas que puedes tener. Investiga y habla con tu cirujano. Conoce a tu anestesista.

✓ Utiliza técnicas de relajación.

✓ Visualiza un buen resultado.

✓ Habla a tu cuerpo. Dile lo que puede esperar y dile claramente lo que quieres que haga.

✓ Reza y píde a los demás que recen por ti.

✓ Utiliza las afirmaciones curativas.

✓ Utiliza hierbas, suplementos y otros remedios naturales para facilitar la curación. (Consulta con tu médico antes de hacerlo.)

✓ Haz ejercicio adecuadamente para acelerar la recuperación.

✓ Descansa cuando lo necesites. No intentes reanudar todas tus actividades demasiado pronto.

CAPÍTULO 8

PLANTEAMIENTO INTEGRADO HACIA LA CURACIÓN

El planteamiento del «todo o nada» nunca me ha llamado la atención: sólo lo tradicional o sólo lo alternativo, y los dos jamás se encontrarán. En mi consulta médica he visto los beneficios de ambos y he aprendido que muy pocas cosas en la vida son absolutas.

Habiendo trabajado en centros de traumatología y salas de emergencia, estoy totalmente de acuerdo con el Dr. Andrew Weil cuando dice que «si tengo un accidente grave, quiero que la ambulancia me lleve al centro de traumatología de alta tecnología más cercano. La medicina tradicional es sin duda lo mejor para heridas graves». Hay ocasiones en las que la cirugía, los antibióticos y la medicina moderna salvan vidas.

El Dr. Weil continúa diciendo: «Pero supongamos que como resultado de un accidente, me ha surgido un dolor crónico. Además de narcóticos, la medicina tradicional no tiene mucho más que ofrecer. Pero existen varias terapias complementarias que pueden ser de ayuda. Podría probar la quiropráctica, la acupuntura, el yoga, el masaje o la terapia de visualización»[1]. En algunas ocasiones los métodos naturales, como la homeopatía, la acupuntura y la naturopatía funcionan mejor que cualquier otra cosa. Me gusta utilizar el término «complementario» en vez de «alternativo» cuando hablo de estas terapias puesto que ello implica que tales artes curativas funcionan junto con los tratamientos convencionales.

En mi vida combino los dos planteamientos. He aquí un ejemplo. Muchas veces, para dar seminarios tengo que realizar largos viajes y siempre llevo conmigo una serie de remedios farmacéuticos y complementarios que sirven para toda clase de enfermedades que pueden afectar al cansado viajero. CranActin, un extracto concentrado de jugo de arándano, es uno de ellos. El jugo de arándano es un remedio muy conocido para las infecciones de vejiga y del sistema urinario, y el extracto concentrado en cápsulas en mucho más fácil de llevar que una botella de jugo. He usado ese remedio como prevención o al menor signo de infección, y normalmente es muy eficaz.[2]

Cuando viajo a otros continentes también llevo antibióticos y, aunque rara vez los he usado, siempre me alegra tenerlos conmigo cuando CranActin no me funciona. No dudo en tomar antibióticos cuando lo necesito —lo cual, afortunadamente, no ha sido frecuente— al tiempo que trato con medios naturales la candidiasis que algunas veces estos causan.

Aunque he mezclado durante muchos años las medicinas tradicionales y las complementarias, especialmente para tratar enfermedades no muy graves, era un ausnto muy distinto el mezclar las dos cosas para tratar el cáncer. Un desafío que jamás creí que tendría que afrontar.

ELEGIR UN PRACTICANTE

Tengo buenos amigos naturópatas, quiroprácticos y practicantes de medicina alternativa en Australia y los Estados Unidos, y respeto su trabajo. Desde mi consulta les he mandado pacientes. Esos practicantes también respetan la profesión médica y, aún más importante, saben cuándo remitir a un paciente que necesita cuidados médicos tradicionales. Este punto ha de considerarse cuando se elige un profesional de la salud alternativo.

Recuerdo perfectamente cómo se rompió mi amistad con una naturópata de Australia que no quería hacer eso. La conocí en sociedad y me expresó el deseo de consultarme sobre algunos de sus casos. Con cautela, asentí en ver cómo podía desarrollarse una relación de trabajo. No duró mucho. Poco después de nuestra conversación, me dejó una serie de mensajes en el contestador automático de mi casa. Sólo recibí los mensajes cuando regresé a casa mucho después.

Una pareja apesadumbrada había llevado a su consulta a su hijo pequeño. Ella pensó que la enfermedad podía ser meningtis (que puede llegar a ser mortal). En vez de remitir a los padres a la sala de emergencias inmediatamente, probó varios remedios homeopáticos. No eran mis pacientes, pero ella me llamó buscando consejos y confianza.

Según iba escuchando sus mensajes, uno tras otro, me iba alarmando más y más. La llamé inmediatamente y me enteré de que los padres, afortunadamente, se cansaron de la situación y se llevaron al niño a la sala de urgencias del hospital infantil. La punción lumbar para sacar una muestra del cefalorraquídeo mostró, afortunadamente, que el niño no tenía meningitis. Los médicos determinaron que se trataba de una infección viral que se podía curar en unos días.

Inmediatamente invité a la naturopata a mi casa e intenté llegar a comprender su razonamiento. Creía que quizá no entendía las implicaciones de la meningitis ni la urgencia para evitar la muerte o un daño permanenete en el sistema nervioso central. Sin embargo, al hablar con ella, quedó claro que sí entendía esas cosas pero quiso ver qué resultado tendría la homeopatía. Expresé mi total consternación por el hecho de que había estado dispuesta a arriesgar la vida de un niño para satisfacer su curiosidad.

Entonces me contó un par de historias que me alarmaron más aún. Volví a señalar los riesgos que tomaba, pero no entendió mi punto de vista en absoluto. Ella, sencillamente, «quería ver si los remedios funcionaban». Me quedé con la sensación de haber entrevistado a una persona de las que M. Scott Peck habla en su libro *Gente de la mentira*, las cuales parecen incapaces de sentir compasión o empatía por los demás y parecen preocuparse sólo por sí mismas. Después de reconocer este comportamiento, llegué a la conclusión de que esta persona era peligrosa y no podía continuar la relación.

Sé que ella no representa a los muchos profesionales capaces del campo de la medicina complementaria y las artes curativas. También podría poner ejemplos de médicos que conocí que exhibían una negligencia espantosa con su comportamiento. Simplemente presento esto como una experiencia que me ha ayudado a moldear mi vida, personal y profesionalmente.

EVALUAR LAS DISTINTAS TERAPIAS

Al acercarse el tratamiento de mi cáncer de mama, creía en la posibilidad de combinar lo mejor de las medicinas tradicional y complementaria para desarrollar el mejor programa para mí. Creo que todos nosotros podemos hacer lo mismo y parece que muchos pacientes de cáncer están de acuerdo. Algunas encuestas dan como resultado que el ochenta por ciento de las pacientes con cáncer de mama usan alguna forma de medicina complementaria además de la medicina tradicional; aunque muchas de ellas no se lo dicen a su médico.

Al principio, al profundizar en las opciones de tratamientos alternativos, éstas me parecieron absolutamente desconcertantes. Una no se puede imaginar la variedad de opciones hasta que, al tener cáncer, llega a conocerlas. De repente se ven artículos y libros por doquier sobre este o aquel tratamiento alternativo; y una vez que una compra un suplemento o una vitamina o hierba, llega muchísimo material no solicitado por correo. Una gran parte puede parecer raro o, en el mejor de los casos, no probado. No me gustan especialmente las cosas que afirman que pueden «curar el cáncer». Eso lo podía desechar directamente. ¿O no? Leía todo lo que me llegaba a las manos por si acaso encontraba alguna pista sobre el mejor tratamiento para mí.

Hallé lo que probablemente es de esperar: gran parte de las evidencias que apoyan los tratamientos alternativos son anedóticas. Existen muy pocos estudios, pocas pruebas múltiples e independientes que se confirmen mutuamente, ni otros medios de evaluar tales tratamientos.

Para el médico que llevo dentro, eso era muy frustrante. Todo el mundo parece conocer a alguien que ha probado esta hierba o aquella y que «le ha funcionado». Sin embargo, eso significa simplemente que funcionó para esa persona, para su enfermedad, en ese momento. No significa que me vaya a funcionar para mí y lo que yo tengo. Además, ¿qué más tomó al mismo tiempo que influyó en su curación, siendo quizá la causa real?

Pronto me di cuenta de que casi cualquier «cura» o «agente curativo», incluso el más improbable, probablemente había curado a alguien de algún tipo de cáncer. Pero un caso no era suficiente para mí. ¡A menos, claro está, que yo fuera ese caso! Eso demuestra que el cáncer es una enfermedad única; o quizá, y más importante, que la gente que lo contrae lo es.

La paciente en mí estaba dispuesta a probar casi cualquier cosa, siempre y cuando existiera la posibilidad de que pudiera funcionar. La médico en mí era más precavida. Afortunadamente, la ministra religiosa en mí a menudo llegaba al rescate para integrar a las otras dos. ¿Cómo podía saber si un tratamiento en particular tenía probabilidades de funcionar o no? En muchos casos no tenía las pruebas concretas que me hacían falta, pero tenía que navegar por ello de alguna forma. ¡Y ciertamente quería mirar y evaluar las opciones sin gastarme una fortuna!

Por suerte tenemos investigación científica de años recientes sobre muchas terapias complementarias, y hay mucha más información concreta sobre lo que realmente funciona y lo que no funciona de la que había hace veinte años. Encontré varios libros escritos por gente que hizo el arduo trabajo de reunir la investigación, y eso supuso un buen punto de partida para mis propias evaluaciones. (He incluido información sobre los libros mencionados y otros más recientes en la sección de recursos, al final de este capítulo.)

Me planteé mi curación como un principio espiritual que me enseñó mi maestra: todas las curaciones tienen lugar por la dirección del Yo Superior y por la luz.* Todos los métodos de curación, cualquiera sea su origen, son simplemente modos de entregar luz para estimular o permitir

---

* Utilizo la palabra luz en este caso para indicar energía espiritual, la esencia que se origina en el corazón de la creación. Esta energía tiene muchos nombres y manifestaciones. A menudo místicos y clarividentes la ven como «luz».

que el cuerpo se cure a sí mismo. Ello explica por qué una persona tiene que ser operada y recibir tratamientos tradicionales, cuando otra puede curarse sólo con oraciones, mientras que otra consigue resultados fantásticos usando hierbas. Todo el mundo es diferente y cada persona necesita una calidad distinta de luz para que su cuerpo y su ser alcancen un punto de equilibrio y curación.

Mi planteamiento era leer mucho e investigar lo más posible. Creo que puedo decir con honestidad que he escuchado o leído acerca de casi todos los métodos o modalidades posibles para el cáncer de mama. Nunca he deshechado nada hasta haberlo leído y haber sopesado el asunto.

TOMAR DECISIONES

Unas tres semanas después de mi diagnósitco, aún estaba examinando mis opciones y poco después tomé decisiones que me parecían de corazón y bien centradas. Tomar esas decisiones no significaba concentrarse de forma rígida en mi planteamiento, pero me servía para sentir que estaba desarrollando mi plan. Si tenía que hacer ajustes según avanzaba, eso estaba bien.

Cada vez me quedaba más claro que tenía que pasar por la quimioterapia y la radiación, pues no quería que mi tratamiento sólo fuera de terapias complementarias. Había visto a demasiadas amigas y pacientes de cáncer obtener malos resultados al usar sólo terapias complementarias.

Habiendo decidido la combinación de terapias convencionales y alternativas, empecé a buscar formas de fortalecer mi sistema inmuno-lógico para combatir el cáncer y reducir la posibilidad de efectos secundarios por las terapias convencionales. Sabía que la quimioterapia supondría un gran desafío para mi cuerpo y me pareció que estaba entrenando para un maratón que requería de una intensa preparación; tenía que esforzarme mucho y llegar a mis reservas de energía.

También quería llegar a la causa y el núcleo del cáncer como enfermedad, si fuera posible, y eliminarla para que no se repitiera. Por el camino, si me tropezaba con la cura milagrosa, mejor. Pero no iba a apostarlo todo a una sola carta.

Uno de los motivos por el que me decidí por el tratamiento en el el CTCA es porque el personal es consciente de los beneficions de las terapias complementarias. Animan a sus pacientes a que las usen e incorporan muchas de ellas en el programa de sus hospitales. Quieren tratar a la persona íntegramente. No había visto nunca ningún otro sitio un programa tan completo de técnicas médicas tradicionales de tecnología punta combinadas con las terapias complementarias, y pensé que entenderían mi postura y serían capaces de proporcionar el marco que no podía encontrar en ningún otro lugar.

El planteamiento integral para tratar el cáncer se está volviendo cada vez más popular y existen numerosos centros que integran las terapias complementarias con las médicas. Cada vez hay más médicos conscientes de los beneficios de las terapias complementarias y las apoyan, aunque éstas no formen parte de los programas en sus centros médicos.

Cuanto más leía, más se confirmaban mis sensaciones de que no había un tratamiento o terapia únicos que me fueran a curar. Y como el cáncer no es una enfermedad que afecte sólo a un órgano (afecta a todo el cuerpo, a todo el organismo), el planteamiento que tomé tenía asímismo que ir dirigido a cada zona del cuerpo. Tenía que ser holístico.

Se hacía evidente la necesidad de incluir elementos de las siguientes terapias en mi programa:

1. Nutrición, dieta y suplementos alimenticios
2. Ejercicio y movimiento
3. Otras terapias complementarias, incluyendo hierbas, naturopatía, homeopatía y medicina china (acupuntura y hierbas chinas)
4. Cambio de estilo de vida para reducir factores de riesgo y ayudar a mi sistema inmunológico
5. Trabajo con la conexión cuerpo-mente y formas de reducción de estrés, como la meditación y la terapia musical
6. Orientación psicológica y trabajo en el área de las relaciones humanas
7. Apoyo espiritual

Esas fueron las elecciones que tomé; y soy plenamente consciente de que son solamente mías. Conociéndome, tenía que seguir la guía de mi corazón. Tú seguramente tendrás circunstancias distintas y, por ello, puede que no tomes las mismas decisiones aunque tus circunstancias sean parecidas a las mías. Tú te conoces y sabes lo que te va bien.

Creo que las personas tienen un sentido interno que les dice lo que les conviene. Recuerdo bien a una mujer con metástasis avanzada a quien conocí mientras recibía mi tratamiento. Había suplicado a los médicos que le quitaran los dos pechos cuando le diagnosticaron cáncer al principio, pero ellos no quisieron. Dijo que sabía en su interior que el cáncer le llegaría a afectar también al otro pecho, y llevaba razón. Ahora, aquí estaba, con tumores secundarios en el cerebro y los huesos. Sus médicos al final le realizaron masectomías bilaterales, pero era demasiado tarde. Falleció poco después, muy triste por no haber podido ver crecer a su hijo pequeño. Fue difícil escuchar su historia y conocer a su familia. Me dejó muy impresionada igual que a otros pacientes de cáncer que la conocieron. Realmente nos conocemos mejor que nadie y el camino es algo personal.

Ahora me empezaba a interesar por los remedios y tratamientos que, como si dijéramos, me atraían hacia ellos. Era como si fuera guiada hacia lo que me convenía. Otros pacientes han descrito el mismo fenómeno. Se produce una sensación de que lo que se hace está bien. Aunque en el momento no estés segura de qué camino tomar, al mirar atrás queda demostrado que las decisiones eran correctas. En mi caso, yo me sentí muy apoyada por las oraciones y el trabajo espiritual que hacía yo y que otros hacían por mí. Creo que eso marcó una grandísima diferencia y me ayudó a tomar las decisiones correctas.

En los próximos capítulos voy a describir las distintas terapias complementarias que elegí y también explicaré un poco el por qué las elegí así como lo impotantes que fueron en mi tratamiento.

RECURSOS PARA LA INVESTIGACIÓN DE TERAPIAS ALTERNATIVAS Y COMPLEMETARIAS

No cabe en este libro una evaluación comprensiva de todas las terapias complementarias y alternativas para el cáncer que hay disponibles. Sin embargo, he aquí algunos libros que proporcionan información. Hay que procurar la última edición para tener los resultados de la investigación más al día.

Cáncer: aumentar las posibilidades de supervivencia. Guía informativa para la integración de las terapias convencionales, alternativas y complementarias (Cancer: Increasing Your Odds for Survival: A Resource Guide for Integrating Mainstream, Alternative, and Complementary Therapies)
DAVID BOGNAR

Cuando me diagnosticaron por primera vez el cáncer de mama, una amiga que se estaba recuperando de una operación ginecológica encontró este libro en la librería del hospital y me lo envió. Ofrece información completa sobre los centros para el cáncer, programas de tratamiento y las opciones que estos ofrecen, junto con los puntos a favor y en contra. Está escrito por un hombre cuya pareja combatió el cáncer de mama. Está bien fundamentado y da una excelente visión general sobre el cáncer, incluyendo información detallada sobre los tratamientos convencionales, alternativos y complementarios y suplementarios.

El libro proporciona una perspectiva equilibrada e incluye secciones sobre terapias cuerpo-mente, aspectos psicológicos del cáncer así como cáncer y espiritualidad. Se trata de una guía de recursos como ayuda para iniciar a pensar sobre cómo integrar las terapias convencionales y complementarias. Lo leí de principio a fin y me confirmó muchas de mis intuiciones.

Uno de los aspectos más útiles del libro es la información sobre la tasa de éxitos de las distintas terapias. Aunque a menudo no existen suficientes evidencias clínicas que demuestren sin lugar a dudas si una terapia en particular es eficaz, Bognar ofrece un análisis objetivo de la evidencia de que sí existe. Me encontré volviendo una y otra vez a este libro cuando consideraba mis opciones.

Dicho libro también ha sido publicado como un documental de cuatro horas con el mismo título, presentado por Walter Cronkite. Los vídeos son interesantes y útiles, pero el libro contiene más detalles.

Cáncer de mama: lo que debe saber (pero no se puede contar) sobre prevención, diagnóstico y tratamiento (Breast Cancer: What You Should Know (But May Not Be Told) About Prevention, Diagnosis, and Treatment)
STEVE AUSTIN Y CATHY HITCHCOCK

Este libro está escrito por un naturópata y su esposa, una orientadora y superviviente del cáncer de mama. Ofrece un análisis comprensivo sobre los riesgos y beneficios de los distintos tratamientos (cirujía, radio y quimioterapia) y sobre varias terapias alternativas y complementarias. Cathy cuenta la historia de su experiencia con el cáncer de mama y explica por qué eligió ciertos tratamientos y no otros. Aunque las decisiones puedan ser otras, probablemente encuentres interesante y útil su perspectiva sobre los tejidos.

Medicina combinada: cómo integrar los mejores remedios convencionales y alternativos para una salud y curación máximas (Blended Medicine: How to Integrate the Best Mainstream and Alternative Remedies for Maximum Health and Healing)
MICHAEL CASTLEMAN

Michael Castleman es un periodista médico y uno de los escritores de la salud más importantes del país. Ha escrito sobre medicina convencional y terapias complementarias durante muchos años, y ha escrito otros nueve libros, incluyendo *Las curas de la naturaleza* y *La hierbas curativas (Nature's Cures* and *The Healing Herbs).* Ha trabajado con médicos y especialistas en muchas especialidades.

Medicina combinada ayuda a entender los tratamientos más eficaces en todas las disciplinas y describe cómo usarlos juntos para tratar muchos problemas comunes de la salud. Contiene una sección sobre el cáncer, la cual incluye una guía práctica de distintas clases de terapias y un resumen de cada una de ellas. El libro es fácil de leer. Lo recomiendo por su perspectiva equilibrada.

Cómo prevenir y tratar el cáncer con medicina natural (How to Prevent and Treat Cancer with Natural Medicine)
MICHAEL T. MURRAY, TIM BIRDSALL, JOSEPH E. PIZZORNO, PAUL REILLY

Este libro ofrece una encuesta comprensiva de terapias complementarias y su uso en el tratamiento del cáncer, para combatirlo y como una ayuda para los efectos secundarios de la quimioterapia y la radioterapia. Tim Birdsall es un naturópata del CTCA. El libro se basa en una buena investigación y está bien documentado, y cita numerosos estudios médicos sobre la eficacia (o la falta de eficacia) de los distintos tratamientos.

Guía de la atención médica para el paciente (A Patient's Guide to Cancer Care)
VIRGINIA B. MORRIS Y SOPHIE FORRESTER

Este librito ofrece una buena visión general sobre todos los aspectos del cáncer, desde el diagnóstico hasta las terapias convencionales y tradicionales, pasando por las consideraciones financieras. También incluye una lista de recursos.

LISTA DE CONTROL: CONJUTAR LA MEDICINA COMPLEMENTARIA Y LA CONVENCIONAL

✓ **Elige practicantes de la medicina que tengan una actitud abierta hacia las terapias complementarias.**

✓ **Elige practicantes de terapias complementarias que también tengan una actitud abierta hacia las terapias convencionales.**

✓ **Que todos los practicantes conozcan todas las terapias utilizadas** para que puedan evitar posibles efectos negativos por la interactuación entre ellas.

✓ **Evalúa tratamientos alternativos con objetividad.** También sé receptiva a tu intuición.

✓ **Sé selectiva.** No se pueden tener todas las terapias complementarias.

✓ **Considera las siguientes opciones:**
   o Nutrición, alimentación y suplementos alimentarios
   o Ejercicio y movimiento
   o Hierbas, naturopatía, homeopatía, medicina china y otras terapias complementarias
   o Cambios en el estilo de vida para reducir los factores de riesgo y para apoyar el sistema inmunológico
   o Realizar el trabajo cuerpo-mente y reducir el estrés, inluyendo la meditación, la terapia musical y la visualización
   o Asesoramiento psicológico y trabajo para mejorar las relaciones
   o Apoyo psicológico

Capítulo 9

NUTRICIÓN Y DIETA

E l Instituto Nacional para el Cáncer nos dice que un tercio de las muertes por cáncer guardan relación con una mala nutrición.[1] Ello se debe en parte a que la propia enfermedad interfiere con la digestión y asimilación de alimentos pero, además, los propios tratamientos pueden dar como resultado la reducción del apetito, una menor ingestión de alimentos y una digestión defectuosa, lo cual conduce a la pérdida de nutrientes en el cuerpo.

Si se está recibiendo un tratamiento contra el cáncer, la alimentación es una arma esencial en la batalla porque proporciona la energía, los nutrientes y los antioxidantes que el cuerpo necesita para recuperarse y combatir la enfermedad. Además de eso, existen muchos estudios que muestran correlaciones estadísticas significativas entre la dieta y la incidencia del cáncer. Si la nutrición y la dieta tienen un efecto tan profundo en la irrupción de la enfermedad, es lógico tener una dieta como parte del tratamiento.

Creo que la dieta y la nutrición son temas esenciales cuando afrontamos cualquier tipo de cáncer; ambas como elementos para la recuperación del cuerpo y para la prevención de su reincidencia.

REALMENTE SOMOS LO QUE COMEMOS

Por desgracia yo había ignorado mi dieta durante algún tiempo antes de contraer cáncer y creo que lo he pagado caro. ¿Cómo es que una médico interesada en la curación alternativa y los temas espirituales se comporta así? ¡No era fácil!

Desde niña crecí con una alimentación bastante sana y natural. Mis padres comenzaron a buscar una alimentacón mejor cuando a mi padre le diagnosticaron una úlcera de estómago. Cambió su dieta y se curó. Nuestra familia pasó por una fase mayormente vegetariana y de frutas y verduras frescas. Más tarde se añadió pescado, pollo y otras proteínas.

Quizá fuera porque me crié con una dieta sana por lo que nunca la aprecié tanto como debía. No tomé la decisión consciente de comer de forma menos sana, sino que gradualemente fui comiendo más alimentos procesados, más azúcar, más productos lácteos y menos verduras. De hecho, cuando me diagnosticaron cáncer de mama, no comía nada bien. Una vida cada vez más estresante y ocupada significaba no tener tiempo para cuidarme, y la dieta era sólo una de las facetas.

~

LA ALIMENTACIÓN ES UN ARMA FUNDAMENTAL EN LA LUCHA CONTRA EL CÁNCER.

Después de mi diagnóstico, mi secretaria me dijo que el año anterior casi comía siempre a la carrera: galletas y un plato de sopa o pasta instantánea. Me solía saltar las comidas y me llenaba de pan o bocados aquí o allá durante las reuniones de trabajo. Y tomaba mucho café, algunas veces hasta ocho o nueve tazas al día.

Al principio me sorprendió que mi secretaria me dijera eso. Solía comer un par de comidas sanas a la semana y, de alguna manera, eso era todo lo que recordaba. Aún pensaba que me alimentaba razonablemente bien. Es increíble cómo nos engañamos cuando se trata de algo tan importante como la nutrición.

Cuando me dieron el diagnóstico, me pregunté por qué no lo vi venir. Al mirar atrás ahora, especialmente en lo que a la alimentación se refiere, me doy cuenta de que me dirigía hacia una colisión. ¡El cáncer es un gran motivador! Ahora tenía una excelente razón para comer bien. Candace Vann, una amiga nutricionista, me ayudó a desarrollar un plan de alimentación sana que satisfaciera mis necesidades y las de mi paladar.

Reduje la mayoría de los productos lácteos, todas las formas de azúcar refinada y todos los alimentos procesados. Empecé a comprar fruta y verdura orgánica cuando era posible y aumenté las proteínas en forma de pescado, pollo orgánico y pavo, soja y otras proteínas vegetales. Cuando tenía hambre entre comidas, me había acostumbrado a ir a por productos como el pan y otras harinas. Ahora me había disciplinado para sustituir eso con algo que me ayudara a curarme, como la verdura cruda o cocida al vapor, que se tarda sólo unos minutos en preparar.

Una vez realizados esos cambios en mi dieta y empezado a tomarme el tiempo de guisar comida sana, observé al cabo de varios meses una gran mejoría en mi bienestar general. Tenía más energía, mejoró mi complexión, la textura y el tono de la piel, y recuperé la normalidad en mi peso y la digestión. También desaparecieron varios problemas de salud menores que tenía. La gente comentaba, «tienes muy buen aspecto», incluso en medio de la quimioterapia. Pude empezar a ver por mí misma los efectos en el espejo.

COMIDA COMO ENERGÍA

La energía que hay en todos los alimentos que comemos proviene del sol. Las plantas, a través de la fotosíntesis, utilizan la energía del sol para crecer. Los animales comen plantas y convierten esa energía en una forma diferente. Todos los alimentos, en última instancia, son luz solar condensada, una forma de tomar la energía del sol de una manera que podemos asimilar y utilizar.

Creo que los alimentos también contienen luz espiritual y que la cualidad de esa luz varía dependiendo de los tipos de alimentos. La comida es un medio de entregar luz a nuestros cuerpos de una forma que podamos asimilar fácilmente y al elegir bien lo que comemos, podemos entregar a nuestro cuerpo una cualidad especial de luz que podemos asimilar en la curación.

Sabía que mi cuerpo necesitaría la energía física de ciertos alimentos para apoyar el proceso curativo. Y tenía la sensación de que mi cuerpo sabría lo que hacía falta. Por eso, en vez de ignorar a mi cuerpo, empecé a escuchar y descubrí que comenzaba a desear con fuerza algunas cosas más que otras. Por ejemplo, comencé a desear algas y jenjibre encurtido, que años antes había comido cuando asumí la dieta macrobiótica.

Cuando hablé de esto con Candace, me interesaba ver cuántas cosas me había dicho mi cuerpo sobre lo que debía comer. Las algas y el jenjibre son ricos en minerales y se sabe que eliminan las toxinas del cuerpo y estimulan la función del hígado, dos cosas que tenía que hacer durante el tratamiento contra el cáncer. El jenjibre también se utiliza contra la náusea asociada con la quimioterapia.

También me interesé en el aspecto espiritual de los alimentos y su preparación, algo que conocía pero para lo que había estado demasiado ocupada. Ahora tenía el tiempo y la apetencia, y empecé a entender más plenamente el concepto de alimentación sana como una medicina en sí misma. Regresé a mi vieja costumbre de bendecir la comida y dar gracias, pidiendo que ésta sea cargada con la luz y energía para mi curación. Comencé a disfrutar del tiempo para preparar comida y sentarme a comer; ése se convirtió en tiempo de meditación y contemplación.

La dieta y el cáncer

En el CTCA conocí a su director en nutrición, el Dr. Patrick Quillin, experto en el campo del cáncer y la nutrición y autor del bestseller *Derrotar al cáncer con la nutrición (Beating Cancer with Nutrition)*. En un artículo titulado "La conexión cáncer de mama/nutrición", el Dr. Quillin dice: «El cáncer es una enfermedad de todo el cuerpo, no sólo un bulto en una región determinada. Tenemos que replantearnos nuestro paradigma sobre el tratamiento del cáncer de mama… Nutrir las defensas naturales del cuerpo puede reducir el riesgo de cáncer hasta en un noventa por ciento. Una dieta sana puede empujar al sistema inmunológico a que reconozca y destruya el cáncer antes de que éste se convierta en un bulto palpable»[2]. En el artículo se quiere llamar la atención sobre varias áreas que aún me motivan en mi elección de alimentos actualmente.

~~~

NUTRIR LAS DEFENSAS NATURALES DEL CUERPO PUEDE
REDUCIR EL RIESGO DE CÁNCER HASTA EN UN
NOVENTA POR CIENTO.
—Dr. Patrick Quillin

Grasa en la dieta

«Gente como los japoneses, los adventistas y los mormones se alimentan con una dieta baja en grasa y tienen una incidencia de cáncer de mama entre la mitad y una quinta parte comparados con el estadounidense medio. Reduce la ingestión de grasa desde un cuarenta por ciento a un más sano veinte por ciento de calorías comiendo menos carne de vaca, productos lácteos, margarina y comida frita»[3].

Existen muchísimas evidencias científicas y estadísticas a favor de que se puede disminuir significativamente el riesgo de contraer cáncer de mama si se utilizan aceites más sanos, como el de oliva o el de linaza, en vez de las grasas saturadas y los aceites hidrogenados y muy procesados que encontramos con mayor frecuencia en los supermercados actuales.

El ácido alfa-linolénico del aceite de linaza ha demostrado tener efectos supresivos sobre las células cancerígenas del pecho. Mi naturópata dice que esto tiene sentido, especialmente con respecto a los cánceres sensibles a los estrógenos. Teóricamente, el ácido se une a los receptores estrógenos y disminuye la ploriferación de las células cancerígenas sensibles a los estrógenos en el pecho. El aceite de linaza es relativamente barato y se puede añadir con facilidad a la dieta.

El aceite de oliva es un elemento alimenticio básico en los países mediterráneos y su uso está ligado estadísticamente a bajas tasas de cáncer de mama. El aceite de oliva virgen es el tipo de aceite de oliva más sano que hay y está disponible en los supermercados. Mientras que se ha demostrado que el uso de los aceites vegetales poliinstaturados reduce la incidencia de las enfermedades del corazón, muchos de estos aceites en realidad aumentan el riesgo de cáncer de mama. El aceite de oliva, sin embargo, ha demostrado ser beneficioso en la reducción del riesgo tanto de enfermedades del corazón como de cáncer de mama.[4]

Los aceites omega 3 del pescado son parte esencial de cuanquier dieta contra el cáncer. Los estudios realiados muestran una reducción del riesgo de contraer cáncer —especialmente en lo referente al cáncer de mama— en las personas que incluyen aceite de pescado en su alimentación. Si se toma en cápsulas, este aceite no tienen ningún sabor y es fácil de digerir. Los suplementos de aceite de pescado reducen la tensión y los triglicéridos, y mejoran la salud del coraón. Se cree que también reducen la inflamación, algo que puede ser un factor en algunas formas de cáncer así como de las enfermedades del corazón.

Azúcar en la dieta

«De los veintiún países estudiados, la ingestión media de azúcar en cada país dicta la incidencia de cáncer de mama. Evite el azúcar blanca y sus muchos primos: sirope de maíz, dextrosa, sacarosa. Reduzca la ingestión de dulces un setenta y cinco por ciento»[5].

Mucha gente cree que hay que conservar cierta cantidad de dulces en la alimentación para mantener un equilibrio. A menudo se puede reducir la necesidad de alimentos dulces reduciendo la cantidad de sal y carne en la alimentación. Si no se necesitan alimentos dulces, la mejor fuente es el componente dulce que hay en las frutas y verduras frescas y los jugos. Estas fuentes también proporcionan una gran abundancia de vitaminas y minerales que el cuerpo necesita.

Antioxidantes

Al nivel celular, una causa principal de cáncer son los radicales libres, que atacan el ADN y la membrana celular. Los antioxidantes contrarrestan los efectos de la oxidación y protegen el cuerpo al nivel celular de los efectos de los radicales libres y de los muchos contaminantes ambientales. También fortalecen el sistema inmunológico y ayudan a combatir el cáncer más eficazmente.

Muchas frutas y verduras poseen un alto contenido de antioxidantes. Por lo general hay que buscar alimentos que tengan más color: uvas negras en vez de blancas, batatas en vez de patatas, espinacas en vez de lechuga.

PRODUCTOS DE SOJA

El cáncer de mama es conocido como «cáncer positivo para receptores de estrógneos». Las hormonas del cuerpo, particularmente los estrógenos, simulan el crecimiento y desarrollo de células mamarias cancerígenas. Recientemente se ha desarrollado mucho interés por el uso de la soja como un preventivo del cáncer de mama. La soja contiene una sustancia llamada genisteína que interactúa con los estrógenos receptores de en el cuerpo.

El Dr. Bob Arnot, autor de *La dieta preventiva del cáncer de mama (The Breast Cancer Prevention Diet)*, dice: «Las mujeres chinas pre menopáusicas obtienen una disminución del cincuenta por ciento de riesgo de contraer cáncer de mama cuando consumen grandes cantidades de soja... Un estudio australiano muestra una reducción significativa en el cáncer de mama pre y post menopáusico en aquellas mujeres que comen grandes cantidades de soja y otros alimentos que contienen estrógenos débiles. Eso también se ha observado en las mujeres vegetarianas estadounidenses que se alimentan de mucha soja, quienes también tienen menos riesgo de contraer cáncer de mama»[6]. El libro del Dr. Arnot confirma lo que muchos dicen ahora: que la nutrición emerge como una de las formas más importantes de prevenir el cáncer de mama. Su libro incluye un estudio comprensivo sobre el uso de la soja en la dieta preventiva del cáncer de mama.

Sin embargo, antes de añadir soja a la dieta, el paciente de cáncer de mama debería averiguar primero si su tipo particular de cáncer es sensible a los estrógenos. Los estudios realizados en tubos de ensayo y con animales muestran que la genisteína estimula el crecimiento de los cánceres positivos para receptores de estrógneos. Aún no se sabe si este hallazgo es válido para las personas o no, pero hasta que se realicen más investigaciones, las mujeres con cáncer positivo para receptores de estrógenos deberían restringir la ingestión de soja (no más de cuatro raciones por semana) y no deben tomar suplementos de soja.[7]

Si tienes pensado incluir soja en tu programa, la leche de soja es un buen sustituto de la leche normal y una forma fácil de añadir soja a la dieta. Las recetas utilizadas dependen de la marca y a menudo el sabor es diferente. Hay que ir probando hasta que se encuentra la que gusta. El tofu es otra gran fuente de soja. Hay que probar varias marcas y métodos alternativos de preparación. Los libros de cocina asiáticos y macrobióticos ofrecen recetas para obtener comidas satisfactorias y de buen sabor utilizando el tofu.

LA DIETA MACROBIÓTICA

Algunos años antes de contraer cáncer, me había alimentado con una dieta más o menos macrobiótica durante un tiempo. Había oído hablar de que esta dieta era capaz de «curar» el cáncer y, leyendo, me había enterado de gente que afirmaba que se había curado de esta forma. También tenía una amiga que con un melanoma metastático, un tipo de cáncer que casi siempre es mortal, atribuía la razón de seguir con vida quince años después a una dieta macrobiótica estricta. Por tanto, cuando fui diagnosticada, quería sin lugar a dudas saber más de esa dieta y lo que me podía ofrecer a mí.

Descubrí que muchos elementos de la dieta macrobiótica encajan con las mejores investigaciones científicas sobre el cáncer y la nutrición. Es una dieta baja en grasas y alta en fibra, hace uso de los cereales integrales, evita la carne roja e incluye pescado, proteína de soja y muchas verduras. Todas esas cosas son de ayuda, sin importar qué dieta elijas.

No fui capaz de encontrar ningún estudio científico que mostrara que la dieta macrobiótica puede curar el cáncer por sí misma. Sin embargo, encontré un estudio sobre pacientes con cáncer de próstata avanzado que demostraba que los que comían según a esa dieta, vivían 177 meses más de media, comparados con los 91 meses del grupo de control.[8] Otra evidencia parecía apuntar a la misma conclusión: que la dieta macrobiótica podía extender la vida de la persona con cáncer pero no era en sí misma una cura. Sin embargo, es algo muy significativo y sin duda las personas de este estudio están muy agradecidas por los siete años de más que han podido vivir.

Llegué a la conclusión de que los principios de la dieta macrobiótica me ayudarían a crear mi plan. Muchas de las recomendaciones que había decidido seguir eran parte de la dieta, y las personas que habían trabajado con la dieta durante muchos años habían desarrollado una manera de incorporar esos principios a comidas apetecibles y satisfactorias. Me gustaba.

No seguí una dieta macrobiótica estricta pero hice adaptaciones según lo que la evidencia científica mostraba, así como lo que yo creía que el cuerpo me decía.

Si te sientes llamada a seguir una dieta macrobiótica más rigurosa como parte de tu programa de curación, recomendaría que pidieras consejo a alguien con experiencia para evitar los posibles tropiezos (como la deficiencia de B-12) que algunas personas se han encontrado al tratar de seguirla estrictamente sin tener la necesaria comprensión y experiencia.

VIGILAR EL PESO

Las grasas pueden oxidarse para formar radicales libres. Las células grasas también producen estrógenos, que estimulan el crecimiento del cáncer de mama. El exceso de peso también aumenta el riesgo de cáncer de colon, riñón, esófago y útero. Por ello, al enfrentarte al cáncer de mama o a cualquier otro cáncer, o si simplemente quieres prevenirlo, debes tratar de mantener un peso ideal o, al menos, dismunuir de peso si tal es el caso.[9]

VITAMINAS Y SUPLEMENTOS

Nunca me gustó tomar muchos suplementos, pensando que todos los nutrientes que necesitaba me llegarían si «me alimentaba bien» y seguía una «dieta equilibrada». Por desgracia y con frecuencia, esa no es la realidad hoy día. En los últimos cincuenta años más o menos se ha producido un marcado declive en la calidad de los alimentos que consumimos y una disminución en la cantidad de nutrientes que hay en tales alimentos. Es muy importante que consideremos esto, especialmente cuando se afronta el cáncer y su tratamiento, que es muy exigente con el sistema inmunológico.

Además de mejorar mi dieta y la calidad de los alimentos, empecé a tomar suplementos y vitaminas; algunos recomendados por los nutricionistas del CTCA y otros añadidos en base a mi propia investigación. No me excedí, pero traté de ejercer el sentido común. Atribuí una parte de la mejora de mi salud y bienestar a las vitaminas y suplementos que tomaba. Es importante recordar que los suplementos no son sustitutos de la correcta alimentación diaria.

Cuando nos enfrentamos a tensiones más grandes de lo normal sobre el sistema inmunológico (como el cáncer y sus terapias), se recomiendan los suplementos antioxidantes. Un buen programa diario consistiría de 1.000 mg de vitamina C, 25.000 UI de betacaroteno, 400 UI de vitamina E, un buen complejo multivitamínico y 200 g/mc de selenio.* Muchos pacientes toman además otros antioxidantes, como la coenzima Q-10, el extracto de semilla de uva y glutatión.

Tiene especial importancia para el tratamiento del cáncer y su prevencion la vitamina D, porque actúa en el cuerpo como vitamina C y como una hormona, y se la conoce comúnmente por el papel clave que juega en la absorbción del calcio y la prevención de la osteoporosis. Más recientemente está adquiriendo relevancia en el tratamiento contra el cáncer como resultado de muchos estudios que muestran una correlación entre los bajos niveles de esta vitamina y una mayor

---

* El exceso de selenio puede ser dañino. Puesto que muchos suplementos multivitamínicos y antioxidantes también contienen selenio, se deben añadir las cantidades de esos productos al calcular la dosis diaria. No hay que exceder los 200 g/mc en la suma de todas las fuentes combinadas.

incidencia de muchos tipos de cáncer.[10] Ahora se receta esta vitamina de manera habitual y, para las personas con cáncer, normalmente se da una dosis de 400 a 1.000 UI al día. Algunos oncólogos y naturópatas recomiendan dosis mayores que se ajusten a las pruebas de los niveles de suero.

MI DIETA ACTUAL

Hoy día me alimento con una dieta que no es tan extricta como lo era cuando estaba en tratamiento. Pero aún considero la nutrición parte de mi lucha diaria contra la reaparición del cáncer. Intento recordar que tardé mucho en desarrollar el cáncer y que muchas elecciones diarias, aparentemente insignificantes, componen la suma total de mi vida y ese resultado.

Pongo énfasis en los alimentos organicos e integrales y en muchas verduras frescas. El pescado es una fuente principal de proteína y ácidos grasos omega-3. También como huevos y pollo (criados en libertad y sin agente químicos, si es posible), y proteínas vegetales en forma de productos de soja y gluten. Alguna vez como carne o productos lácteos. Reduzco al mínimo el azúcar y los alimentos refinados y pongo atención en leer las etiquetas de la comida que compro, buscando ingredientes naturales y orgánicos. Hace falta un poco más de tiempo para eso, y disciplina, pero creo que los resultados merecen la pena.

Teniendo en cuenta todo esto, creo que tengo una alimentación equilibrada. Disfruto de la comida y me gusta comer bien y si como en casa de alguien, normalmente disfruto de cualquier comida. Si me apetece de vez en cuando un dulce o algo especial, me lo permito. Por lo general, soy más consciente de lo que como y elijo mejor las cosas.

Creo que los cambios en la dieta me han ayudado mucho para poder curarme. Como un benefio más, creo que el cambio de dieta también me ha ayudado a reducir los efectos de la menopausia, que surgió a raíz de los agentes quimioterápicos.

Ahora noto que cuando me desvío de la dieta sana por un tiempo, ello me afecta de muchas formas, física, mental y emocionalmente. Cuando me enfrenté a una reincidencia local del cáncer después de años si él, me había desviado de mi dieta y había abandonado los suplementos y los antioxidantes. Rápidamente corregí el curso.

FORMAR EL PLAN

La dieta es algo muy personal e individual. Lo que funciona para una persona puede no hacerlo para otra. Sin embargo, los principios de una dieta sana son los mismos para todo el mundo.

Cuando se está deciendo qué dieta se quiere seguir, es importante escuchar lo que el cuerpo tiene que decir. El cuerpo está diseñado para funcionar con alimentos naturales e integrales, y si se pueden reducir los alimentos artificiales y procesados, le daremos al cuerpo la oportunidad de que nos mande señales más claras sobre lo que necesita.

Por ejemplo, si deseas mucho comer dulces, probablemente no es porque tu cuerpo necesite el azúcar refinado. Puede ser que necesite vitamina C, potasio y otros nutrientes que se encuentran en la naturaleza junto con los sabores dulces que principalmente provienen de las frutas. Los refrescos dulces* y los endulzantes artificiales no tienen esos nutrientes, por lo que satisfacen las necesidades que hay detrás de lo que el cuerpo está expresando y su utilización puede llevar a una intensificaicón del deseo.

A algunas pacientes de cáncer no les hace falta cambiar de dieta. Sin embargo, muchas tienen la sensación de que cambiar de dieta sirve y la ciencia ha empezado a apoyar claramente este aspecto. Puede servir de ayuda el hablar con un nutricionista, especialmente con alguien que tenga experiencia en dietas para pacientes de cáncer. Ello tiene especial importancia si los cambios en la dieta van a ser grandes. El buen nutricionista puede ayudar a interpretar los mensajes del cuerpo, indentificar un montón de información, hacer prioridades y formar un programa práctico y equilibrado.

Come alimentos de los que disfrutes y, si puede ser, aprende a disfrutar de alimentos distintos a los que solías comer.

---

*   Sodas [N. del T.]

LISTA DE CONTROL: DIETA CONTRA EL CÁNCER

✓ Reduce los productos lácteos y la carne roja, los azúcares refinados y todos los alimentos altamente procesados.

✓ Usa aceites más sanos como el de oliva y el de linaza.

✓ Aumenta la verdura y la fruta, especialmente las de color intenso, que proporcionan antioxidantes contra el cáncer porque fortalecen las defensas.

✓ Toma suplementos de vitaminas y antioxidantes, incluyendo 1.000 mg de vitamina C, 25.000 UI de betacoroteno, aceite de pescado omega 3, de 400 a 1.000 UI de vitamina D, 400 UI de vitamin E, un buen complejo multivitamínico y 200 g/mc de selenio. Otros antioxidantes como el coenzima Q10, el extracto de pepitas de uvas y el glutatión también pueden ser de ayuda.

✓ Esfuérzate en mantener el peso óptimo.

✓ Descubre lo que funciona bien para ti. Solicita la ayuda de un nutricionista experto para que personalice el programa.

CAPÍTULO 10

EJERCICIO PARA AUMENTAR LA VITALIDAD

L a Dra. Linn Goldberg, autora del libro *El ejercicio para la prevención y el tratamiento de enfermedades (Exercise for Prevention and Treatment of Illness)* y experta en el uso del ejercicio en la curación, dice: «Si los efectos del ejercicio pudieran embotellarse, serían la medicación que más se recetaría»[1].

El ejercicio es importante especialmente para la prevención del cáncer de mama. El nutricionista y experto en cáncer, el Dr. Patrick Quillin, dice: «El ejercicio es una de las formas más baratas, más fáciles, menos tóxicas y más eficaces para que la mujer pueda vencer el cáncer. Andar, ir en bicicleta, subir escaleras, ejercicios aeróbicos, montar a caballo, ir en patines. Trabaje con su médico para determinar sus capacidades y limitaciones»[2].

He de reconocer que el ejercicio nunca me atrajo mucho. Mi vida era sedentaria, especialmente en el trabajo, donde la mayor parte del tiempo lo pasaba al teléfono, delante de la computadora o en reuniones. Incluso después del trabajo, mi forma preferida de ocio era tumbarme en el sofá con un buen libro. De vez en cuando me daba un paseo de veinte minutos con Peter, si es que él me animaba lo suficiente.

Sabía que no estaba en buena forma pero no me di cuenta de la baja forma que tenía hasta un mes antes del diagnóstico. Estábamos de visita con la familia de Peter en Sydney (Australia) y habíamos ido todos andando a la bahía para ver los fuegos artificiales de Año Nuevo. Me sentí bien a la ida, que era cuesta abajo, pero a la vuelta me tenía que parar a recuperarme frecuentemente. Ni siquiera podía seguir a la madre de Peter que tenía casi setenta años. Recuerdo que le comenté que estaba más en forma que yo y parecía que no le costaba trabajo subir. Luego me dijo que se había preocupado por mí.

Me alarmé realmente después del diagnóstico, cuando leí las estadísticas sobre el cáncer y el ejercicio. Ya sabía que servía para prevenir las enfermedades cardiovasculares y que fomentaba la buena salud, pero me sorprendió descubrir que la actividad física puede disminuir el riesgo de cáncer casi por la mitad. Cuanto mayor sea el nivel de actividad, menor será el riesgo, especialmente cuando se trata de los cánceres de colon y mama.[3]

Al leer las estadísticas, sabía que tenía que volver a evaluar mi estilo de vida. Me di cuenta de que el ejercicio no es sólo algo que le gusta hacer a la gente activa. Es sencillamente parte de lo que nos hace falta para sobrevivir en el mundo moderno.

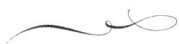

SI LOS EFECTOS DEL EJERCICIO PUDIERAN EMBOTELLARSE,

SERÍAN LA MEDICACIÓN MÁS RECETADA.

—Dra. Linn Goldberg

Desde una perspectiva física, existen muchos beneficios. El ejercicio normal y moderado, durante unos treinta minutos al día o cada dos días, levanta las defensas, ayuda a normalizar el peso y elimina el exceso de grasa, un conocido factor de riesgo en el cáncer de mama.

El ejercicio hace que circule la sangre y el líquido linfático y ayuda al cuerpo a eiliminar toxinas.[4] El ejercicio también levanta el ánimo y ayuda con la depresión y la ansiedad, cosas que muchas personas tienen después de sus diagnósticos. Así como el ejercicio limpia las telarañas de la mente y el cuerpo, también ayuda a limpiarlas espiritualmente hablando. El ejercicio es una manera de mejorar el flujo de luz en el cuerpo y aumentar la vitalidad.

Aquí tenía otra llamada al despertar, otra faceta de mi vida en la que tenía que cambiar. Inspirada por lo que había leído, empecé a caminar treinta minutos al día. Peter y yo vivimos en una zona enfrente del río Yellowstone. La cadena montañosa Absaroka se eleva a tres mil quinientos metros de altura al otro lado del valle. Disminuí la marcha y contemplé el panorama, las hermosas montañas, las flores en el camino, el río Yellowstone fluyendo por el valle, las nubes moviéndose por el cielo. Todo era muy hermoso y estaba sorprendida al darme cuenta de que, aunque había caminado por ahí muchas veces, nunca había visto de verdad el panorama; siempre iba pensando en mis problemas del trabajo, o esto y aquello que tenía que hacer.

Ahora lo miraba todo con ojos nuevos. Al ir caminando, me ponía música que me inspirara o escuchaba grabaciones sobre temas de curación; o rezaba el rosario. Sin falta llegaba a casa siempre con energía y contenta. Sigo motivada para continuar con esta práctica y en invierno uso la cinta de carreras.

LA ACTIVIDAD FÍSICA O EL EJERCICIO PUEDEN REDUCIR EL RIESGO TOTAL DE CÁNCER CASI POR LA MITAD.

Como médico, con frecuencia había dicho a mis pacientes que hicieran ejercicio regularmente. Pero mi trabajo consistía en manejar otros aspectos de su tratamiento y el ejercicio no formaba parte de ello, por lo que no ponía mucho énfasis en eso; y en realidad no le ponía atención en mi mísma. Por eso me sirvió mucho tener la ayuda necesaria para crear mi programa. Durante la quimio y radioterapia trabajé con Colleen, una fisioterapeuta que daba clases en el hospital y que había desarrollado una serie de ejercicios de flexibilidad y fortalecimiento para pacientes de cáncer. Eran sencillos y fácil de realizar a la vez que eficaces. Colleen me animó a que fuera realista y que empezara despacio, sin exagerar. Me explicó que incluso un poquito de ejercicio todos los días o cada dos días es mucho mejor que no hacer nada.

Lo que me sorprendió más fue ver cuánto servía hacer ejercicio para los efectos secundarios de la quimioterapia. Durante ésta no me apetecía hacer ejercicio precisamente porque no me sentía bien y con otras cosas que tenía en la cabeza, hacer ejercicio parecía lo último en lo que quería pensar. Pero cuando me esforcé, realmente me sirvió de mucho. Me sacó del sillón y me puso la sangre en circulación. Incluso en cantidades pequeñas, me ayudó con los efectos secundarios como la náusea, el cansancio y el letargo. También me ofreció una distracción necesaria y una perspectiva distinta de la vida.

Hacia el final de las sesiones de quimioterapia ya daba vueltas todos los días alrededor de la estación de enfermeras con el portasueros y la bomba para la quimioterapia engachados.

Cuando podía, combinaba el programa sencillo de Colleen con caminatas aeróbicas. A las dos semanas de empezar el programa noté una mejoría aún mayor en mi nivel de energía así como en una mayor flexibilidad.

Durante las seis semanas que duró la radioterapia, un grupo de pacientes se reunía todos los días durante treinta minutos para hacer los ejercicios recomendados. Algunas de nosotras nadábamos todos los días en la piscina. Nos reíamos y lo pasábamos bien, pretendiendo estar en un balneario privado en vez de un hospital.

Seguía motivada a continuar con el régimen de ejercicios diarios. Me parece que sirve de muchas formas, además de que está demostrado que previene el cáncer.

Aguas curativas

Cuando me quedaba en casa entre sesiones de quimioterapia, continuaba las caminatas y el régimen de ejercicios. Por las tardes me iba a nadar muchas veces a la piscina de aguas termales llamada Chico, una instalación a cinco minutos de mi casa. Me metía en la piscina de agua caliente y luego me iba a nadar en la piscina más grande de agua más fría. A menudo escuchaba música o alguna grabación que me inspirara o relajara, o leía un libro sobre curación. Otras veces, simplemente me paraba a reflexionar. Al principio de la enfermedad no me apetecía hablar mucho con la gente, especialmente si tenía que explicar detalles de mi enfermedad. Más adelante pasé muchas horas felices con amigos mientras nos bañábamos en las cálidas y curativas aguas termales.

A veces me iba a las aguas termales de Bozeman, a una hora de viaje de mi casa. Estas instalaciones tenían varias piscinas, desde las de agua fría a las de agua muy caliente. La gente se cambiaba de piscina constantemente, así que empecé a hacer lo mismo. Di comienzo a una rutina: meterme en el agua caliente y en la fría siete veces en cada una. Después del choque inicial llegué a disfrutar del ritual. (Esto se puede realizar de manera simple en la ducha, todos los días, alternando la temperatura del agua.)

El agua caliente resultaba refrescante, especialmente después de la operación nódulo linfática. (Esperé hasta que el médico me dio el visto bueno para meterme en la piscina. Al principio evité el calor extremo en el brazo derecho para evitar linfedema después de la operación nódulo linfática.)

El estrés y las preocupaciones por el cáncer parecían disolverse cuando me bañaba en agua caliente. Pero además de la sensación general de relajación y bienestar, también hay evidencias de que esos baños pueden ser una ayuda directa para fortalecer el sistema inmunológico y combatir el cáncer. Está demostrado que bañarse en agua caliente aumenta la actividad de las células NK naturales, una parte importante del sistema inmunológico al afrontar el cáncer. Las células cancerígenas también parecen ser más vulnerables al calor que las células normales.[5]

YOGA

Durante varios meses, mientras me sometía a la quimioterapia, pasaba frente a un estudio de yoga en Bozeman (Montana). Cada vez que pasaba por ahí sentía el impulso de entrar, pero nunca lo hice. En realidad no quería formar parte de ninguna clase, grande o pequeña, a menos que fuera con otras mujeres con cáncer.

Un día decidí asomarme y me llevé un papel informativo del mostrador. Vi que Nancy Ruby, la dueña del estudio, daba clases privadas y decidí hacer los arreglos. Cuando al fin fui a verla, estaba a punto de empezar mi cuarta sesión de quimioterapia. Se convirtió en una de las clases más útiles a las que asistí.

Exiten muchas formas de yoga, y normalmente incluyen posturas, ejercicios de respiración y meditación. Le expliqué a Nancy que en ese momento estaba muy interesada en el tema de la quimioterapia. Ella me ayudó a entender lo que mi cuerpo me estaba diciendo y adaptó su programa de acuerdo a eso. Hicimos una sessión basada mayormente en ejercicios de respiración combinados con visualización y posturas sencillas para la relajación.

Acababa de llegar un nuevo número de la revista Yoga Journal (Diario de Yoga) que traía un artículo sobre el yoga como terapia de apoyo en el tratamiento del cáncer.[6] Nancy me fotocopió el artículo. Regresé para otra clase, que grabamos para que yo la pudiera usar durante la quimioterapia.

Nancy me dio confianza y me ayudó a sentirme más relajada. Me parecía que esas técnicas tan sencillas eran una de las razones por las que mi última sesión de quimioterapia fue la más fácil de las cuatro. También descubrí que con el método de escucha reflexiva que me había enseñado podía escuchar a mi cuerpo decirme que ya era hora de termianar la quimioterapia, una vez completada la cuarta sesión.

El yoga es una manera excelente de manejar el estrés y la tensión. Calma el cuerpo, la mente y el espíritu. Eleva la moral y el nivel de energía, rebaja el dolor, aumenta la flexibilidad y fortalece las defensas. Todavía realizo posturas sencillas de yoga como parte de mi rutina diaria.

EJERCICIOS DE RESPIRACIÓN

Un componente importante del yoga tiene que ver con las técnicas de respiración consciente. Colleen y el personal del hospital también hacían incapié en los beneficios de los ejercicios de respiración, incluyendo la respiración profunda. El simple acto de respirar profunda y conscientemente me relajaba durante la meditación y mis prácticas espirituales, o cuando estaba en el ascensor hacia mi siguiente análisis de sangre, o cuando me sentaba en la sala de espera. Era sencillo y fácil de hacer y no costaba nada.

¿Por qué el respirar nos da energía? Por el lado obvio, aumenta el flujo de oxígeno en la sangre. En Oriente, sin embargo, se entiende que la manera de respirar afecta al flujo de la fuerza vital misma. Esa energía conocida como prana, término sánscrito que significa «aliento de vida». El concepto es parecido a lo que en china entienden como ch'i, la energía que circula por el cuerpo sobre los meridianos de la acupuntura.

Esta fuerza energética universal se mueve por el cuerpo con cada respiración, revitalizando los órganos y los sistemas que están relacionados con ellos. El prana se absorbe más fácilmente del aire, y el ejercicio y la respiración profunda aumentan el flujo de prana en el cuerpo. El yoga, el Tai Chi y otras formas de ejercicio parecidas están destinadas específicamente a aumentar el flujo de esta energía, que está más concentrada en los centros espirituales a lo largo de la columna. Estos centros absorben prana y lo distribuyen por el cuerpo.

Aquellos que practican métodos curativos en Oriente creen que la enfermedad es el resultado de bloqueos o desequilibrios en el flujo de la energía. La acupuntura y otros sistemas similares eliminan bloqueos y equilibran el flujo, sabiendo que cuando el flujo correcto se restaura, se produce la curación.

He descubierto que la respiración profunda relaja el cuerpo y la mente y produce un estado curativo de calma, tranquilidad y paz que se puede sentir tangiblemente. (Todos sabemos que una habitación mal ventilada no es buena para la salud.) Se dice que la mejor fuente del saludable prana es el «aire limpio cerca del agua en movimiento, cargado de luz solar»[7]. Yo, desde luego, me siento revitalizada cuando estoy cerca de una cascada cerca de mi casa.

Otra forma de entender esa fuerza que da vida es la esencia del Espíritu Santo, que absorbemos mediante la respiración. («Formó, pues, el SEÑOR Dios al hombre del polvo de la tierra, y sopló en su nariz aliento de vida; y fue el hombre un alma viviente.» Génesis 2:7)

LISTA DE CONTROL: ¿POR QUÉ HACER EJERCICIO?

Si te resulta difícil motivarte para hacer ejercicio, lee la siguiente lista. El ejercicio constante y moderado, durante treinta minutos al día o cada dos días, tiene estos efectos benéficos:

- ✓ Fortalece el sistema inmunológico
- ✓ Ayuda a normalizar el peso corporal
- ✓ Elimina el exceso de grasa, un conocido factor de riesgo en muchos cánceres
- ✓ Hace que la sangre y el líquido linfático fluyan
- ✓ Ayuda a que el cuerpo elimine toxinas
- ✓ Produce optimismo
- ✓ Ayuda a combatir la depressión y la ansiedad
- ✓ Ayuda a pensar
- ✓ Aumenta la espiritualidad
- ✓ Aumenta la vitalidad
- ✓ Ayuda a controlar la tensión alta
- ✓ Reduce el riesgo de diabetes
- ✓ Reduce el riesgo de cáncer casi un 50%
- ✓ Ayuda a lidiar con los efectos secundarios que produce el tratamiento contra el cáncer

CAPÍTULO 11

MEDICINA COMPLEMENTARIA

Desde mi investigación y experiencia no podía encontrar un sólo tratamiento, ni una combinación de tratamientos, que me diera la sensación de poder sustituir el tratamiento convencional para el cáncer que yo tenía. Sin embargo, la medicina complementaria supuso una gran herramienta para mí durante el proceso curativo. Me pareció especialmente útil cuando tuve que manejar los efectos de la quimioterapia y la radiación durante mi recuperación de la cirugía.

Desde una perspectiva espiritual, al igual que consideraba la comida como un medio de entregar luz espiritual al cuerpo, cada hierba, remedio o tratamiento parecían dar al cuerpo la luz curativa que necesitaba. Cuando se ven las cosas de esta forma, no importa cuál sea la copa o el «cáliz» particular en el que venga la luz. Todo es cuestión de qué sistema de entrega funciona para ti. Igual que podría usar mi taza favorita de cerámica para tomarme un té verde o uno de hierbas, también podría elegir una taza de porcelana fina. Lo que en realidad sacia la sed del paciente es el contenido del recipiente. Podríamos debatir todo el día sobre qué taza es la mejor, pero es el contenido, la luz, lo que realiza la curación.

Creo, al igual que pacientes, terapeutas y más y más mienbros de la profesión médica, que los métodos complementarios pueden ser muy útiles en el tratamiento del cáncer. Sé de primera mano que estos tratamientos pueden ayudar al cuerpo y la mente así como a las emociones. También suavizaron para mí las durezas de los tratamientos convencionales.

No recomendaría las terapias complementarias como sustitutas del adecuado cuidado médico ni el diagnóstico exacto, pero tales terapias pueden llegar a ser adjuntos maravillosos a la curación. Por ejemplo, síntomas de cansancio pueden significar varias cosas en un paciente de cáncer. El cansancio podría estar causado por el propio cáncer; podría ser un efecto secundario del tratamiento; o podría tener un componente psicológico a causa del estrés y la ansiedad por el diagnóstico de una enfermedad mortal. La medicina convencional ha limitado las opciones de afrontar esta clase de problemas, pero existen numerosas terapias complementarias que se dirigen hacia los niveles bajos de energía en el cuerpo.

~

INDEPENDIENTEMENTE DE LAS POSIBILIDADES QUE TENGAS, LAS TERAPIAS COMPLEMENTARIAS AUMENTARÁN TUS PROBABILIDADES DE SUPERVIVENCIA Y MEJORARÁN TU CALIDAD DE VIDA.
—David Bognar

Hay muchos tipos de técnicas y productos complementarios. Cualquiera prodría gastar mucho tiempo, energía y dinero en tratar el cuerpo. Hay que ser selectivos; yo rechacé más métodos de los que adopté.

Pero a veces me fue difícil, especialmente si un amigo o familiar amablemente me ofrecía algo para que me cuerara. A veces probaba cosas que en realidad no me atraían, particularmente al pricipio; y pensaba, «¿qué tengo que perder?»; o, «a lo mejor me sirve». Pero al final no continué con la mayoría de las cosas. Eran demasiadas cosas que tomar cada día y el cuerpo puede absorber sólo una determinada cantidad. En segundo lugar, y muy importante, para que algo me funcione tengo que creer en ello.

David Bognar, autor de *Cáncer: cómo aumentar las posibilidades de supervivencia (Cancer: Increasing Your Odds for Survival)*, describe una útil perspectiva para añadir terapias complementarias al tratamiento convencional. «El primer paso para escoger un tratamiento alternativo», dice el autor, «es conocer las posibilidades que ofrece el tratamiento convencional... Independientemente de las posibilidades, las terapias alternativas seguramente aumentarán la posibilidad de supervivencia y mejorarán la calidad de vida. Como on cualquier tratamiento, no hay que apresurarse y hay que informarse bien antes de pasar a la acción»[1].

El libro contiene una lista de preguntas que conviene hacerse como punto de partida al considerar una terapia o planteamiento alternativo. Las más útiles para mí fueron las siguientes:

- ¿Crees en el planteamiento?
- ¿Encaja con tu sistema de creencias?
- ¿Tienes tiempo de hacer lo que el planteamiento requiere?
- ¿Puedes permitírtelo económicamente? [2]

Creer en un método curativo no tiene importancia. Bernie Siegel da el siguiente consejo: «Lo más importante es escoger una terapia en la que se cree y proseguir con una actitud positiva. Cada persona debe planificar su propio curso. Mientras que una puede elegir un programa de suplementos nutritivos comprensivos, otra puede pensar que tomarse docenas de pastillas al día es demasiada molestia, y se vuelve contraproducente. Otras son capaces de «darle sus problemas a Dios», y se curan. Otras necesitan lo que denomino el método de «entrenador de fútbol», en el que el paciente planifica todos los detalles»[3].

LO MÁS IMPORTANTE ES ESCOGER UNA TERAPIA EN LA QUE SE CREE Y PROSEGUIR CON UNA ACTITUD POSITIVA. CADA PERSONA DEBE PLANIFICAR SU PROPIO CURSO.
—Dr. Bernie Siegel

Después de realizar mi propia investigación sobre los tratamientos alternativos, elegí lo que me pareció mejor para mí. Recé y pedí orientación y a menudo tenía una sensación que me decía si un producto o tratamiento era bueno para mí.

Algunos de los métodos que me ayudaron más fueron las hierbas chinas y las de Occidente, la acupuntura, la homeopatía, las Flores de Bach y otros remedios florales, los aceites esenciales, el masaje quiropráctico y terapéutico. Voy a incluir algunos apuntes sobre todos ellos para que veas por qué los elegí. Después de investigar, escoge lo que te parezca bueno para ti y tu programa. Se pueden aplicar los mismos principios y acabar con una lista distinta. Cada tipo de cáncer es diferente y cada paciente, también.

(Estos remedios se pueden utilizar junto con los tratamientos médicos convencionales. Sin embargo, algunos remedios pueden llegar a interferir con la acción de ciertos medicamentos, por lo cual hay que informar al médico y al naturópata acerca de todos los medicamentos que estamos tomando, tanto tradicionales como complementarios.)

HIERBAS

Douglas Schar, herbolario y escritor, posee una filosofía equilibrada sobre las hierbas: «La medicina de hierbas hace su mayor contribución como medicina preventiva. No hay disponibilidad de medicamentos ortodoxos que prevengan enfermedades del corazón como lo hacen el ajo o el espino. No hay fármacos sintetizados que puedan prevenir el resfriado común como lo hacen la Equinácea o el hongo maitake. Estas sustancias fascinantes representan la contribución singular de la medicina de hierbas al mundo de la medicina y, verdaderamente, al futuro de la medicina en general. Si se tiene apendicitis, hay que ir a urgencias. Si se quiere evitar la apendicitis, hay que ir a la medicina de hierbas»[4].

Tales comentarios fueron como un eco a mis propios pensamientos sobre el cáncer de mama. Ahora que tenía el problema, sin vacilar me iba a someter a la operación para eliminarlo. Con todo, estaba interesada en cómo las hierbas podían ayudarme a afrontar los efectos secundarios del tratamiento y prevenir una reaparición de la enfermedad.

Hay muchas hierbas en el mercado y nos podemos pasar un montón de tiempo (y gastar mucho dinero) tragando pastillas y bebiendo tés. Algunos dicen que lo único que obtenemos es orina cara. Yo no soy tan excéptica, habiendo usado hierbas durante mi enfermedad.

Existen muchos libros buenos y útiles sobre hierbas para empezar. Uno sucinto y fácil de leer es el *Manual de hierbas terapéuticas: guía sobre el uso seguro y eficaz de los extractos líquidos de hierbas (Therapeutic Herb Manual: A Guide to the Safe and Effective Use of Liquid Herbal Extracts)*, de Ed Smith, conocido herbolario y fundador de Herb Pharm, una granja orgánica de hierbas y una compañía de extractos de hierbas.

El libro de la herbolaria Susan Weed, *¿Cáncer de pecho? ¡Salud de pecho! (Breast Cancer? Breast Health!)*, ofrece una interesante perspectiva sobre el uso de las hierbas para el cáncer de mama y describe cómo éstas pueden usarse como apoyo al cuerpo mediante todos los tipos de tratamientos, incluyendo la radiación y la quimioterapia. Hace énfasis en la importancia que tienen las hierbas frescas y advierte de las que llevan tiempo en los estantes de los supermercados. Es mejor dirigirse a las tiendas especializadas en hierbas.

Si quieres saberlo todo sobre las hierbas y el cáncer, lee *Hierbas contra el cáncer: historia y controversia (Herbs Against Cancer: History and Controversy)*, del Dr. Ralph Moss. Se trata de un libro serio sobre hierbas desde un punto de vista histórico y clínico. Resalta las falacias sobre algunas de las hierbas halagadas popularmente que supuestamente curan el cáncer.

Creo que esos productos pueden funcionar para algunas personas y no dudo de que algunas se hayan curado con hierbas y sus remedios. De hecho, mi herbolaria curó a su marido de cáncer de riñón con hierbas. Él se confió totalmente a su cuidado y ella respondió.

Sin embargo, a la larga, no podía ponerme a merced de las hierbas solamente. Investigué todo lo que pude encontrar y si hubiera encontrado una hierba o combinación de hierbas con el historial y constancia necesarias, ciertamente las hubiera tomado. Hubiera sido más conveneinte que la quimioterapia y la radiación. Sin embargo, mi intuición me dijo que ése no sería el caso al tratarse de mí, y lo mismo sucede con la mayoría de la gente. Por eso, en vez de buscar hierbas que me «curen» el cáncer, las utilicé adjuntamente a mi tratamiento. Dije a la herbolaria exactamente lo que buscaba: apoyo para mis defensas y ayuda con los efectos secundarios del tratamiento médico.

No mucho después de que empezara a investigar las hierbas, conocí en una tienda a una herbolaria que las vendía en grandes cantidades. Me oyó pedir una hierba difícil de encontrar sobre la que había leído algo y empezamos a hablar. Después de una consulta, hizo cuatro tinturas de hierbas especialmente para mí, para que las usara durante la enfermedad. Una era para fortalecer mi sistema inmunológico; otra, para la digestión; otra era una tintura específicamente para mi constitución; y la cuarta era para los efectos de la quimioterapia. Estos remedios tenían hierbas que no se encuentran normalmente en las tiendas.

Por ejemplo, la que era para fortalecer las defensas contenía baptisia, phytolacca, scrophularia, cúrcuma, thuja y arctium. La del sistema digetivo contenía berberis, zanthoxylum, fouquieria y glycyrrhiza. La tintura para la quimioterapia contenía centella asiática, ginkgo, romero, scutellaria, passiflora y calamus. Estas hierbas me siervieron mucho contra la «niebla cerebral» por la quimioterapia, un fenómeno bien conocido en los pacientes de cáncer y el personal médico que los cuida, que sienten como si el cerebro fuera de algodón, siendo difícil concentrarse o pensar, incluso leer un libro. También utilicé Gingko Biloba e hypericum como ayuda para despejar la cabeza durante la quimioterapia.

Me gustaba saber lo que hacía cada hierba para visualizarlas funcionando como debía. Me las tomaba en cápsulas o en forma de té, tintura o extracto. Algunas hierbas que usé durante la quimio y la radioterapia fueron: astragalus, rumex crispus, ginseng siberiano, silybum y raíz de arctium, conocidas por su capacidad de fortalecer las defensas así como aumentar los glóbulos blancos y rojos. El silybum mejora la función del hígado y lo protege, pues es el órgano principal que metaboliza y elimina los agentes quimioterápicos del cuerpo. También utilicé un remedio de hierbas chinas llamado «Pastillas curativas» (Kan Ning Wan) –fórmula tradicional que contiene dieciséis hierbas chinas distintas– contra la náusea y los problemas gastrointestinales durante la quimioterapia. Otro suplemento que ayuda a normalizar el funcionamiento del sistema digestivo después de la quimioterapia es acidófilo, el cual restaura la flora intestinal natural del cuerpo.

Otro producto de hierbas muy útil que encontré fue el aceite de hipericum, que utilicé sobre la piel para reducir la inflamación causada, algunas veces, por la radioterapia. La aplicaba por la noche en el pecho y me la lavaba por la mañana, antes del siguiente tratamiento. Me pareció muy eficaz.

Algunas hierbas pueden interferir con la acción de ciertos medicamentos, por lo que hay que consultar con el médico sobre qué hierbas se pueden tomar.

MELATONINA

La melatonina, una hormona segregada por la glándula pineal, participa en la regulación del sueño y el ritmo diario de las funciones del cuerpo. Como suplemento, está ganando popularidad en el tratamiento del cáncer de mama por su capacidad de mejorar el sistema inmunológico. Aunque está disponible sin receta en tiendas especializadas y farmacias, hay que consultar con el médico antes de decidir tomarla, pues tiene efectos secundarios y puede reaccionar ante algunos medicamentos. También puede causar problemas con ciertas enfermedades y no es adecuada para las mujeres embarazadas, las que están en época de lactancia o las que quieren quedarse embarazadas, porque se desconoce si es segura a largo plazo. Durante mi tratamiento la tomé por más de un año y sigo tomándola a diario como antioxidante.[5]

EXTRACTO DE TÉ VERDE

Durante miles de años la medicina oriental ha ensalzado los beneficios del té verde; hoy día, ese té es conocido por su capacidad de promover la salud y el bienestar en general. El extracto de té verde protege contra el estrés oxidativo producto de los radicales libres, promueve niveles sanos de colesterol y apoya al sistema inmunológico. Los naturópatas del CTCA recomiendan o bien nueve tazas de té verde al día o cápsulas de té verde (una forma más fácil de adquirir un fortalecimiento de antioxidantes).

LA CÚRCUMA O LA CURCUMINA

La curcumina es el ingrediente activo de la especia india cúrcuma, a menudo usada en el curry. Las investigaciones sugieren que la curcumina posee grandes propiedades antioxidantes y que promueve la división celular sana. Es conocida por fortalecer las defensas y las investigaciones sugieren que ayuda a la detoxificación del hígado, acelerando así la excreción de los compuestos tóxicos. Los experimentos realizados en los laboratorios del MD Anderson Cancer Center demostraron que es un agente poderoso contra las células cancerígenas.[6] En el presente, los naturópatas del CTCA la incorporan en su régimen para las pacientes de cáncer de mama. Durante mi tratamiento la tomé; y ahora he añadido una cápsula al día a mi régimen preventivo.

PECTINA CÍTRICA MODIFICADA

La pectina cítrica modificada, también conocida como pectina fraccionada, se produce a partir de la piel o la pulpa de la naranja, el pomelo y el limón y habitualmente se toma en polvo, mezclada con agua o jugo. Ha demostrado poseer propiedades únicas para prevenir la extensión del cáncer mediante metástasis. [7]

A nivel celular, la pectina cítrica modificada actúa para bloquear la agregación, adhesión y metástasis celular cancerígena. Se pega a las células cancerígenas para evitar que se extiendan por el cuerpo. Se dice que fomenta el funcionamiento sano del sistema inmunológico y que ayuda a mantener el crecimiento de las células normales, mientras que apoya el tejido sano.

Yo tomé pectina cítrica modificada durante mi segundo período de cáncer de mama, siguiendo la recomendación de los naturópatas de los Centros de Tratamiento del Cáncer de América. Es una forma segura y poco costosa de reducir el riesgo de metástasis y en muchos tipos de cancer, las metástasis distantes son amenazas mucho más grandes para la vida que el tumor primordial.

HOMEOPATÍA

En la década de los ochenta asistí a un seminario del médico y respetado homeópata Bill Gray. Desde el principio me gustó el enfoque holístico de la homeopatía y sus profundos efectos sobre el cuerpo, la mente y las emociones; e incluso el alma.

Cuando no se conoce, la homeopatía puede parecer desconcertante. La palabra homeopatía se deriva de términos griegos que significan «similar» y «sufrimiento». Su significado exacto es «tratamiento con semejantes». Se basa en la «ley de los semejantes», la cual afirma que una sustancia que causa ciertos síntomas en una persona sana puede curar los mismos síntomas en una que no lo está.

Por ejemplo, si se sabe que una sustancia produce náuseas en una persona sana, al dar la misma sustancia en cantidades muy pequeñas a una persona que sufre de náuseas, aquella alivia los síntomas. (Se dan corespondencias con la ley de los semejantes en la medicina tradicional:

las alergias se tratan con una pequeña dosis del alérgeno y las vacunas se imparten usando una pequeña dosis del patógeno.)

El que los remedios homeopáticos se den en pequeñas dosis parece ir contra corriente en nuestra sociedad, en la que parece que cuanta más cantidad, mejor. Sin embargo, la homeopatía existe desde hace más de doscientos años y se ha observado que ofrece beneficios significativos. Rara vez produce efectos secundarios y a menudo es menos cara que los productos farmacéuticos.

Aunque nadie sabe realmente cómo funciona la homeopatía, muchos creen que posee un componente espiritual. Al igual que la medicina china y otras terapias complementarias, la homeopatía posee conceptos como que la enfermedad es el resultado de desequilibrios en la energía vital en el cuerpo. Los remedios no pretenden suprimir los síntomas, sino influir en el sutil equilibrio de energía de todo el cuerpo. El remedio homeopático quiere ir a la causa del problema estimulando la energías curativas que hay en el cuerpo.

Un homeópata experto te verá a ti y a tu cuerpo como algo único. Los homeópatas practicantes toman nota detallada del historial y realizan una evaluación comprensiva del estado mental y emocional así como de los síntomas físicos. Asímismo, recomendarán uno o más remedios en base a este cuadro completo de la constitución y el estado actual mental, emocional y físico. (Este enfoque es más holístico que el científico convencional, que con frecuencia busca aislar los componentes específicos de una enfermedad y los tratan individualmente.)

Debido a que trabajan con energías más sutiles en el cuerpo, muchos de los homeópatas con más éxito son muy intiutivos. Me he dado cuenta de que los buenos diagnósticos en cualquier campo —ya sean practicantes de la salud alternativa o tradicional, o hasta un mecánico de automóviles— poseen un sexto sentido hacia el problema que les guía hacia la solución correcta aun cuando la evidencia pueda no ser concluyente.

Todo poseemos esa intuición en grados distintos; y aunque no seamos expertos en un campo en particular, nuestra intuición sin duda nos puede ayudar a encontrar los practicantes correctos. Más allá de reconocer su excelente conocimiento y capacidades superiores, con frecuencia alguno nos da una «buena sensación», algo que nos inspira confianza. Creo que debemos tomar nota de nuestras sensaciones, buenas y malas, sobre aquellos en cuyo cuidado nos ponemos. Creo que nuestro Yo Superior muchas veces nos guía a través de esas sensaciones. Cuando las he ignorado, siempre me he arrepentido.

Otro enfoque a la homeopatía es el método más independiente. En vez de ir a un practicante experimentado en busca de un remedio constitucional, mucha gente se auto medica cuando sufre pequeños problemas y síntomas. Por ejemplo, a menudo uso un remedio homeopático contra el catarro que puedo conseguir en la tienda. Anteriormente he usado árnica montana en forma de crema homeopática aplicada sobre la zona de los pinchazos de los análisis de sangre o los tubos intravenosos con el fin de prevenir moratones y ayudar a que se curen. También utilicé carbo vegetabilis y arsénicum álbum para la náusea durante la quimioterapia. (Sin embargo, los naturópatas con los que he hablado dicen que la náusea por quimioterapia es muy intensa y no es fácil de tratar con homeopatía.)

Este uso sintomático de los remedios homeopáticos puede ser de gran ayuda. Sin embargo, cuando se quieren los mejores resultados con problemas más difíciles y para conseguir una curación en un nivel más profundo, ello no reemplaza la visita a un experto, quien puede personalizar los remedios dependiendo de la situación en particular.*

No considero la homeopatía como algo que sustituya a la medicina tradicional para una enfermedad grave. Utilizo los remedios homeopáticos para los problemas energéticos más sutiles que hay detrás de la enfermedad, para que me ayuden a conseguir un bienestar general y a contrarrestar los efectos secundarios del tratamiento.

REMEDIOS DE LAS FLORES DE BACH

En la década de los años treinta, el Dr. Edward Bach, médico, bacteriólogo y patólogo, desarrolló un sistema para curar el desequilibrio emocional

---

* Un homeópata me dijo que los pacientes que han tenido cáncer no deberían tomar el remedio homeopático silica, pues existe la posibilidad de liberar células cancerígenas residuales del viejo tejido cicatrizado y provocar una reincidencia.

detrás de la enfermedad utilizando agua especialmente preparada con distintas flores silvestres inglesas. Ahora los remedios de Bach se usan como ayuda para conseguir bienestar emocional, salud cuerpo-mente e incluso el desarrollo del alma.

El «cúrate a ti mismo» se halla en el centro mismo de la filosofía del Dr. Bach, quien dijo: «La enfermedad es única y puramente correctiva; no es vengativa ni cruel, sino el medio que nuestras almas adoptan para señalarnos nuestros defectos, prevenir que cometamos errores mayores, evitar que nos hagamos más daño y devolvernos al sendero de la Verdad y Luz del que jamás debimos apartarnos»[8]. Desde hace años aprecio los remedios de la Flores de Bach por la capacidad que tienen de ayudarme a encontrar el equilibrio en el cuerpo, la mente y el espíritu.

Una de las fórmulas más conocidas del Dr. Bach es la Fórmula de Crisis, compuesta de cinco esencias florales distintas. Se utiliza en situaciones de tensión o emergencias médicas como accidentes, malas noticias repentinas, la pérdida de un ser querido o situaciones en las que el paciente entra en estado de shock. Se puede usar también antes de una reunión difícil o antes de un examen; cualquier situación que eleve el nivel de estrés. Como todos los remedios de las Flores de Bach, la Fórmula de Crisis no quiere reemplazar al tratamiento médico pero puede proporcionar un apoyo invaluable mientras se espera recibir asistencia médica en una emergencia. Es natural, seguro y suave, y no interferirá con ninguna forma de tratamiento médico. Incluso antes de mi diagnóstico llevaba en el bolso o el maletín Fórmula de Crisis para las emergencias.

Las esencias florales se parecen a los remedios homeopáticos porque su eficacia no se debe a la composición química del remedio. Las esencias florales son de naturaleza vibracional y funcionan a través del campo energético que se imparte a la sustancia del remedio en su preparación. Bach desarrolló treinta y ocho remedios distintos, cada cual diseñado para recuperar un estado emocional o mental en particular y devolverlo al equilibrio. Ann Louise Gittleman lo llama «psicoterapia embotellada»[9]. Yo creo que estos remedios afectan a los cuerpos sutiles con la ayuda del Yo Superior.

Al utilizar estos remedios descubrí que producían efectos sutiles pero profundos en mi humor, mis emociones y mis pensamientos así como en mi funcionamiento psicológico. Al principio no notaba nada, pero después de unas cuantas horas o días notaba que mi perspectiva sobre la vida cambiaba. Compré unos cuantos de los muchos libros que describen los remedios florales y la acción específica de cada uno de ellos. Recé y pedí que se me mostrara el remedio correcto. A menudo, cuando abría el libro, el primer remedio que veía parecía encajar perfectamente con lo que me hacía falta en ese momento. He aquí algunos de los que me ayudaron durante mi viaje de curación.[10]

Olivo
El Dr. Bach describió el Olivo como el remedio para «aquellos que han sufrido mucho mental o físicamente y están tan exhaustos y extenuados que no creen tener más fuerzas para realizar ningún esfuerzo. La vida diaria les resulta dura, sin placer»[11]. El remedio ayuda a devolver el entusiasmo por la vida. Ayuda a aprovechar una fuente superior y así hallar una nueva energía y restauración en todos los niveles.

Olmo
El Olmo es para aquellos que «se sienten repentinamente superados por sus responsabilidades e incompetentes para afrontarlas o seguir el ritmo de los acontecimientos; eso ocurre muchas veces por trabajar demasiado sin cuidarse. Como resultado, las personas se sienten deprimidas y exhaustas, con una pérdida temporal de auto estima»[12]. El remedio ayuda a encontrar el equilibrio en la vida, estableciendo metas y expectativas realistas. También ayuda a aceptar ayuda de los demás y del Yo Superior, en vez de depender exclusivamente de las energías del ego y del yo inferior. Cuando la persona se siente «superada por las responsabilidades», como se sienten muchos pacientes de cáncer, este remedio puede ayudar a encontrar una nueva perspectiva y determinar un curso de acción práctico.

Nogal

El Nogal es un remedio específicamente para afrontar cualquier tipo de cambio: divorcio, matrimonio, cambio de trabajo, menopausia o cambio de circunstancias. Muchas veces he usado el Nogal para manejar el jet lag y los efectos generales producidos por los viajes de larga distancia. La persona diagnosticada de cáncer ya afronta un cambio muy grande, y mucha gente en esta situación quiere realizar cambios en varios aspectos de su vida como parte de su curación. El Nogal puede ser de ayuda a la hora de navegar por esos cambios de una manera positiva, siguiendo la dirección interior, mientras que protege contra las influencias negativas externas.

Me compré un juego de Flores de Bach y confeccioné mis propios frascos a partir de los originales. Formaba mi fórmula usando varios remedios que encajaban con mis necesidades del momento. Más o menos cada semana, evaluaba los efectos y cambiaba la fórmula si hacía avances en algunos aspectos o si surgían nuevos problemas.

Una fórmula que utilicé para aliviar los sentimientos de desánimo, abatimiento y miedo contenía Mímulo, Cerasífera, Álamo temblón, Agrimonia, Genciana de campo y Mostaza. El Mímulo es conocido por ayuda a afrontar las dificultados con valor y confianza; la Cesarífera ayuda a pensar con calma y racionalmente; el Álamo temblón ayuda a cambiar el miedo y la preocupación por la confianza; la Agrimonia ayuda a comunicar los sentimientos propios y a ver los problemas con perspectiva; y la Genciana de campo y la Mostaza aportan esperanza cuando hay desánimo y desesperación.

LAS ESENCIAS FLORALES

Los remedios originales del Dr. Bach usan flores silvestres inglesas y son las esencias más populares y que más se utilizan, pero otras personas han desarrollado otros remedios con esencias florales basados en los mismos principios. He probado algunos de las fórmulas nuevas basadas en flores silvestres norteamericanas y me parece que son muy útiles. Tomé milenrama y milenrama rosa para establecer los límites adecuados en mi vida y promover la curación de la niña interna, o alma.

Milenrama

La milenrama ayuda a los que se vacían fácilmente o tienden a absorber influencias negativas del entorno. La descripción de milenrama en el *Repertorio de esencias florales (Flower Essence Repertory)*, de Patricia Kaminski y Richard Katz, explica cómo puede funcionar esta esencia desde un punto de vista espiritual.

«Las personas que normalmente necesitan este remedio se ven afectadas fácilmente por su entorno y pueden tener propensidad hacia muchas formas de enfermedades del entorno, alergias o enfermedades psicosomáticas. Tales personas tienen una capacidad extraordinaria para curar, aconsejar o enseñar, porque están listas para recibir la información psíquica y entender el dolor y el sufrimiento de los demás. Al mismo tiempo, se vacían con facilidad y son bastante vulnerables a los pensamientos o intenciones negativas de otros. La milenrama «entreteje» el áura demasiado porosa de tales personas para que ésta no «sangre» tan excesivamente en su entorno. Además, ayuda a que la persona se vuelva a equilibrar y estabilice la luz abundante que irradia en los centros de energía superiores, dirigiéndola hacia los inferiores para que el Yo tenga más vitalidad y solidez... La milenrama otorga un brillante escudo de luz que protege y unifica el Yo esencial, permitiendo que las compasivas cualidades de curación fluyan libremente del alma hacia otras personas.»[13]

Sentí afinidad con esa descripción, así como otros pacientes de cáncer que conocía cuando se lo expliqué. Las pacientes de cáncer de mama en particular son conocidas por su naturaleza bondadosa y por darse en demasía.

Utilicé este remedio con éxito para concentrarme en mi curación y no distraerme con otros pacientes y sus enfermedades. Eso es un tema que preocupa a médicos, consejeros, profesores, sanadores y ministros religiosos, quienes pueden poseer una gran capacidad para curar pero no se vacían de energía ni asumen tanto el dolor y sufrimiento de los demás.

Los efectos beneficiosos de esta esencia, junto con mi trabajo interior durante el tratamiento de cáncer, han perdurado y ahora veo que tengo una mayor capacidad para establecer con amor límites y no darme a mí misma hasta estar vacía, lo cual me sucedía con frecuencia cuando trabajaba como médico y como ministra.

Milenrama rosa

Las propiedades de la milenrama rosa son parecidas a las de la mielenrama. Es conocida especialmente porque ayuda a la persona a distinguir entre la verdadera compasión y la identificación empática con los demás.

La milenrama y la milenrama rosa me sirvieron cuando entré en el ambiente del hospital, que puede resultar muy cansado para los pacientes. Aunque los hospitales están dedicados a la curación, muchas veces no tienen un verdadero entorno curativo para los que se encuentran en él. Son sitios llenos de gente preocupada y enferma y donde hay mucho trabajo que hacer.

Fórmula especial de la milenrama

También utilicé un remedio llamado fórmula especial de la milenrama. Contiene esencias florales de milenrama, árnica y equinácea con tinturas frescas de esas plantas en una base de agua de mar. Se desarrolló originalmente en 1986 después del accidente de Chernobyl para ayudar al cuerpo y fortalecer el aura ante los efectos nocivos de la radiación nuclear.[14] Yo utilicé esta fórmula durante la radioterapia para reducir al mínimo los efectos negativos de la radiación.

ACEITES ESENCIALES

Los aceites esenciales se mencionan en la Biblia y en muchas escrituras de las religiones del mundo. Están distilados a partir de raíces, hojas, flores y otras partes de las plantas. Se han usado durante siglos en perfumes así como para la salud y el bienestar. Los aceites esenciales tienen muchos efectos saludables en el cuerpo. Se utilizan para relajar los músculos, estimular la circulación, aliviar el dolor, mejorar las defensas, aliviar la tensión física, mental y emocional y para combatir las infecciones. Pueden ayudar al cuerpo a que se cure a sí mismo.

Yo puedo sentir los efectos de un aceite esencial después de unos segundos de aplicarlo al cuerpo o con tan sólo olerlo. Los aceites esenciales tienen un efecto sutil y maravillosamente optimista en el cuerpo y en el espíritu, la mente y las emociones. Los usaba como ayuda durante el proceso de curación y para suavizar los efectos del tratamiento. Las plantas que utilicé para producir aceites esenciales de alta calidad crecen orgánicamente y se cultivan cuidadosamente. Los aceites son caros porque son puros y no contienen compuestos sintéticos ni elementos de relleno. Sin embargo, los aceites puros y naturales son los agentes curativos más eficaces, por los que merece la pena gastar algo más. Afortunadamente, los aceites puros son altos concentrados y se utilizan parcamente, por lo cual duran mucho. Normalmente se diluyen antes de usarse poniendo cinco o seis gotas en una onza de loción de olor neutro o aceite base, como el aceite de almendra.

Los aceites pueden aplicarse durante el masaje, mediante compresas o directamente sobre el cuerpo. Se pueden usar en baños o se pueden inhalar después de difundirlos en el aire. Se pueden aplicar sobre los puntos de pulso o cualquier zona del cuerpo que necesite atención. A menudo me los ponía sobre el corazón o el tercer ojo, el centro espiritual en la frente. También podemos ponernos unas gotas en las manos, frotarlas y oler la fragancia.

Cuando los aceites se esparcen en el aire, los compuestos del aceite estimulan el nervio olfativo, que está conectado con zonas del cerebro, pudiendo influir en el humor, las emociones y muchas otras funciones inconscientes del cuerpo. Cuando se usan para bañarse o junto con masajes, son absorbidos directamente por la piel y pueden afectar a cualquier parte del cuerpo a los veinte minutos de su aplicación. He aquí algunos de los aceites que utilicé durante mi tratamiento. Hoy día aún uso estos aceites así como otros.[15]

Aceite de azahar

Desde niña he sabido que mi nombre, Neroli, es el nombre de un aceite esencial derivado del azahar*. Ese nombre proviene de una princesa

---

* En inglés, azahar es neroli. [N. del T.]

del pueblo de Nerola (Italia), donde se utilizaba el aceite y donde dio comienzo la utilización del azahar para los ramos de novia en las bodas.

Descubrí las propiedades curativas de este aceite esencial cuando empecé a estudiarlo. Se utiliza para eliminar la depresión y la ansiedad, calmar y relajar el cuerpo (incluyendo los músculos) y para manejar el estrés. Tiene un gran efecto en el funcionamiento psicológico. Ayuda a enfocar las cosas y nos ayuda a estar presentes en el momento. Puede utilizarse para fortalecer y estabilizar las emociones y para aliviar las situaciones en las que aparentemente no hay esperanza.

Al leer sobre los usos de este aceite, me di cuenta de que sus propiedades curativas coincidían perfectamente con mis necesidades. Eso se hizo evidente cuando dos amigas me enviaron aceite de azahar en una misma semana.

Olíbano (incienso aromático)

El olíbano es un aceite antiguo. Desde hace mucho es conocido por sus propiedades antisépticas; hoy día también se usa debido a su capacidad de estimular el sistema inmunológico. Es un aceite calmante y santo (incienso es uno de los regalos que recibió Jesús en el pesebre). Conocía el olíbano como un incienso y por su capacidad de mejorar la comunicación con el Creador, pero no supe que tiene propiedades contra los tumores hasta que otro ministro religioso me lo indicó.

Se ha descubierto que el olíbano aumenta la actividad de los glóbulos blancos y se cree que fortalece el sistema inmunológico de varias maneras. También se dice que promueve la percepción espiritual, ayuda a meditar y proporciona la actitud adecuada para afrontar enfermedades o males difíciles.

Lavanda

La lavanda se utiliza para equilibrar el cuerpo. Se dice que promueve un sentido de bienestar y se ha usado tradicionalmente para tratar muchas enfermedades. Con frecuencia se usa para disminuir la inflamación y la infección, y para eliminar la depresión. Posee propiedades regenerativas y calmantes, y relaja muchísimo durante los baños y los masajes.

Nardo

El aceite de nardo es mi favorito. Se utiliza en la India como hierba medicinal así como para nutrir y regenerar la piel. Pero este aceite también es conocido por sus propiedades espirituales y su capacidad de ayudar al alma a pasar por iniciaciones difíciles. En la Biblia está escrito que María Magdalena ungió a Jesús con este aceite antes de la última cena y Jesús explicó que era como preparación para el entierro (para las iniciaciones de la crucifixión y la resurrección). Se utiliza para ayudar al alma a pasar por su noche oscura y por la noche oscura del Espíritu. Con el tiempo he acabado enamorada de su fragancia única.

Hierbabuena

La hierbabuena es conocida desde hace tiempo por su efecto positivo sobre el aparato digestivo. Se utiliza para reducir la náusea durante la quimioterapia. También se le atribuye una mejora en la concentración y la agudeza mental.

Otros aceites esenciales

Durante mi tratamiento también utilicé varias mezclas de aceites producidas por Young Living, una compañía que se especializa en aceites esenciales de alta calidad.

Los aceites Angélica y Recopilación me sirvieron en momentos difíciles en los que necesité fortalecerme para poder afrontar las energías negativas y caóticas. Cuando entraban en mí los agentes de la quimioterapia podía sentir realmente como un bombardeo de energía negativa. El aceite Recopilación también me ayudó a concentrar mis energías y muchas veces lo usaba antes de las consultas con el oncólogo y en otras ocasiones en las que tenía que prestar toda mi atención.

Armonía es una mezcla que incluye aceites de azahar, rosa y sándalo. Me pareció como un calmante y me ayudó a reducir el nivel de estrés y a generar una sensación general de bienestar.

QUIROPRÁCTICA

Aunque no comprendamos completamente la bioquímica del tacto, sabemos que los seres humanos lo necesitamos y respondemos ante él. La quiropráctica y el masaje son dos maneras en las que el tacto puede curar el cuerpo.

Existen muchas clases de tratamientos quiroprácticos pero en general, la quiropráctica trata el sistema muscoesquelético y el sistema nervioso para proporcionar equilibrio. Según las teorías actuales, los cambios sutiles en el movimiento de las vértebras pueden tener un gran impacto sobre el complejo sistema de nervios que recorren las vértebras.

La quiropráctica puede estimular la producción de endorfinas, los calmantes naturales del dolor que tiene el cuerpo, y puede liberar la energía bloqueada en el cuerpo de manera parecida a la acupuntura. Muchos quiroprácticos combinan la manipulación de la columna con otras disciplinas alternativas, como la nutrición, las terapias de relajación y la medicina de hierbas chinas.

Si me duele la espalda, o si siento que tengo la espalda «fuera» de sitio, el quiropráctico es a quien voy primero. Pero aunque no tenga ningún problema inmediato, me gusta ir al quiropráctico de manera regular para que me ayude a mantener el cuerpo «en sintonía» y en equilibrio.

MASAJE

Existen muchas clases de masajes. El masaje terapéutico ayuda a eliminar toxinas, a alinear huesos, músculos y ligamentos, y a restaurar el movimiento de las articulaciones. Puede ser de ayuda para mejorar la circulación de la sangre y del líquido linfático, lo cual puede ayudar al sistema inmunológico. También puede estimular el sistema nervioso y aliviar la tensión.

El masaje quiere incrementar la capacidad intrínseca que tiene el cuerpo de curarse. En algunos momentos claves durante mi tratamiento descubrí que el masaje me ayudaba a reducir los niveles de estrés y promovía la curación. Algunas formas de masaje también apuntan a liberar los bloqueos de energía en niveles más profundos del cuerpo, estimulando el cambio emocionalmente y en otros niveles del ser.

Aunque no lo busquaba, algunas veces sucedía.

Los pacientes de cáncer deben tener cuidado con el masaje, especialmente el masaje de los tejidos profundos. Hay que consultar con el médico primero. Esto se aplica especialmente a las pacientes de cáncer de mama que se han sometido a la operación del sistema linfático. Los terapeutas profesionales siempre miran el historial médico y ajustan el tratamiento de acuerdo con eso.

ACUNPUNTURA

La antigua práctica china de la acupuntura utiliza finas agujas insertadas en puntos específicos de los meridianos del cuerpo. Según las teorías de la acupuntura, los meridianos son senderos por los que la energía vital, conocida como ch'i, fluye hacia los órganos y hacia todo el cuerpo.

Aunque los meridianos de la acupuntura no se corresponden con ningún otro sistema físico del cuerpo conocido, reflejan, energética y espiritualmente, el flujo de la sangre y los impulsos eléctricos del sistema nervioso. De hecho, el diagrama de los meridianos en el cuerpo es muy parecido a la gráfica del sistema vascular o nervioso, incluso para el ojo no conocedor. Si existe un flujo de energía despejado a través de los meridianos, entonces tenemos un cuerpo sano y un aumento de vitalidad. La meta de los tratamientos es la eliminación de bloqueos y la normalización del flujo de energía en los meridianos.

Me sometí a varias sesiones de acupuntura y, como muchos pacientes, a menudo tenía una sensación de bienestar y relajación durante y después del tratamiento. Era una extraña sensación de relajación y vitalidad al mismo tiempo. El tratamiento también produjo una placentera sensación de calor en la zona en cuestión, señal de un aumento en el flujo de la circulación y la energía en esa zona. La inserción de agujas no produce mucho dolor puesto que éstas son muy finas. Como muchos tratamientos holísticos, la acupuntura también parece tener efectos sobre la mente y las emociones así como sobre el cuerpo físico.

Los estudios científicos han confirmado que la acupuntura puede ser eficaz para controlar la náusea producida por la quimioterapia.[16]

Aunque no la utilicé con ese propósito por no estar a mi disposición en el hospital en aquellos momentos, una paciente a quien conocía la utilizó muchísimo durante la quimioterapia. Se iba de la oficina del médico, después de la inyección, derecha al acupuntor; y está segura de que le fue mucho mejor con la quimioterapia debido a esos tratamientos porque notaba la diferencia si se saltaba una sesión. Muchos centros de tratamiento del cáncer ofrecen acupuntura como parte de sus programas de medicina complementaria. Yo la utilicé mientras recibía el tratamiento debido a mi recaída y descubrí que tiene una capacidad notable de aliviar los síntomas físicos.

La acupuntura, como la mayoría de las formas de medicina, es un arte al igual que una ciencia, por lo que merece la pena buscar un practicante hábil e intuitivo. Los requisitos para el certificado de acupuntor varían mucho dependiendo de la jurisdicción y hay que buscar a alguien que tenga un certificado reconocido por una institución nacional, como la Comisión de certificación nacional de acupuntura y medicina oriental. Y, por supuesto, hay que asegurarse de que el practicante utilice sólo agujas desechables.

ELEGIR UN PRACTICANTE

Creo que el poder curativo del masaje y otros métodos provienen en parte de la persona que da el tratamiento;,en parte provienen del Yo Superior del practicante y en parte, del Yo Superior del paciente. Se produce un flujo de energía durante el proceso curativo que es tanto una ciencia como un arte, y obecede a leyes naturales, igual que a las demás leyes físicas.

Ciertamente hay terapeutas que poseen «manos curativas». Los terapeutas que están conectados con su Yo Superior y centrados en él pueden transmitir una corriente curativa a través de sus manos durante una sesión. Por otro lado, si el terapeuta está deprimido, descontento o enfadado, esa energía negativa puede ser transmitida al paciente; aún peor, el terapeuta puede vaciar al paciente de su energía positiva.

Los médicos, terapeutas, sanadores y trabajadores en el campo de la salud también pueden asumir energía negativa de los pacientes (ya sea consciente o inconscientemente) si no saben cómo sellar su campo áurico. He aquí una de las razones por la cual los terapeutas se lavan las manos entre pacientes. Además de ser higiénico, eso ayuda a eliminar las energías negativas que el terapeuta haya podido atraer. El agua rompe el contacto y es un medio de limpiar el áura así como el cuerpo físico.

Por experiencia sé lo fácil que es sentirse débil después de ver a muchos pacientes. Uno de los motivos por los que esto ocurre es que el terapeuta transfiere al paciente un poco de la finita cantidad de energía de su campo áurico, que es limitada, en vez de simplemente ser un conducto de las energías del Yo Superior.

En general me gusta ser selectiva con quién toca mi cuerpo durante un tratamiento. Si el terapeuta está cansado o fuera de sí, prefiero saltarme la sesión ese día, pues la energía fluirá de mí hacia él y ese no es el propósito del tratamiento. Si no me gusta la apariencia o la vibración de la persona, si está enfadada o si le falta armonía, entonces no quiero que esa energía sea transferida a mi cuerpo y me voy a buscar a otra persona. Siempre pido a los ángeles que me guíen hacia la persona adecuada, y parece que así es.

Antes de que cualquier practicante coloque las manos sobre mí, rezo para que sólo la luz de su Yo Superior pase hacia mí y que ninguna de las energías de mi yo inferior pase hacia el practicante. También pido a los ángeles, incluyendo a mi ángel de la guarda, que trabaje con el practicante para que alinee mi cuerpo y realice los ajustes necesarios.

OTRAS TERAPIAS

He mencionado algunas de las terapias complementarias que me funcionaron durante mi tratamiento contra el cáncer. Existen otras terapias complementarias que he utilizado en el pasado y que son eficaces (por ejemplo, la reflexología y la medicina ayurvédica) que no elegí para tratar esta enfermedad en particular. No podía hacerlo todo así que, sencillamente, elegí los métodos que me parecieron adecuados en ese momento. Puede que tú o un ser querido tuyo eligiera otras terapias.

Existe una gran multitud de terapias complementarias a tu disposición. Sé selectiva, no se pueden probar todas ellas. Tómate tu tiempo, pues hay tiempo para prepararte. Busca ayuda si la necesitas, pero al final la decisión será tuya. Hay un gran número de buenos libros comprensivos que delinean las distintas opciones. Yo busqué los que tenían datos científicos sólidos y que mostraban lo que realmente funciona. Investiga y sigue lo que te diga el corazón.

LISTA DE CONTROL: ELEGIR TERAPIAS COMPLEMENTARIAS

✓ Combina terapias complementarias con medicina tradicional.

✓ Elige practicantes de medicina alternativa con quienes te sientas cómoda.

✓ Considera terapias para cada una de las siguientes facetas:
  o La lucha contra el cáncer
  o El apoyo al sistema inmunológico
  o El hacer frente a los efectos del tratamiento

✓ Sé selectiva. No puedes hacerlo todo.

✓ Investiga. ¿Exiten pruebas y estudios que demuestren la eficacia de una terapia en particular y que digan que ésta aumenta las probabilidades de supervivencia? Pregúntate:
  o ¿Creo en este enfoque?
  o ¿Encaja con mi sistema de creencias?
  o ¿Tengo el tiempo de hacer todo lo necesario?
  o ¿Me lo puedo permitir, económicamente hablando?

✓ Recuerda, en última instancia, la elección es tuya.
  o Pide consejo como guía.
  o Haz lo que te diga el corazón.

Capítulo 12

CAMBIOS EN EL ESTILO DE VIDA Y EL ENTORNO

L a última parte de mi programa físico incluía cambios en mi estilo de vida y en mi entorno. Hoy día es bien sabido que los contaminantes que hay en la comida, el agua y el entorno son una de las causas del cáncer. Pero, además de sus efectos cancerígenos, esas sustancias aumentan la presión sobre el sistema inmunológico. El sistema inmunológico tiene que identificarlas y el hígado, los riñones y otros órganos tienen que procesarlas y eliminarlas del cuerpo.

La ciencia moderna tiende a querer aislar los factores individuales cuando mira a las causas del cáncer, y este enfoque es válido. Sin embargo, los especialistas en medicina ambiental hablan de «carga total» sobre el sistema inmunológico como algo que causa preocupación. Puede que no haya un sólo contaminante que sea dañino o mortal por sí mismo, pero cada uno de ellos añade cierta presión al sistema inmunológico y la suma total puede ser mayor que lo que el cuerpo puede manejar eficazmente.

En cualquier caso, tenía que hacer todo lo posible para eliminar toxinas y sustancias químicas innecesarias de mi entorno. La eliminación del tumor mediante la lumpectomía era una cosa menos con la que el sistema inmunológico tenía que lidiar. Cualquier otra cosa que pudiera hacer para descargar el sistema lo liberaría para los retos de la quimioterapia y la radiación así como para afrontar las células residuales que pudieran ocasionar una reincidencia.

Me considero muy afortunada por vivir en una colina, pues no tenía que preocuparme por la contaminación constante como la gente de las grandes ciudades. Además, no fumaba ni bebía alcohol (cosas que cargan el sistema inmunológico y que se ha demostrado aumentan el riesgo de cáncer). Entonces empecé a considerar los problemas ambientales de los cuales no había sido consciente anteriormente.

Por ejemplo, busqué productos alimenticios cultivados orgánicamente, que ahora son más fáciles de encontrar en los supermercados. Ahora utilizo sólo desodorantes naturales e intento usar cosméticos más naturales así como productos para el cuidado personal que me ofrezcan una buena alternativa. (Creo que evitar los productos químicos artificiales puede ser especialmente importante cuando se trata de los desodorantes, que se aplican a la piel muy cerca del pecho y directamente sobre los ganglios linfáticos que están más cerca del pecho.)

CUANDO CONSIDERES ESTILO DE VIDA Y ENTORNO, PIENSA EN TODA LA CARGA QUE HAY SOBRE EL SISTEMA INMUNOLÓGICO Y EN CÓMO REDUCIRLA.

También hay evidencias de que llevar sostén (especialmente los de soporte metálico) durante más de doce horas al día puede aumentar el riesgo de cáncer de mama,[1] por lo que ahora llevo sólo sostenes que sean cómodos, me queden bien y no me causen irritación ni me corten la circulación o el líquido linfático.

No creo que ninguno de esos factores sea causa de cáncer por sí mismo, pero si puedo reducir el riesgo total aunque sea un pequeño porcentaje, creo que merece la pena, especialmente habiendo sufrido una reincidencia, que aumenta estadísticamente el riesgo de cáncer en el futuro.

Con la aparición constante de más y más productos naturales y orgánicos a nuestra disposición, no es difícil realizar todos esos cambios que he mencionado. Repito, no se trata de alcanzar «todo o nada»; no se tiene por qué adoptar lo orgánico al cien por cien para marcar una diferencia. Recuerda que la clave está en la carga total sobre el sistema inmunológico y cualquier sustitución que haga puede ser de ayuda.

CAPÍTULO 13

LA MEDICINA Y LA MENTE

L a mente, el cuerpo y las emociones están conectados y afectan al sistema inmunológico. Esta conexión se documenta hoy día de manera científica. Las técnicas medicinales cuerpo-mente se están incorporando en muchos programas de tratamiento de cancer así como contra otras enfermedades en los centros médicos principales, y muchos pacientes buscan tales formas de terapia.

La Dra. Joan Borysenko, autora de *Cuidar el cuerpo, arreglar la mente* (*Minding the Body, Mending the Mind*), importante investigadora de la conexión cuerpo-mente en el campo de la medicina, dice: «Siempre hemos sabido que podemos morir, literalmente, por tener el corazón roto o los sueños destrozados. Los descubrimientos realizados en laboratorio corroboran esa sensación intuitiva. La pregunta más apremiante para nosotros, por tanto, es cómo volvemos a conectarnos con la esperanza, la fe y el amor, y cómo utilizamos esos estados para cuidar el cuerpo y arreglar la mente»[1].

Yo era consciente de la conexión cuerpo-mente mucho antes de mi experiencia con el cáncer porque la había visto en acción en mis pacientes, años atrás. Recuerdo una paciente que tomaba varios medicamentos para la hipertensión pero seguía teniendo problemas para mantener la tensión bajo control. Incluso iba a una clínica especialista de una universidad médica porque a veces la presión le subía peligrosamente. Un día me dijo en confianza que la principal fuente de tensión en su vida era su suegra. Estaba midiéndole la tensión precisamente en ese momento vi como subió de repente. Habíamos descubierto el verdadero problema.

La mujer explicó que estaba felizmente casada pero no gustaba a su suegra, quien trataba de interferir en su vida en cuanto podía. Cada vez que hablaba de ese familiar o pensaba en ella, la tensión le subía veinte puntos. Hicimos experimentos y vimos que cuando calmaba sus emociones conscientemente, la tensión volvía a ser normal.

Eso la motivó inmediatamente. Cuando se esforzó en mejorar la relación con su suegra, o, más bien, poner límites adecuados y en no reaccionar ante ella, fue capaz de reducir gradualmente la medicación bajo la dirección de su especialista. No podía cambiar o controlar a su suegra pero, con la ayuda de su esposo, pudo limitar la influencia que aquélla tenía en su vida. También pudo cambiar la forma en la que reaccionaba ante ella. Además de manejar su problema médico, su alma también aprendió una lección que le dio la capacidad de vivir una vida más feliz y plena.

Este tipo de medicina me pareció muy satisfactorio puesto que ayuda a la gente a llegar a la causa real de sus problemas en lugar de tratar sólo los síntomas. Yo disfrutaba al pasar más tiempo con mis pacientes, ayudándoles a descubrir cómo podían ayudarse a sí mismos. Esa era una de las razones por las que a menudo me retrasaba; y razón por la que a mis pacientes muchas veces no les importaba esperar. Sabían que a ellos también les dedicaría el tiempo necesario.

También era consciente de la conexión cuerpo-mente en mi vida personal. Creo que la actitud, los pensamientos y los sentimientos pueden curar o enfermar. Además, el cuerpo dice lo que necesita, si se le escucha. Creo que una razón por la que tenía cáncer era que había ignorado los mensajes que el cuerpo me había estado mandando durante un tiempo. Me di cuenta de que algo no funcionaba bien cuando vi cómo reaccioné, al principio, ante el diagnóstico de cáncer: sentí alivio por no tener que volver al trabajo. Había enviado a mi cuerpo mensajes muy negativos durante algún tiempo (por ejemplo, «este trabajo me está matando») y evidentemente este siguió el guión obedientemente.

SIEMPRE HEMOS SABIDO QUE PODEMOS MORIR, LITERALMENTE, POR TENER EL CORAZÓN ROTO O LOS SUEÑOS DESTROZADOS... LA PREGUNTA MÁS APREMIANTE PARA NOSOTROS, POR TANTO, ES CÓMO VOLVEMOS A CONECTARNOS CON LA ESPERANZA, LA FE Y EL AMOR, Y CÓMO UTILIZAMOS ESOS ESTADOS PARA CUIDAR EL CUERPO Y ARREGLAR LA MENTE.
—Dr. Joan Borysenko

Bernie Siegel dice: «Pienso que tenemos mecanismos biológicos de "vive" y "muere" en nosotros. La investigación científica de otros médicos y mi experiencia clínica diaria me han convencido de que el estado psicológico cambia el estado del cuerpo a través del sistema nervioso central, el endocrino y el inmunológico. La paz interior manda al cuerpo el mensaje «vive», mientras que la depresión, el miedo y el conflicto sin resolver le dan el mensaje «muere». Así, todas las curaciones son científicas, aunque la ciencia aún no puede explicar exactamente cómo ocurren los «milagros»[2].

Cuando me enfrenté a mi diagnóstico, me di cuenta de que mi cuerpo y mente tenían que seguir un nuevo grupo de directrices: ¡vivir! No perdí tiempo y mandé el nuevo mensaje. Tuve una seria charla con mi cuerpo, mi elemental del cuerpo y mi Yo Superior. Les dije a todos ellos que anteriormente había mandado directrices equivocadas que había que borrar. Les pedí que pusieran formas de pensamiento correctas y pensamientos y sentimientos sanos en lugar de las instrucciones incorrectas. Y les dije que trabajaría de cerca con ellos de ahora en adelante y que les proporcionaría los recursos necesarios.

Me di cuenta de que tenía que ganar terreno muy deprisa, por lo que me dirigí al estudio de la medicina cuerpo-mente y la psiconeuroinmunología (PNI), una palabra difícil para un concepto simple. Tiene tres partes: 'psico' se refiere a la mente, los procesos de pensamiento y los emocionales así como los estados de humor; neuro se refiere a los sistemas neurológicos y neuroendocrinos, el sistema nervioso y las hormonas; 'inmunología' se refiere al sistema inmunológico y las funciones celulares.

Después de conjuntarlo todo, el PNI resulta ser un medio poderoso de utilizar la mente y las emociones, a través de los sistemas neurológicos, para ayudar al sistema inmunológico. Aún hay mucho que no conocemos con exactitud sobre cómo funciona la conexión cuerpo-mente pero la conexión es innegable y muchos pacientes y sus familias lo entienden de forma intuitiva.

TODAS LAS CURACIONES SON CIENTÍFICAS, AUNQUE LA CIENCIA AÚN NO PUEDA EXPLICAR EXACTAMENTE CÓMO OCURREN LOS 'MILAGROS'.
—Dr. Bernie Siegel

IMÁGENES PARA LA CURACIÓN
Hay muchas formas en que se puede activar la conexión cuerpo-mente. Una que conocía desde hacía tiempo era el uso de imágenes durante la curación. Había leído el trabajo de Jeanne Achterberg, autora de

Imágenes en la curación (Imagery in Healing), y el de Martin Rossman, autor de *Salud a través de las imágenes (Health Through Imagery)*, y había asistido a una de las conferencias del Dr. Rossman. Me encantaban las historias de las visualizaciones que usaban otros pacientes para fortalecer su sistema inmunológico y descubrí, como sospechaba, que el uso de la visualización en la curación es algo muy personal.

Una manera popular de utilizar imágenes en el tratamiento del cáncer es la visualización de las células cancerígenas en el cuerpo afectadas por el tratamiento en su nivel celular. Algunos pacientes visualizan cosas que se comen a las células cancerígenas, de todo, desde tiburones hasta perros, pasando por figuritas del Pac-Man. A algunos niños les gusta imaginar videojuegos donde bombardean las células cancerígenas con rayos láser o misiles. A algunas personas les gusta visualizar la acción del sistema inmunológico, los glóbulos blancos atacando y eliminando a las células cancerígenas.

Al pricipio parece improbable que el visualizar tiburones comiéndose a las células cancerígenas pueda servir de algo. Pero de alguna forma parece que estas actividades de la mente se traducen en un cambio en la actividad del cuerpo a nivel celular. Aunque puede que no comprendamos todas las secuencias causa-efecto de este proceso, los resultados están ahí.[3]

Al experimentar con esas técnicas, utilicé mi preparación médica para visualizar glóbulos blancos sanos puestos manos a la obra y ver el cáncer disolverse. También usé libros de texto de medicina para visualizar la anatomía de la zona en cuestión. Después, sin embargo, durante el transcurso de mi tratamiento, mis visualizaciones evolucionaron y descubrí que me encontraba más cómoda con las imágenes de naturalea espiritual.

Una de ellas era la luz violeta saturando el cuerpo. El violeta es el color del cambio y la transmutación. Visualizaba cómo la luz violeta disolvía el cáncer y me limpiaba el cuerpo de todas las cargas o negatividad, cualquiera fuera su fuente. También visualizaba la luz violeta afectando a mis cuerpos sutiles, cambiando mis pensamientos y emociones de manera que afirmaran más la vida e incluso cambiando la forma en que veía el cáncer.

En otra visualización usaba la luz verde esmeralda, el verde curativo de la naturaleza que cura la vista, el alma y el cuerpo. Visualizaba la luz fortaleciendo mis células sanas y mi sistema inmunológico, alineando de nuevo las células y los órganos en un estado de salud perfecta.

La tercera visualización era con la luz verde, azul y blanca que es una forma de pensamiento curativa conocida. Esta forma de pensamiento está compuesta de esferas concéntricas, con una esfera blanca rodeada de otra azul suspendida en otra verde. La esfera blanca representa la pureza y la disolución de cualquier negatividad de la parte enferma o lesionada. El azul representa el arquetipo original o el patrón perfecto del órgano o miembro y de cómo debe funcionar. La esfera verde es la luz de la curación, que devuelve a las células y los órganos a un estado de plenitud.[4]

Cada día pasaba tiempo visualizando el pensamiento curativo sobre mi pecho y todo el cuerpo, e incluía esa forma de pensamiento en mis oraciones. Pedía que ese pensamiento fuera colocado sobre mis cuerpos físico, mental, emocional y espiritual y lo visualizaba realizando su trabajo perfecto.

Simplemente rezaba así: «En el nombre de mi Yo Superior, en el nombre de la Virgen María y el Arcángel Rafael, pido que la forma de pensamiento curativa descienda sobre mí y cure todos los vestigios de cáncer de mama en mi cuerpo. Que pueda producir la perfecta curación de mi cuerpo, mente y alma. De acuerdo con la santa voluntad de Dios, que así sea».

Tenía tres piezas de cristal de fluorita que usaba como ayuda para visualizar. Uno era de color violeta, otro era verde y el tercero estaba tallado en forma de corazón con el blanco, verde y violeta arremolinados juntos. Me los llevaba a los tratamientos de quimioterapia para sostenerlos en la mano como piedras de toque, recordatorios físicos de mis visualizaciones.

Existen libros muy buenos sobre el uso de imágenes en la curación y los efectos poderosos en el cuerpo. He formado una lista de ellos en la sección de recursos, al final del libro. Leerlos y descubrir cuántas cosas podemos hacer con nuestros pensamientos y sentimientos para la curación fue para mí algo que me dio poder y una gran liberación.

CÁNCER Y PSICOLOGÍA

La terapia psicológica me fue de gran apoyo en mi viaje de curación. Hay tantas emociones que surgen en los pacientes de cáncer; no sólo las obvias como la depresión y el miedo, sino el sentimiento de culpabilidad, la ira y el resentimiento. Si estas emociones se pueden manejar y se pueden atraer emociones positivas, se puede marcar una enorme diferencia en cómo responde el cuerpo al desafío.

Norman Shealy, neurocirujano de renombre y fundador de la Asociación Americana de Medicina Holística, dice en su libro *Curación sagrada (Sacred Healing)*: «A fin de cuentas, usted no se puede permitir el lujo de sentir miedo, ansiedad, ira, culpabilidad o depresión, ¡no importa cuál sea la causa! Y no se puede permitir el lujo del prejuicio, la aversión, el odio, el resentimiento, la avaricia o la ignorancia. En algún punto se producirá un efecto fisiológico negativo»[5].

USTED NO SE PUEDE PERMITIR EL LUJO DE SENTIR MIEDO, ANSIEDAD, IRA, CULPABILIDAD O DEPRESIÓN, ¡NO IMPORTA CUÁL SEA LA CAUSA! Y NO SE PUEDE PERMITIR EL LUJO DEL PREJUICIO, LA AVERSIÓN, EL ODIO, EL RESENTIMIENTO, LA AVARICIA O LA IGNORANCIA. EN ALGÚN PUNTO SE PRODUCIRÁ UN EFECTO FISIOLÓGICO NEGATIVO.
—Norman Shealy

Bien se sabe que la tensión alta, los ataques al corazón y las migrañas están asociados con la ira crónica. El Dr. Shealy, sin embargo, destaca algo no muy conocido: que la depresión crónica está claramente asociada, y desde el punto de vista médico, con el cáncer.[6] (Eso no significa que la depresión crónica sea la causa del cáncer; más bien, que existe una correlación estadística. Si hay o no una relación de causa es una pregunta aún sin respuesta.)

Leer acerca de esta investigación me empujó a averiguar más cosas sobre la conexión entre el cáncer, la mente y las emociones. Tenía la sensación de que mi aspecto psicológico tenía algo que ver con mi enfermedad. Sabía que el cáncer no se desarrolla de la noche al día. Algunos expertos estiman que existe microscópicamente y que crece despacio durante un máximo de cinco años antes de ser descubierto. Comencé a preguntarme si yo había proporcionado el «campo de cultivo» propicio para que el cáncer creciera en mi cuerpo. Sabía en mi interior que era importante que resolviera eso. Afortunadamente, tenía una muy buena terapeuta que me podía ayudar con ese aspecto de mi curación. La Dra. Marilyn Barrick me ayudó a ser objetiva respecto de mi enfermedad y también a entrar en contacto con mis sentimientos.

Como casi todos los que reciben el diagnóstico de una enfermedad grave, pasé por varias emociones de acuerdo con un patrón bien conocido: conmoción, rechazo, ira, depresión, aceptación. También tuve que afrontar el sentimiento de culpabilidad que tenía por haber contraído la enfermedad. Aquí estaba yo, una médico y ministra religiosa que manejaba asuntos espirituales, y tenía cáncer de mama. ¿Cómo pude dejar que esto me ocurriera a mí? ¿Es que no lo vi venir?

Marilyn me dejó bien claro que la culpabilidad, la vergüenza, el miedo y la amargura son emociones normales en cualquier paciente de cáncer y hay que enfrentarlas y manejarlas. Aunque muchos de esos sentimientos duran poco, si no se reconocen y se resuelven según van surgiendo, pueden ir fraguándose durante largo tiempo bajo la superficie, influyendo al final en toda la perpectiva de la vida y comprometiendo el sistema inmunológico.

Afronté todas esas emociones en algún punto de mi tratamiento, y poder hablar de ellas y comprenderlas con la ayuda de Marilyn fue una experiencia curativa. También trabajamos con las emociones del pasado y mi aspecto psicológico subyacente. Mucha gente encuentra útil el trabajo con el niño interno a la hora de afrontar patrones mentales y emocionales que se han originado al principio de la vida.

Era muy consciente de que tenía decisiones que tomar todos los días sobre cómo reaccionar ante la enfermedad. Recuerdo un día en que sentí lo fácil que hubiera sido caer en un estado de amargura, por lo que inmediatamente recé y pedí que se eliminaran todos los rastros de esa tendencia. Sentí cómo eso me abandonó antes que se asentara en mí. Me imagino a los ángeles llegando y llevándose la dureza de corazón, la amargura y el resentimiento de mí.

Además del trabajo con la psicóloga, me esforcé en mejorar en mi aspecto psicológico a nivel espiritual mediante la oración y otros medios. Pedí a los maestros y ángeles de curación que trabajaran con Marilyn y conmigo para ayudarme a afrontar los aspectos emocionales y psicológicos del cáncer.

¿EXISTE UNA PERSONALIDAD PROPENSA AL CÁNCER?

Desde hace mucho ha habido teorías sobre un vínculo entre el cáncer y las emociones. Esta conexión, particularmente con las emociones de dolor y desesperanza, estaba descrita en los libros de medicina del siglo diecinueve. Sin embargo, la conexión se olvidó de alguna forma a mediados del siglo veinte al ofrecer los avances científicos la esperanza de poder tratar el cáncer como una enfermedad más localizada.

Aunque casi todo el mundo está de acuerdo en que es beneficioso que los pacientes de cáncer resuelvan sus emociones, ha habido mucha controversia sobre el tema de una «personalidad propensa al cáncer». Se dice que la gente que tiene cáncer o que es propensa tiene la tendencia a no expresar ira, a suprimir o incluso «almacenar» sus emociones y a ser demasiado complacientes. Bernie Siegel y Lawrence LeShan han hablado del sentimiento de desesperanza aparente en muchos pacientes de cáncer incluso antes de que se les diagnosticara la enfermedad, observando que el cáncer también se ha vinculado a la aflicción, la profunda tristeza y el sentimiento de pérdida. Se piensa que estas emociones relacionadas deprimen la inmunología y permiten el crecimiento del cáncer.[7]

Muchos médicos se oponen, comprensiblemente, al concepto de una personalidad propensa al cáncer o a que el paciente de cáncer pueda ser resposable de su propio cáncer. No quieren que sus pacientes se culpen a sí mismos innecesariamente. (Y, por supuesto, si las emociones negativas llevan a un mayor riesgo de cáncer, aumentar el sentimiento de culpabilidad no ayuda.) Muchos, como el Dr. John Link, creen que «nuestras decisiones no son responsables del cáncer de mama»[8].

Andrew Weil, experto en medicina cuerpo-mente, afirma que «los profesionales de la salud que ven a muchos pacientes de cáncer a menudo los describen como «buena gente», es decir, agradables, inofensivos, reacios a crear problemas, siempre disculpándose por estar enfermos. Esta frecuente observación ha dado pie a la idea de una «personalidad del cáncer». De muchas formas, eso es justamente lo opuesto a la personalidad del ataque al corazón, la cual tiene la tendencia a enojarse»[9]. Aunque el Dr. Weil dice que «es razonable suponer que vivir con un montón de dolor e ira que no se ha expresado o que ni siquiera se siente no le hace al sistema inmunológico ningún bien», él cree que hasta que se realice alguna investigación, el concepto de una personalidad propensa al cáncer no es más que una idea interesante.[10]

Aunque comprendo que culparse o sentirse culpable no son buenas emociones, creo que mis decisiones tienen un impacto en mi vida y mi salud. Pienso que es mi responsabilidad, sin sentirme culpable. Tengo la posibilidad de elegir cómo reaccionar ante las circunstancias de la vida. Al mirar atrás en mi vida, después del diagnóstico, vi que a lo largo del camino había tomado malas decisiones en algunas facetas.

Creo que es natural para un paciente de cáncer preguntar «¿por qué?». Hay que examinar la propia vida para ver si se pueden realizar cambios y hay que descubrir qué se puede hacer para vencer la enfermedad. Al hacerlo, me di cuenta de que, siendo honesta conmigo misma, no podía ignorar a la ligera los rasgos de la personalidad propensa al cáncer que podía observar en mí; y no podía esperar a que se demostrara científicamente la conexión antes de empezar el trabajo de corrección.

Si existiera un término para describir mi personalidad pre cáncer, sería «buena persona». Toda mi vida me han descrito como una buena persona y yo me he esforzado para que así sea. Incluso solía bromear con mi esposo, Peter, sobre la «Neroli buena» —la cara que enseñaba al mundo— y la «Neroli mala» o «no tan buena», que de vez en cuando salía a flote, aunque rara vez en público. Habitualmente asentía ante los deseos de otras personas, evitaba enfrentamientos, tendía a tragarme mis emociones en vez de expresarlas y hacía lo indecible para ayudar a los demás, incluso en detrimento mío. Ahora que tenía cáncer de mama, sabía que tenía que cambiar y tenía que averiguar más sobre el tema.

Para cualquiera que quiera explorar este camino, un punto excelente por donde empezar es *Cáncer como punto de cambio (Cancer as a Turning Point)*, un libro pionero escrito por el psicoterapeuta Lawrence LeShan en el que el autor repasa treinta y cinco años de medicina cuerpo-mente y donde habla desde sus muchos años de experiencia con pacientes de cáncer. Su libro ofrece una excelente lectura para cualquier paciente de cáncer y revela que el tema de la personalidad propensa al cáncer no es ni trivial, ni simple.

El Dr. LeShan dice, «Lo mejor de las investigaciones de los últimos años presenta resultados que destacan que los factores psicológicos juegan un papel importante en cómo y cuándo las personas enferman y cómo funcionan sus sistemas inmunológicos cuando están enfermas. Los factores psicológicos son sin duda sólo parte del proceso. Nadie «se pone enfermo» por cómo se comporta o se siente. Asímismo, otros factores, como el hereditario y el entorno físico, juegan un papel principal. No eres responsable si te enfermas, y no eres responsable de la recuperación. De lo que sí eres responsable una vez que estás enferma es de hacer todo lo posible para ponerte mejor. Eso significa obtener el mejor tratamiento médico y cambiar la propia vida para que tus capacidades curativas internas sean estimuladas al nivel más alto posible»[11].

El Dr. LeShan habla de pacientes que afrontan el cáncer en los tres niveles de la vida humana: físico, psicológico y espiritual. Tras años de trabajo con pacientes de cáncer, ha descubierto que los que trabajan conscientemente en los tres niveles tienden a obtener mejores resultados que los que no lo hacen.[12]

También cree que los grandes cambios tienen lugar en el interior y no en el exterior del paciente. «El interior es el lugar importante y crucial donde el cambio ha de ocurrir si queremos mover nuestras defensas hacia niveles superiores de funcionamiento. Los cambios exteriores en la vida puede que sucedan o puede que no sucedan; puede que sean cambios dramáticos cuando ocurran; pero son reflejos de nuestro cambio interior»[13].

El Dr. LeShan observa que las personas propensas al cáncer a menudo muestran rasgos de pasividad, desesperación y supresión de la expresión emocional. Aunque yo no tenía todos esos rasgos, había en mí elementos de todos ellos. Mucho de lo que el Dr. LeShan dijo en su libro encontró una profunda resonancia en mí.

Al final del libro hay una serie de ejercicios diseñados para ayudar a los pacientes a entrar en contacto con su yo interior, con las necesidades y los deseos suprimidos por un deseo de ajustarse a las expectativas de los demás. El Dr. LeShan descubrió que a medida que los pacientes hacían los ejercicios y aprovechaban el potencial no expresado del alma y el espíritu, los recursos internos del cuerpo físico también se activaban. Era sorprendente leer las historias de los pacientes terminales de cáncer cuyos tumores empezaban a disminuir espontáneamente después de que hallaban su verdadero propósito en la vida y empezaban a vivirlo. Al realizar los ejercicios, logré obtener una nueva perspectiva de mi vida y las decisiones tomadas todos los días.

Aún más revelador que la descripción de los rasgos característicos que hace el Dr. LeShan fue la discusión sobre el estrés y cómo las personas afrontan los problemas en la vida. Recuerdo las palabras que había leído años antes: «La parte más importante de cualquier experiencia no es lo que se nos pone en el camino sino cómo reaccionamos ante ello»[14]. Me daba cuenta de que, aunque había situaciones en mi vida más allá de mi control, podía haber reaccionado ante ellas mucho mejor. No tenía que verme como una víctima.

Eso fue una de las cosas más importantes en las que trabajé con mi psicóloga. También lo abordé con los remedios de las Flores de Bach, la homeopatía y los aceites esenciales. Creo que aquí realicé un progreso personal de lo más importante. Me cambió la forma de pensar en mí misma y cómo me planteo la vida actualmente.

EL SIMBOLISMO DEL CÁNCER DE MAMA

Louise Hay es una famosa escritora y conferencista metafísica que durante muchos años ha enseñado la conexión entre la mente, las emociones y la enfermedad física. En su libro *Cura tu cuerpo: las causas mentales de la enfermedad física y la manera metafísica de superarlas (Heal Your Body: The Mental Causes for Physical Illness and the Metaphysical Way to Overcome Them)*, ella interpreta el pecho como la representación de «la maternidad, la crianza y el nutrimento». Considera que los problemas del pecho están relacionados con una «negativa a criar al yo; poner a los demás primero; mimar en demasía; proteger en demasía; una actitud dominante». Interpreta que el cáncer está relacionado con el «dolor profundo; resentimiento permanente; profundo secreto o dolor que corroe al yo»[15].

Louise Hay cree que que la causa principal de la enfermedad reside en los patrones mentales insanos como los descritos y cree que el cambio de tales patrones puede ser un medio poderoso de curación Una de las herramientas que ella enseña para volver a programar la mente es la utilización de afirmaciones: declaraciones positivas sobre el yo que se repiten muchas veces al día. Ofrece dos afirmaciones para el cáncer de mama que yo usé por algún tiempo:

Tomo y doy nutrimento en equilibrio perfecto.
Amorosamente perdono y libero todo el pasado. Escojo llenar mi mundo de alegría.
Me amo y me apruebo.[16]

ESTABLECER LÍMITES

En el cuerpo físico, el sistema inmunológico tiene la tarea de establecer límites. Él decide qué es «tú» y que no lo es; y luego se ocupa de aquellas cosas que no son «tú» que de alguna manera han entrado en el cuerpo. El cáncer sólo puede crecer si el sistema inmunológico no reconoce ese desarrollo como algo que no debería estar ahí, de ahí que muchas terapias para el cáncer estén pensadas para activar y fortalecer el sistema inmunológico en vez de atacar a las células cancerígenas directamente.

Actualmente existe una gran cantidad de investigaciones que muestran cómo la conexión cuerpo-mente influye en el sistema inmunológico. En el libro *Amor, medicina y milagros (Love, Medicine, and Miracles)*, Bernie Siegel hace referencia a un estudio de seguimiento en el *Diario de medicina de Nueva Inglaterra* sobre cincuenta y siete mujeres con cáncer de mama precoz. El estudio mostraba que «la supervivencia sin reincidencia era significativamente más común entre pacientes que reaccionaban al cáncer con rechazo o con un «espíritu de lucha» que entre pacientes que respondían con una aceptación estoica o con sentimientos de desamparo o desesperanza»[17]. Las tasas más pequeñas de supervivencia al cáncer están asociadas con la depresión y el desamparo y las más altas, con el sentimiento de hacer frente. Los rasgos de personalidad correspondientes al sentimiento de significado y propósito en la vida, el sentimiento de responsabilidad personal hacia la salud propia, la capacidad de expresar las necesidades y emociones propias, y el sentido del humor mejoran la supervivencia. Contrariamente, «la sumisión, el ajuste, el sacrificio, la negación de hostilidad o ira y la falta de expresión de emociones» parecen estar relacionados con una prognosis desfavorable en los pacientes de cáncer y puede estar relacionado también con la susceptibilidad al cáncer.[18]

De estos estudios aprendemos que las personas que tienen un fuerte sentido del yo (que saben lo que quieren y lo buscan) tienen mejores resultados. Al leer de estos patrones y, a la vez, trabajar en el fortalecimiento de mi sistema inmunológico para hacer frente al cáncer, me di cuenta de que había paralelos evidentes y que una manera de mirar el perfil de los pacientes que mejoran es considerar que tienen sistemas inmunológicos sanos en los niveles mentales y emocionales. ¿Qué apariencia tendría un «sistema inmunológico mental» sano? Como ocurre con el físico, consiste en saber qué es «tú» y qué no lo es. Es saber cuáles son los pensamientos propios comparados con lo que quiere entrar en la mente desde el exterior. Una de las fuentes exteriores de influencia son los medios de comunicación, que constantemente nos bombardean diciéndonos lo que debemos pensar sobre todos los asuntos o temas. Constantemente quieren formar nuestra forma de pensar sobre el mundo y nosotros mismos.

LAS BAJAS TASAS DE SUPERVIVENCIA ESTÁN ASOCIADAS CON LA DEPRESSION O EL DESAMPARO Y LAS TASAS ALTAS, CON LA SENSACIÓN DE HACER FRENTE A LAS COSAS.

¿Qué pensamos de nostoros mismos? ¿Permitimos que entre la condenación del mundo, los mensajes que dicen que estamos gordos, que no somos lo suficientemente guapos, lo suficientemente inteligentes? ¿Aceptamos los pensamientos de depresión y tristeza? Interiorizaremos toda esa negatividad si somos demasiado pasivos y asumimos las cosas sin discriminar.

También debemos ser conscientes de los mensajes que interiorizamos provenientes de amigos, familiares y compañeros de trabajo. Las cosas que interiorizamos cuando somos pequeños se arraigan muy profundamente y pueden volverse una parte intergral de quiénes somos y cómo nos vemos a nosotros mismos. Nuestra tarea es separarnos de los conceptos que otros tienen de nosotros. Aunque puede resultar doloroso, tal proceso puede ser enormemente liberador y una clave para descubrir quiénes somos en realidad y cuál es nuestro propósito en la vida.

¿Qué hay del «sistema inmunológico emocional»? ¿Cómo puedo saber qué es 'yo' (mis necesidades y deseos) y qué no lo es (lo que todo el mundo quiere que haga? Al pensar en ello, me di cuenta de que ponía muchísima energía en hacer aquello que otras personas querían que hiciese; o lo que yo creía que ellas querían que hiciese. A veces me preocupaba tanto por satisfacer a la gente que ya no sabía realmente lo que yo quería hacer.

Muchos de los ejercicios del libro del Dr. LeShan están diseñados como ayuda para volver a entrar en contacto con los deseos internos. El alma ha venido a la tierra con una misión que cumplir. Ese sentido de misión y propósito puede quedar enterrado bajo los deseos de los amigos, la familia y los seres queridos. ¿Cuántas personas vemos llegar a ser médicos y abogados sólo porque sus padres lo querían? Cuando llegan a la mediana edad, experimentan la clásica crisis al darse cuenta de que se han desviado de la ruta destinada para su alma.

Algunas veces la crisis surge debido a una enfermedad como el cáncer de mama. Sé que en cuanto escuché el diagnóstico, todo sufrió un cambio. De repente sabía que tenía que hacer lo más importante para mí y que ya no podía hacer cosas simplemente porque la gente esperaba o quería que lo hiciera.

No era una tarea fácil; a veces los deseos interiores del alma se adormecen tanto que es difícil volver a encontrarlos. Sin embargo, Marilyn y otros me ayudaron a contactar con mi «yo real». Aunque en esencia soy la misma «Neroli buena», hay una gran diferencia en mi personalidad post cáncer: no hago automáticamente lo que quiere la gente cuando sus deseos no son los míos. Ya no tengo aversión a decir que no cuando creo que eso es lo correcto. Estoy más dispuesta a decir lo que pienso cuando es adecuado y, en general, soy menos pasiva.

Aún me dedico a servir y ayudar a los demás, pero puedo establecer límites y decidir conscientemente si me voy a involucrar o no en una situación en particular. Si lo hago, es por elección propia y no la de otro. Aunque aún me gusta trabajar mucho en lo que hago, soy más capaz de tomarme tiempo libre.

Como consecuencia, he descubierto que ya no gusto a la gente de manera tan general; a veces, cuando digo que no, la gente se enfada. Pero eso es parte del precio que pago por ser yo misma y por seguir lo que me dice el corazón. Para mí, merece la pena.

Lo que digo es cierto para mí, pero sé que puede no serlo para todo el mundo. He conocido a muchas pacientes con cáncer de mama que se ajustan a este perfil y también he conocido a varias que no. Sin embargo, creo que si tú tienes cáncer y quieres profundizar en esta faceta de tu vida, ello te puede ofrecer grandes recompensas. Pero debe ser algo que tú quieras y no algo forzado desde fuera por otras personas. (Al fin y al cabo, si nos ponemos a trabajar para mejorar nuestros aspectos psicológicos porque otra persona cree que tenemos que hacerlo, aún estaremos viviendo la vida de otro y no la propia.)

En general creo que es mejor que las pacientes descubran esas cosas por sí mismas. Si su alma quiere saber, la persona hará las preguntas y buscará las respuestas. Yo busqué esas cosas porque tenía un empuje ardiente para hacerlo. Para otras personas quizá no tenga el menor interés. Y eso también está bien.

Bernie Siegel dice: «Todo el mundo puede ser un paciente excepcional, y el mejor momento es antes de enfermar. Mucha gente no usa plenamente su fuerza vital hasta que una enfermedad casi mortal incita hacia un «cambio de mentalidad». Pero no siempre ha de ser un despertar en el último momento. El poder de la mente está disponible todo el tiempo y tiene más espacio para maniobrar antes de que el desastre amenace. Ese proceso no necesita de alizanzas ni creencias religiosas en particular ni sistemas psicológicos»[19].

UNA DIETA MENTAL Y EMOCIONAL

Además de aprender a establecer límites mental y emocionalmente, tuve que pensar en mi dieta mental y emocional. Cada vez aprendemos más sobre qué darle al cuerpo como alimento. ¿Pero qué le damos a la mente?

Se ha dicho del hombre que «cual es su pensamiento en su corazón, tal es él»[20]. Nuestros pensamientos son cosas y tienen un gran efecto en nuestro cuerpo, nuestra mente y nuestra alma. Cuando observamos la mente, pronto nos damos cuenta de que aquello con que la alimentamos marca la diferencia. Programas como los que vemos en televisión, la clase de conversaciones que tenemos, los libros que leemos, las películas que vemos, los sitios a donde vamos, todas esas cosas afectan a nuestros pensamientos. Algunos' efectos tienen lugar muy rápidamente y se pueden registrar con facilidad en pruebas médicas. Algunos pueden tener efectos a largo plazo y dan forma a nuestros procesos mentales y a nuestra perspectiva general de la vida.

Cuando estaba enferma aprendí a ser cada vez más selectiva. Empecé a tener cuidado con las cosas que ponía en mi mente, porque con frecuencia las encontraba saliendo a flote a mitad de la noche. Busqué deliberadamente películas, libros y revistas optimistas. Pasé tiempo en la naturaleza y con amigos alegres, y elegí a mis amistades con más cuidado. Me esforcé en perdonar para no llevar conmigo exceso de equipaje. También me esforcé en liberar mis pensamientos de la crítica hacia mí misma y los demás. Es tan fácil juzgar y condenar a los demás; y muchas veces nos criticamos a nosotros mismos más que a nadie.

LOS SUEÑOS Y LA CURACIÓN

En varias ocasiones he tenido sueños que contenían un mensaje especial. Tales sueños poseían una cualidad totalmente diferente a los demás. Era muy vívidos y «reales». Siempre tenía la sensación de que en ellos había un significado especial. Algunas veces el mensaje estaba claro; otras, éste tenía la forma de símbolos que tenían que ser decodificados. Poco después del diagnóstico tuve una serie de sueños muy significativos que fueron muy beneficiosos de varias formas, una vez que los comprendí.

La cercana correspondencia entre la enfermedad física y el contenido de los sueños es un concepto que se remonta mucho en el tiempo. Hipócrates pensaba que algunos sueños tenían el potencial de indicar enfermedades y males físicos. Aristóteles escribió: «Los comienzos de las enfermedades y otras indisposiciones que están a punto de visitar el cuerpo… deben ser más evidentes cuando se duerme que cuando se está despierto»[21]. En tiempos más recientes, escritores y terapeutas han escrito acerca de los sueños, de su análisis y de su interpretación. Freud dijo que los sueños eran el «camino real» hacia el inconsciente. Numerosos investigadores de hoy día creen que los sueños pueden ser útiles para diagnosticar las enfermedades. Ofrecen una ventana al inconsciente y un medio de comunicación entre el cuerpo y la mente. El investigador de sueños Robert Van de Castle explica que en algunos casos, los sueños casi son como los rayos X porque dan información específica sobre la enfermedad y, a menudo, se anticipan a la aparición de los síntomas físicos u otros signos indicativos de la enfermedad.[22] Él ofrece muchos ejemplos de sueños que han anunciado la irrupción de la enfermedad física en su libro *Nuestra mente soñadora (Our Dreaming Mind)*.

Bernie Siegel describe los sueños como mensajes provenientes del subconsciente que pueden interpretarse en dos niveles. La primera interpretación es el nivel de los «significados personales». Esto se puede resolver casi siempre al hablar con el paciente y casi todo el mundo puede entender el significado personal de los sueños si se toman el tiempo de aplicar algunos principios básicos y si hablan de sus sueños. La segunda es la interpretación «más profunda», el nivel inconsciente de los símbolos y mitos, que es más problemático y difícil de interpretar.[23]

Enfoqué mis sueños desde las dos perspectivas y logré comprender cosas muy importantes. Hasta donde yo sé, no tuve ningún sueño promonitor del cáncer, pero en dos ocasiones tuve sueños significativos que me ayudaron a confirmar un tratamiento médico y me capacitaron para tomar acciones necesarias para curarme.

El primer sueño ocurrió justo después de mi segunda operación, cuyo propósito era tomar una muestra de algunos ganglios linfáticos en la axila para ver si contenían células cancerígenas. Sucedió cuando estaba en casa, unos días después de recuperarme de esa operación. Estaba decidiendo si iba a seguir adelante con la quimioterapia y me estaba preparando mentalmente para ello. Quiero enfatizar que el sueño no fue un sueño normal y corriente. Fue como si hubiera soñado despierta, un sueño muy vívido. La noche del 24 de febrero soñé que me enseñaban que tres de los siete ganglios linfáticos eran cancerígenos.

No sentí miedo en el sueño, pero estaba claro que tenía que conocer la información.

Cuando desperté supe el significado. Aunque me alegraba el hecho de que la patología médica hubiera revelado que ganglios eran negativos a nivel macroscópico o físico, el sueño proporcionó una perspectiva a un nivel más profundo. Quizá las células cancerígenas ya se habían extendido microscópicamente, o existía la posibilidad de que lo hiciesen. Esa percepción me ayudó a tomar la difícil decisión de seguir adelante con la quimioterapia. Ello confirmó mi intuición de que el cáncer era más grave de lo que mostraban las pruebas. Sentía que las oraciones y el trabajo espiritual que tanto yo como mis amigos estábamos haciendo, estaban teniendo su efecto y manteniendo a raya a la enfermedad. Y mientras que confiaba en el trabajo espiritual, también comprendí el mensaje de que la situación era grave y que tenía que hacer todo lo que pudiera para detener el cáncer en todos los niveles. La quimioterapia no era mi opción preferida, pero me sentí obligada a seguir adelante con ella para no dejar piedra sin levantar.

El siguiente sueño ocurrió alrededor de un mes después, cuando ya había comenzado la quimioterapia, la cual me asustaba ya que conocía sus posibles efectos secundarios. La tarde de mi primer día de quimioterapia, me fui a dormir muy preocupada por si había hecho lo correcto, y tuve otro sueño vívido.

Soñé que estaba en lo alto de un enorme acantilado con mi esposo, Peter. Estaba vestido con mantos orientales de brillante color verde, azul y morado, colores asociados con la curación. Comenzó a instruirme, escribiendo símbolos chinos en un muro algo retirado del acantilado. Me indicó que debía tirarme hacia las profundas aguas azules. No me hizo una pregunta ni me lo ordenó; me decía que tenía esa opción. Yo tenía mucho miedo y no quería, pero él me dijo que si decidía tirarme, me hundiría mucho en el agua y luego saldría a la superficie.

Con la confianza establecida gracias a él, salté del acantilado. La caída fue larga hasta que toqué el agua. Me hundí mucho y al final nadé hacia la superficie. Luego, en el sueño, me encontré con una amiga de Australia y caminamos de la mano por la playa, y le dije: «¿Sabías que he tenico cáncer de mama?» Ella contestó que sí y entonces se acabó el sueño.

La quimioterapia sin duda parecía ser ese salto del acantilado. Me asustaba mucho, pero el sueño me dijo que aunque sería algo muy intenso y peligroso, saldría de ello y hacía la superficie al final. Ello me ayudó a seguir adelante. A menudo recordaba el sueño, cuando la quimioterapia se volvía intensa. También observé que en el sueño le decía a mi amiga que «tuve» cáncer (tiempo pasado). Es decir, después del salto al agua (la quimioterapia), ya no tendría cáncer.

Hubo más sueños (demasiado personales, que no puedo contar) que me dieron lecciones sobre lo que significa el cáncer desde el punto de vista espiritual y emocional. Mi psicóloga me ayudó en especial a discernir el significado de esos sueños. Para mí, la importancia de tener el psicólogo adecuado no se puede sobreestimar. Aunque yo casi siempre iba por el buen camino, no estoy segura de si habría podido deshacer todas las complejidades de mis sueños sin la ayuda de Marilyn Barrick.

TRABAJAR CON TU PSICÓLOGO

Si decides utilizar los servicios de un psicólogo, es importante que elijas el que se adapte mejor a ti. El Dr. LeShan recomienda dedicar el tiempo necesario a eso y sugiere el siguiente método para encontrarlo: «Encuentre al psicólogo experimentado y veterano de su zona. Pregunte en la sociedad médica y la asociación psicológica de allí. Suponiendo que sean gente preparada, comience un proceso como el de ir de compras. Véalos uno a uno hasta que dé con el que le gusta, alguien con quien haya buena química y a quien quisiera como amigo. Puede que tenga que ver a varios. Ése es el primer paso esencial. A menos que la persona le guste, puede avanzar pero tardará nueve veces más y será nueve veces más difícil»[24].

Estoy de acuerdo con esa valoración. Yo fui muy afortunada por tener a Marilyn cerca. Ella era capaz de combinar el trabajo de mis sueños con la psicoterapia. Yo a menudo sabía cuándo era el momento de verla otra vez porque surgía otro sueño. Además, Marylin tenía un gran sentido de la vida espiritual y del papel del mundo celestial en la vida del alma.

Mi respuesta a los que preguntan cómo encontrar al psicólogo adecuado sería que hay que buscar ayuda desde el principio. Pide ayuda al cielo; tu Yo Superior o ángel de la guarda pueden guiarte hacia la persona correcta. Si sigues las indicaciones de tu corazón y las pistas que te envíe tu Yo Superior, es increíble a dónde podrás llegar. Este sencillo proceso funciona: pide y recibirás.

Una vez hallado el psicoterapeuta adecuado (o el mejor que haya), pídele al mundo celestial que acompañe y trabaje con el terapeuta. He aquí una técnica sencilla que he usado con frecuencia. Tú tienes un Yo Superior y un ángel de la guarda, lo mismo que tu médico, cirujano, oncólogo, psicólogo. De hecho, todo el mundo con quien trabajas para curarte lo tiene. La noche antes de mi reunión con los que están involucrados en mi cuidado —especialmente si la reunión puede ser difícil— llamo al ángel de la guarda y al Yo Superior de todo el mundo, incluyéndome a mí, para que todos nos reunamos en los retiros celestiales mientras dormimos.

De esta forma, todo se puede resolver en el mundo celestial antes de tiempo y todo el mundo está totalmente preparado y capacitado para hablar durante la reunión en el físico. Cuando te reúnas con los demás al día siguiente, sencillamente reconoce interiormente la presencia del ángel de la guarda y el Yo Superior de cada persona en la reunión.

Es una técnica sencilla pero la he visto funcionar muchas veces en mi vida en reuniones de trabajo, reuniones con abogados, con familiares, sesiones de guía y asesoramiento; de hecho, cualquier situación de importancia.

El poder curativo de la música

Los efectos curativos del sonido y la música en la mente y el cuerpo humanos son profundos y están bien documentados. Muchos programas cuerpo-mente incluyen música como técnica para activar los poderes curativos naturales del cuerpo.

Hay mucho que no sabemos de la música y sus efectos en el cuerpo pero, como explica Michael Castleman, sí conocemos algunos de los mecanismos por los cuales la música interviene en la curación. «Al menos algo de su poder terapéutico proviene de su capacidad de provocar la emisión de endorfinas, los poderosos agentes químicos opioides producidos en el cerebro que inducen la euforia y reducen el dolor... [La música] reduce los niveles de las hormonas del estrés, como la adrenalina. Tiene un efecto tranquilizador en el sistema límbico, un grupo de estructuras del cerebro que regulan las emociones, y aumenta los niveles de inmunoglobulina A (IgA), la primera línea de defensa que tiene el cuerpo contra los resfriados y otras infecciones»[25].

Siempre he notado el efecto tranquilizador de la música clásica, por lo que me resultaba natural utilizar música en mi viaje de curación. Empecé a escuchar todos los días mi pieza musical favorita, «Pompa y circunstancia», de Elgar. Me la llevaba cada vez que iba a la quimioterapia. Al ponerla, meditaba y componía oraciones que capturaran mis deseos en la vida. A veces recibía indicaciones claras del interior sobre lo que tenía que hacer.

La música se convirtió en algo tranquilizador y reconfortante, y con frecuencia la parte optimista del día. Escuché varias veces la producción de Andrew Weil, *Cuerpo sano, mente cuerda (Sound Body, Sound Mind)*. Contiene instrucción sobre los efectos de la música y una pieza musical de sesenta minutos específicamente diseñada para la curación.

Durante mi tratamiento, una amiga me mandó un artículo del periódico Chicago Tribune titulado, «El poder curativo de las harpas». Contaba la historia de un grupo de personas guiadas por Ronald Price, que tiene un doctorado en educación especial y cuyos propios síntomas de parálisis cerebral se estancaban siempre y cuando tocara el harpa todos los días. Siendo profesor universitario, comenzó un proyecto de investigación sobre la terapia con música de harpa porque quería ver si el destacado efecto curativo que había experimentado él mismo podía duplicarse en otras personas con desórdenes neurológicos. Ahora el Dr. Price toca el harpa para los pacientes y contempla sus poderosos efectos en gente de todas las edades.[26]

Hay música que tiene la capacidad de llevarnos a otras dimensiones de nuestro ser y permitirnos acceder a partes de nosotros mismos que no expresamos o no utilizamos. Estas dimensiones son esferas de conciencia de nuestro Yo Superior. Cuando era joven mi padre me enseñó algo de este aspecto de la música. Mi tío favorito estaba sordo casi desde que nació y, aunque no podía oír con sus oídos externos, a menudo oía música hermosa, sobrenatural, con su «oído interno». Mi padre le explicó que era música celestial, que oía la música de las esferas.

Algunos de los grandes músicos y compositores han sido capaces de capturar los elementos de esa música. Por ejemplo, Beethoven compuso algunas de sus mayores obras al final de su vida, cuando estaba sordo. Ya no podía oír los sonidos de este mundo, pero podía traer sonidos de otras esferas y componer una música que nos puede transportar a otros planos de conciencia.

Intenté encontrar música que poseyera esa cualidad; música que me pudiera llevar afuera de mi pensar y sentir diarios hacia una dimensión más alta del ser. Descubrí que esa música me ayudaba a olvidar los detalles de mi tratamiento, permitiendo que me concentrara en la luz que sería la verdadera fuente de mi curación.

Usaba música de fondo clásica suave y relajante para hacer ejercicio. Caminaba al son de música clásica. Me sentaba en las aguas termales y absorbía su sonido curativo. Además de música clásica de los grandes compositores también escuchaba canto gregoriano, música sagrada navideña, obras corales rusas, música oriental, música de la India, inluyendo los clásicos bhajans, y mantrams budistas tibetanos.

REÍR, LA MEJOR MEDICINA

Para terminar, creo que el humor es algo esencial en la curación. Norman Cousins, autor del bestseller clásico *Anatomía de una enfermedad (Anatomy of an Illness as Perceived by the Patient)*, atribuye su curación de la enfermedad incapacitante espondilitis anquilosante a la «terapia de humor». Veía películas de los hermanos Marx y otras que le hacían reír y descubrió que si se reía diez minutos, era capaz de disfrutar de dos horas ininterrumpidas de sueño sin dolor.

Siempre me sorprendía cuando tras reunir a un grupo de pacientes de cáncer en recuperación, antes o después empiezan a contar historias y acaban riéndose. Algunas de las que nos quedábamos juntas durante los tratamientos disfrutábamos al juntarnos y reirnos de nosotras mismas. Recuerdo una sesión desternillante cuando nos probamos muchísimas pelucas durante la quimioterapia.

Peter se atribuyó la labor de evitar que estuviera demasiado seria, uno de mis rasgos. Frecuentemente me sorprendía y me hacía reírme de mí misma o de la situación en la que estaba. Un día alquilamos un montón de películas y nos sentamos a verlas para que salieran las endorfinas. Aunque no todas nos hicieron reír, y algunas nos hicieron llorar, estuvieron muy bien.

La risa es una gran medicina y puede realmente aliviar el dolor, tanto el físico como el emocional.

Diario
13 de febrero de 1999
Cinco preguntas de Bernie Siegel para pacientes de cáncer: [27]

1. ¿Quieres llegar a los cien años de edad?

No sé, quizá. Si lo hago, tengo que aprender a no preocuparme, a vivir cada día según venga y a vivir de manera más plena y con más amor, a depender más de Dios y menos del yo humano.

2. ¿Qué sucedió en los dos años anteriores a su enfermedad?

Al mirar atrás, siento que pasé dos años horrorosos, llenos de dolor y agonizantes. Me sentí atrapada en un pequeño espacio sin poder moverme. Cambié de trabajo varias veces y pasé por grandes cambios en mi vida en todos los niveles.

3. ¿Por qué necesita su enfermedad y qué beneficio le ofrece?

Creo que salí de la situación en la que estaba atrapada. La enfermedad me sacó suavemente y me dio permiso y tiempo para reparar, curar, vivir, amar. Me da la oportunidad de detenerme y descansar. Me detuvo e impidió que me «matara», literalmente. Me cambia totalmente de dirección.

4. ¿Qué significa para usted la enfermedad?

La enfermedad significa una iniciación o prueba del corazón. Me enseña a permitir que mi corazón se abra más. Soy consciente de que también significa, «médico, cúrate a ti mismo». Debo hacer todo lo que pueda para curarme. Ya no soy sólo la que cuida de los demás sino que he de permitir que los demás cuiden de mí. Puedo descansar, dormir y «ser». Puedo perdonar y abandonar la dureza de corazón y el resentimiento. No soy responsable de los demás. No necesito sacrificarme por los demás cuando eso excluye el cuidado de mí misma. Ahora puedo mirar al cáncer a la cara y superar cualquier temor a la muerte como el último enemigo.

5. Describa su enfermedad y lo que está experimentando.

El cáncer es un punto de cambio en mi vida. Todo cambia. Estoy volviendo a examinarlo todo. Esta enfermedad tiene muchos beneficios. Es dura pero, de muchas formas, creo que he sido rescatada de mí misma. Cuido mejor de mí misma. Ahora descanso más y me tomo el tiempo de relajarme. De forma extraña, tengo menos estrés. Estoy muy concentrada en ponerme bien. Duermo mucho. Estoy aprendiendo a superar el miedo. Siento más amor y me siento más amada. He soltado numerosos apegos que eran dañinos. He cambiado mi alimentación, el ejercicio que hago y mi perspectiva. He aprendido a decir que no. Hay cosas que ya no volveré a hacer.

LISTA DE CONTROL: TRABAJAR CON LA MENTE Y LAS EMOCIONES

✓ **Consigue el mejor tratamiento médico posible; y cambia tu vida para que tu poder curativo interior se desate.**

✓ **Evalúate con objetividad.**

✓ **Involucra a un Poder Superior en tu vida,** cualquiera sea el nombre que le des.

✓ **Pide que se te muestren las facetas de tu vida que necesitan cambiar.**

✓ **Vigila tus pensamientos.** Deshazte de los que no ayuden.

✓ **Obtén ayuda de un experto para manejar las emociones.**

✓ **Trabaja con un terapeuta o un psicólogo.** Pide a tu Yo Superior o ángel de la guarda que te guíe hacia la persona adecuada.

✓ **Evita culpabilizar así como sentirte culpable.**

✓ **Vive tu vida, no la de otra persona.**

✓ **Encuentra tu mision y empieza a vivirla.**

✓ **Ámate y sé amable contigo misma.**

✓ **Aprende a establecer límites con amor, mental, emocional y físicamente.**

✓ **Recuerda que eres una obra en formación.** No te reproches tus equivocaciones.

✓ **Envía a tu cuerpo mensajes de «vida».**

✓ **Haz uso del poder de tu imaginación.**
  o Visualiza cómo los glóbulos blancos sanos disuelven las células cancerígenas.
  o Visualiza colores de curación
    ▪ Violeta para el cambio y la transformación
    ▪ Verde para la curación
    ▪ Azul para la protección y el alineamiento con el plan divino
✓ **Pon atención a tus sueños y los mensajes que estos te mandan desde el subconsciente.**
✓ **Utiliza el poder curativo de la música.**
✓ **Activa tu sentido del humor,** puede fortalecer tu sistema inmunológico.

CAPÍTULO 14

ESPIRITUALIDAD Y CURACIÓN

Casi desde el principio supe que en mi viaje a través del cáncer tendría que buscar la curación espiritualemente así como en los niveles físico, emocional y mental. Utilicé muchas técnicas curativas espirituales para ayudar a mi cuerpo a luchar contra el cáncer, para volver a equilibrarlo y para fortalecer mi sistema inmunológico. Eso no era otro elemento más, era una clave del programa.

Proseguí con mi trabajo espiritual con diligencia y todos los días realizaba mi práctica espiritual. Como con todos los demás beneficios, me parecía que estaba contribuyendo con mi trabajo y no dejándolo todo al azar o la suerte o a los médicos y sus tratamientos.

ORACIÓN CURATIVA

La oración siempre ha formado parte de mi vida pero cuando llegó el diagnóstico, recé con determinación y vigor renovados; y también con más amor.

Además de mis oraciones, muchas otras personas rezaban por mí desde la mamografía hasta el final de la quimioterapia. A todo el que me encontraba que me preguntaba por mi salud, le decía: «Por favor, reza por mí». Era una forma de ponerme en manos de Dios y pedir ayuda a los demás, que en sí fue una parte importante de mi viaje.

De hecho, muchas de mis oraciones eran para encomendar mi espíritu a Dios y entregarle el resultado a Él, al tiempo que pedía que me curara. Llega un momento en el que hay que ponerse al cuidado de Dios y pedirle que cuide de todos los detalles: si vas a vivir o a morir o, si vives, qué clase de vida tendrás. Nuestras vidas son un regalo y por Su gracia vivimos. Aunque hayas ofrecido oraciones así muchas veces, te puedo asegurar que la oración asume un nuevo significado cuando se tiene cáncer y hay que afrontar todo lo que la palabra cáncer implica.

Mi nombre figuraba en varias listas de oración, desde los Estados Unidos hasta Australia, pasando por Rusia. Una tía mía en Australia puso mi nombre en el grupo de oración católico de su pueblo. Una amiga, practicande de la fe Baha'i, rezaba por mí así como muchos familiares, amigos y compañeros de trabajo. Cuando iba al hospital para el tratamiento solía rellenar las peticiones de oración, hojitas que depositaba en los buzones dedicados a eso. El personal del hospital también rezaba por mí, y conmigo, si se lo pedía.

No soy la única que desea oraciones. Los estudios muestran que el setenta y cinco por ciento de las personas creen que los médicos deberían tener en cuenta los asuntos espirituales como parte del cuidado médico y el cincuenta por ciento quisieran que su médico rezara no sólo por ellas, sino con ellas.[1]

Sólo ahora la ciencia está descubriendo lo que mucha gente ha sabido durante años. La persona que probablemente ha hecho más para promover el estudio científico de la oración en su aspecto curativo es Larry Dossey. Siendo un escéptico, se tropezó con unos estudios científicos que documentaban la eficacia de la oración y llegó a la conclusión de que tenía que estar dispuesto a mirar los hechos aunque no se ajustaran a sus ideas preconcebidas. Pensaba que no podía ignorar la evidencia sin sentirse como «un traidor de la tradición científica»[2].

En su libro *La oración es buena medicina (Prayer is Good Medicine)*, el Dr. Dossey dice: «La oración ha vuelto. Después de haber estado al margen durante la mayor parte de este siglo, la oración está asumiendo un papel más protagonista en la medicina moderna. Los médicos incluyen la oración no sólo en sus oficinas, clínicas y hospitales sino en los laboratorios experimentales también»[3]. Y están logrando resultados. Estadísticamente hablando, la oración es eficaz. Cada vez más experimentos controlados en laboratorio muestran que la oración puede producir cambios que se pueden medir. Dossey habla del tema de la oración y la curación en profundidad y desde una perspectiva científica, y sus tres libros incluyen resultados de muchos estudios científicos.

Dossey cita un experimento, que fue muy anunciado al público en general, del cardiólogo Randolph Byrd que mostraba que los pacientes en una unidad coronaria por quienes otras personas rezaban se recuperaron mucho mejor que aquellos por quienes nadie rezaba. Tuvieron menos complicaciones y necesitaron menos medicamentos. Dossey comentó lo siguiente sobre este estudio: «Si la técnica objeto de estudio hubiera sido una nueva medicina o un procedimiento quirúrjico en vez de la oración, casi con certeza habría sido anunciado como un "adelanto"»[4].

Los científicos han demostrado que la oración tiene eficacia. Pero, quizá, la razón de que no lo anuncien como un adelanto es que la ciencia actual se siente incómoda al hablar de cómo y por qué funciona. Es como si se hubiera erigido un muro entre la ciencia y la espiritualidad; pero es un muro totalmente artificial, creado por el hombre y no por Dios. Hemos de estar dispuestos a derribar el muro (o al menos a mirar por encima de él) si realmente queremos comprender la vida y el mundo que nos rodea.

La oración es el lenguaje del alma. En esencia, es sencillamente una conversación con Dios; una comunión con Él y una escucha a sus respuestas. El Dr. Dossey dice que un factor clave en la eficacia de la oración parace ser el amor que la acompaña. La religión en particular o la persona que reza parecen no tener importancia. Eso me recuerda a la comparación que hacía mi padre entre el sendero espiritual y los escaladores, que toman caminos diferentes para subir pero que llegan al final al mismo destino en la cima. No se trata tener una religión o no tenerla; es el amor del corazón lo que produce el cambio.

¿Me sorprendieron esos resultados? No, en absoluto. Aunque me alegró ver que la ciencia está emparejándose a la espiritualidad, siempre creí en la eficacia de la oración y había visto sus resultados muchas veces en mi vida y en la de mis pacientes.

Si tuviera que cuantificarlo, aunque sea imposible hacerlo, me imagino que la oración (la mía y la de los demás) y la práctica espiritual supusieron al menos el cincuenta por ciento del motivo por el que me recuperé y por el que estuve muy bien durante el tratamiento. Cuando vaya al cielo, puede que me entere de que el ciencuenta por ciento era una estimación conservadora; quizá la oración supuso un setenta y cinco por ciento. O puede que descubra que hubo otras cosas que contribuyeron más de lo que pensé. Sin embargo, sé que la oración fue un pilar fundamental para mi tratamiento. Supuso el marco de lo que todo lo demás dependió.

A veces me levantaban el ánimo las oraciones y los buenos deseos de aquellos que yo sabía que estaban rezando por mí. Era un impulso enorme econtrarme con gente que me decía: «¡Estoy rezando por ti!» Algunas veces se trataba de personas de mi iglesia o mi comunidad a quienes apenas conocía y me sentía muy agradecida. Saber que había personas a quienes importaba me ayudaba a sentirme bien en los días no tan buenos y a menudo me hacía llorar.

Me sentía agradecida especialmente por las oraciones de mi instructora espiritual, Elizabeth Clare Prophet. Durante más de dos semanas me llamó por teléfono, y yo sentí la luz y la energía que ella me irradiaba cuando rezaba por mí.

Estoy segura de que la oración sincera redujo el tamaño del tumor de dos centímetros en la mamografía y el ultrasonido a un centímetro en la biopsia, tres días después. Creo que la oración también fue la razón por la cual los ganglios linfáticos estaban limpios en la biopsia, cosa que convirtió el diagnóstico en uno de primera etapa cuando antes era de segunda etapa. Mi mente médica me dice que la mayoría de los médicos asumirían una actitud muy escéptica a este respecto; y, claro está, yo no tengo forma de demostrarlo. Sin embargo, en mi interior creo que es cierto.

LA ORACIÓN CIENTÍFICA

Al igual que los científicos de lo físico están descubriendo el poder de la oración, los instructores espirituales siempre han sabido que hay métodos científicos de orar. El amado santo y yogui indio Paramahansa Yogananda enseñó que la primera regla para rezar es acercarse a Dios sólo con deseos legítimos. La segunda es la de no rezar para que estos se cumplan como si fuéramos mendigos, sino como hijos de Dios Padre. Yogananda dijo: «Sed prácticos y honestos cuando recéis. Concentraos profundamente en aquello por lo que rezáis»[5].

Había un grupo de unos diez buenos amigos por todo el país a quienes pedí que hicieran esa clase de oración. Eran personas que sabían cómo rezar científicamente y combinar la oración con visualizaciones muy concentradas. Me comunicaba con ellos por correo electrónico antes del tratamiento, diciéndoles cómo estaban las cosas y dándoles los destalles del tratamiento. También les decía qué visualizaciones hacía y ellos me contestaban con frecuencia dándome sugerencias y sutilezas que me fueron muy útiles.

SED PRÁCTICOS Y HONESTOS CUANDO RECÉIS.

CONCENTRAOS PROFUNDAMENTE EN EL OBJETO DE

VUESTRA ORACIÓN.

—Yogananda

Por ejemplo, les pedí que rezaran para que la quimioterapia sólo llegara a donde queríamos que fuese en el cuerpo, que no dañara células sanas y que el número de glóbulos blancos y rojos no se redujera (o que se redujera sólo lo suficiente para que los médicos vieran que la quimioterapia funcionaba y, por tanto, no aumentaran la dosis innecesariamente). También les pedí que rezaran para que no me dieran náuseas, ni perdiera pelo, ni tuviera úlceras en la boca, ni diarrea, ni otros efectos secundarios. Después de cada tratamiento les informaba sobre cómo habían ido las cosas y, juntos, refinábamos las visualizaciones.

Combinaba mis oraciones con las visualizaciones que he mencionado anteriormente. Visualizaba cómo la luz violeta y la luz verde curativa entraban en mi cuerpo y disolvían el cáncer, devolviendo todo a su orden divino y original. Durante la quimioterapia, siguiendo la sugerencia de uno de mis compañeros de oración, usaba los colores azul y violeta en especial: el azul para la protección de las células sanas y el violeta para el cambio y la transformación allá donde era necesario.

A veces visualizaba las cosas a nivel celular, viendo las células cancerígenas disolverse y siendo eliminadas por un sistema inmunológico sano. Otras veces hacía visualizaciones más generales y dejaba que mi cuerpo creara los detalles.

EL PODER DE LA PALABRA HABLADA

Una de las formas de oración que utilicé mucho es la de recitar mantrams para invitar a la luz a entrar en mi cuerpo. En Oriente, la gente repite mantrams sin cesar, muchas veces al día. En Occidente no estamos tan acostumbrados a tal práctica. Sin embargo, cada vez que se repite una oración o un mántram, se aumenta su poder al darle más y más luz y energía de Dios, que fluye a través del que pronuncia el mántram.

Los místicos han conocido los beneficios de la oración o el mántram repetitivos durante siglos. Muchos han explicado que han tenido experiencias trascendentes con esta práctica. Han alcanzado profundos cambios en su vida, espiritual e incluso físicamente hablando.

Los científicos de Occidente están descubriendo ahora el poder del mántram. A principios de los años setenta, el Dr. Herbert Benson, presidente y fundador del Instituto de Medicina Cuerpo-Mente de la Escuela de medicina de Harvard, documentó un fenómeno al que llamó la «respuesta de la relajación», diciendo que es lo opuesto al mecanismo de «luchar o huir» que tiene el cuerpo.

En sus experimentos, Bensen decía a sus pacientes que se sentaran, repitieran un mántram sánscrito mental o verbalmente durante diez o veinte minutos, respiraran de manera normal y evitaran pensamientos indeseados. Descubrió que las personas que repetían un mántram durante unos escasos diez minutos al día experimentaban cambios fisiológicos medibles, como una reducción en el latido del corazón, un nivel más bajo de estrés y un metabolismo más lento. Las personas con la tensión alta la reducían. Tales cambios no ocurrían sólo mientras decían el mántram, sino que duraban todo el día. Otros estudios posteriores han mostrado que la repetición de mantrams puede ser benficioso para el sistema inmunológico, puede aliviar el problema del insomnio y reducir la necesidad de visitar al médico.[6]

Bensen descubrió que otras palabras o frases tenían el mismo efecto. Incluso palabras como uno, océano, amor y paz producían una respuesta. Parecía que había un pricipio universal en acción: la práctica permite a los seres humanos entrar en un estado fisiológico distinto.

Sin embargo, más allá de los cambios fisiológicos que Bensen documentó, también encontramos beneficios espirituales. Estos son más difíciles de documentar científicamente, pero tienen igual importancia, quizá más. Mucha gente encuentra que la repetición de mantrams permite a la mente concentrarse en Dios. Tanto si se trata de budistas recitando mantrams como de monjes ortodoxos recitando la oración de Jesús o cristianos recitando el rosario, todos ellos encuentran una sensación de paz y unión con Dios mediante la repetición de la oración hablada. Yo he descubierto que eso es cierto para mí.

LA REPETICIÓN DE MANTRAMS PUEDE BENEFICIAR AL SISTEMA INMUNOLÓGICO, ALIVIAR EL INSOMNIO Y REDUCIR LA NECESIDAD DE IR AL MÉDICO.

La devoción es la clave del poder del mántram, la canción y la oración. Puedes usar cualquier mántram que te guste y que esté patrocinado por un ser del cielo. Puedes rezar el rosario a María, recitar mantrams budistas, ofrecer oraciones cristianas o devociones judías, o entonar los cánticos sagrados hindúes conocidos como bhajans. Haz lo que más significado tenga para ti y lo que active ese poder de devoción y amor en tu interior.

Yo los practiqué todos. Ofrecía oraciones al Arcángel Miguel pidiendo protección. Rezaba al Arcángel Rafael y a la Virgen María pidiendo curación. Era, y aún soy, devota del rosario y lo rezaba todos los días que tenía tratamiento. Al elegir la oración, no nos podemos equivocar. La oración es la forma más barata de tratamiento que existe.

Los mantrams, especialmente, me ayudaron a hallar paz y un mayor contacto con mi Yo Superior durante el tratamiento. Tenía un mántram favorito que era muy fácil de recordar y de pronunciar en cualquier momento, aunque estuviera haciendo otras cosas. Es una afirmación de luz violeta y de llama violeta, conocida como una energía que transforma la oscuridad en luz, la enfermedad en salud, la energía negativa en manifestación positiva.

YO SOY un ser de fuego violeta,
YO SOY la pureza que Dios desea.

Las palabras «YO SOY» se refieren al Yo Superior, y el significado de la afirmación es «Dios en mí está cualificando la energía que fluye a través de mí como fuego vielota. Dios está manifestando en mí la pureza que Dios desea».

Repetía este y otros mantrams muchas veces durante el día, algunas veces con devoción y concentración plenas, incluso meditando. Otras veces los recitaba mientras cocinaba o conducía. Los recitaba hasta en la ducha, visualizando la luz violeta teñida de verde esmeralda fluyendo sobre mi cuerpo al caer el agua sobre mí. En la piscina o las aguas termales, visualizaba una agua violeta o verde e imaginaba que tenía el cuerpo empapado en su esencia curativa.

Para mí la oración y el mántram son como el aceite que hace que el motor de la vida funcione mejor. Me mantuvieron a flote durante los tiempos difíciles y aportaron una luz y alegría mayores durante los buenos tiempos. No puedo expresar mi gratitud y apreciación completamente hacia los que rezaron y realizaron el trabajo espiritual por mí mientras yo afrontaba los desafíos de mi viaje a través del cáncer.

MEDITACIÓN

La meditación es otra práctica espiritual que está obteniendo popularidad hasta en la comunidad médica. A principios de los años ochenta, Joan Borysenko y Herbert Benson fundaron una clínica de medicina cuerpo-mente bajo los auspicios de la Escuela de Medicina de Harvard. El programa pretendía enseñar a los pacientes cómo fortalecer su sistema inmunológico, cómo superar el dolor crónico y aliviar los síntomas de una miríada de enfermedades relacionadas con el estrés mediante la oración, la meditación y otros medios.

Borysenko escribió un bestseller llamado *Cuidar el cuerpo, reparar la mente (Minding the Body, Mending the Mind)*, en el que describe varios ejercicios de meditación sencillos pero eficaces. Ella dice que «la principal meta de la meditación no es la relajación, es la conciencia. Eso conduce más tarde a poner la mente bajo control. La relajación es un efecto secundario de la meditación»[7]. Disfruté especialmente con la lectura sobre lo que ella expresa como la evolución que va de ser alguien que se preocupa por todo a ser una guerrera*. ¡Sin duda me identificaba con eso!

Existen muchas formas de meditación. Algunas tienen su origen en prácticas espirituales orientales, otras han evolucionado a partir de las tradiciones espirituales de los místicos chinos y judíos. Otras se han desarrollado como smples ejercicios para la mente y no tienen antecedentes espirituales. El principio básico es aquietar la mente consciente y producir una paz y armonía en los procesos del

---

* El original inglés dice *worrier* (persona que se preocupa por todo) y *warrior* (guerrera). Los dos se pronuncian igual, creando un juego de palabras. [N. del T.]

pensamiento. A mucha gente le gusta tener algo espritual como punto de concentración, obteniéndo un gran beneficio de ello.

Si deseas meditar, encuentra un método que te guste y que encaje con tus creencias. Muchos occidentales, criados con los medios de comunicación de masas (que causan que las personas tengan una capacidad de concentración muy corta), creen que les funciona mejor la meditación combinada con la recitación de mantrams u oraciones. El librito de Lawrence LeShan, *Cómo meditar (How to Meditate)*, es una buena fuente.

DIRECCIÓN ESPIRITUAL

Algunas veces, durante mi viaje, rezaba y pedía a Dios que me dirigiera o me diera a entender lo que tenía que saber. Cuando lanzaba una llamada así al universo, era increíble lo que llegba como respuesta. Cuando empecé a buscar respuestas el universo encontró caminos para proporcionármelas.

Éstas podían asumir la forma de algo que veía en una revista, algo que veía casualmente en la televisión, algo que llegó por correo justo en el momento exacto o una miríada más de formas sorprendentes con las que el universo parece hablarnos.

Dios tiene sus formas de enviarnos señales, pero también es bueno recordar que no todo es una señal de «lo alto». No es bueno ir demasiado lejos y volverse supersticiosos, prestando atención a todas las pequeñeces que ocurren en la vida. La oración puede ser de ayuda para discernir la diferencia entre guía y distracciones que provienen de la conciencia de masas o las inercias negativas de nuestro subconsciente. Yo siempre compruebo estas cosas antes de actuar en base a ellas, aplicando intuición y sentido común. Si en mi interior siento que algo está bien, lo hago. Si no me lo parece, no lo hago.

Una forma en la que esas llamadas recibían respuesta era a través de amigos que parecían aparecer siempre en el momento justo. Dos semanas antes de la quimioterapia, andaba buscando muy activamente formas de hacer que ésta fuera más llevadera. Una de mis amistades había trabajado con hierbas y métodos de curación natural toda su vida y, una mañana, comenzamos a hablar durante el desayuno de varias hierbas y los efectos que tenían.

Fuimos a Bozeman a una tienda de productos naturales, en donde nos encontramos con un libro de un herbolario muy conocido. Compré el libro y luego fuimos viendo los estantes como en una ensoñación. Buscamos las hierbas que nos atraían del libro, pasando las páginas y hallando una joya aquí y otra allá. Sentímos una gran satisfacción al llevar los productos del estante a la cesta. Al ir de pasillo en pasillo, sentí la presencia de los ángeles. Sentía que las hierbas y las tinturas que escogíamos eran las correctas.

Después de esa tienda encontramos una tienda de hierbas que acababa de abrir. Había leído información sobre la raíz de arctium para prevenir la caída del cabello durante la quimioterapia, pero no pude encontrar nada. Fui a preguntar si tenían y el dueño de la tienda me dirigió hacia otra mujer detrás del mostrador que era herbolaria clínica. Ella me dijo cómo hacer el aceite, utilizando la raíz de arctium y aceite de oliva. Más tarde me dijo que había ayudado a su esposo a superar un cáncer de riñón con hierbas. Y así, por lo que parecía una coincidencia, fui llevada a conocer a una herbolaria que hacía las tinturas que me ayudaron durante la quimioterapia.

En un par de ocasiones no seguí mis impulsos y, más tarde, me arrepentí. Rezar para obtener dirección es sólo la mitad de la historia; también hay que saber reconocer una respuesta cuando ésta nos llega; y, por supuesto, cómo actuar en consecuencia. Parte del sendero espiritual implica ser receptivos a las respuestas que nos puedan llegar de cualquier parte, en cualquier momento.

LA IMAGEN DE LA PERFECCIÓN

Creo que el cuerpo está destinado a ser un templo para el Espíritu interior. Es un vehículo para nuestra evolución en el viaje de la vida. No podemos apegarnos demasiado a él o nos convertimos en esclavos de sus necesidades. Un día lo pondremos a un lado, como una vestidura gastada. Pero entretanto, tenemos que cuidar de él como un siervo fiel que nos sirve bien.

El cuerpo tiene una inteligencia innata y exterioriza aquello que se le dice (ya sea consciente o subconscientemente), ayudado por el elemental del cuerpo, nuestro ángel de la guarda y el Yo Superior. Los pensamientos y sentimientos sanos son alimento para el cuerpo así como para el alma. Si amamos a nuestro cuerpo, éste responde a ese amor.

Nuestro Yo Superior nos ve como seres perfectos e íntegros, manifestando el patrón divino original, el diseño perfecto para cada uno de nosotros y nuestra vida. Las madres de este mundo con frecuencia tienen el don de ver a sus hijos bajo esa luz. Ven lo perfecto, lo hermoso, lo que es digno de ser amado, aunque sus hijos se comporten mal o manifiesten algo que no sea eso. De la misma forma, la Madre Divina tiene esa visión para cada una de nuestras almas.

PENSAMIENTOS Y SENTIMIENTOS SALUDABLES SON ALIMENTO PARA EL CUERPO ASÍ COMO PARA EL ALMA. SI AMAMOS A NUESTRO CUERPO, ÉSTE RESPONDERÁ A ESE AMOR.

Una amiga me dio una placa de la Virgen bendita que se había traído de un viaje a Colombia. La coloqué cerca de mi espejo del baño para poder verla todos los días, utilizando un ejercicio sencillo para verme como ella me ve: según la imagen de la perfección divina de mi Yo Superior.

Cada día, delante de mi espejo, rezaba y le pedía a la Virgen María que purificara todas las percepciones pasadas que yo tenía de mis imperfecciones. Después me miraba en el espejo, a los ojos, y practicaba ver mis ojos como María los ve. Nuestros ojos han sido descritos como «ventanas del alma a través de las cuales Dios puede mirar gozoso a toda su creación». Cuentan la historia de nuestras experiencias anteriores.

«Todo lo que has contemplado jamás cuenta su historia tal como fue grabada en tus ojos.» A diario practicaba el verme a mí y a los demás como me vería mi Yo Superior. Porque lo que vemos en los demás aparece fácilmente en nosotros.[8] Las imágenes que tenemos en nuestra mente pueden ir en pro o en contra de nuestra curación. He aquí una razón por la cual es importante tener una imagen de perfección. Ello no significa que ignoremos lo que le ocurre al cuerpo físico. Podemos saber que estamos luchando contra el cáncer, pero no pensamos que estamos enfermos. Tenemos que conservar una imagen de buena salud en nuestra mente. Muchas técnicas cuerpo-mente, como las afirmaciones positivas que enseña Louise Hay para la curación, son herramientas que nos ayudan a conservar esa imagen de perfección y a hacerla más real en las mente consciente y subconsciente. Al mantenerse esa imagen constante en la mente, el cuerpo trabaja para manifestarla en lo físico.

PIEDRAS PRECIOSAS Y CRISTALES COMO FOCOS DE LUZ

Durante muchos años he poseído y utilizado cristales y piedras preciosas, como joyería y como fuentes de luz y curación. Tengo cristales sobre mi altar personal en casa y otros en el altar que tengo en un riconcito de mi oficina, y los utilicé cuando tuve cáncer como herramientas de ayuda en la curación de mi cuerpo y los efectos de los tratamientos.

La creencia en la sutil influencia espiritual de las piedras preciosas es antigua y las distintas piedras han sido asociadas tradicionalmente con distintas cualidades de energía espiritual. Encontramos estas tradiciones en la Biblia, donde está el peto del sumo sacerdote que contenía doce piedras preciosas así como la visión de Juan de la Nueva Jerusalén, con doce clases de piedras preciosas en sus cimientos.[9] El conocimiento antiguo de las piedras preciosas y los cristales así como las energías que transmiten se está volviendo a descubrir hoy y existen numerosas fuentes muy completas sobre este tema a nuestra disposición.

Las piedras preciosas y los cristales pueden almacenar y transmitir energía espiritual o luz. Nuestros centros espirituales (o chakras) también son almacenes de luz y están destinados a brillar como joyas, pero en la mayoría de nosotros estos centros sólo pueden contener una cantidad muy limitada de luz. En tiempos difíciles, e incluso al afrontar los desafíos de la vida diaria, podemos usar la luz de las piedras preciosas y los cristales para que nos den más ayuda e incrementos de energía. Ciertas piedras y cristales son ideales para guardar energía y pueden ser dedicados a ese propósito. Cuando nos las ponemos, ellas acumulan la energía de nuestras oraciones y devociones. La energía puede luego ser emitida según sea necesario.

La energía de las piedras preciosas y los cristales parece funcionar en niveles superiores (mental, emocional y espiritual) y, como sucede con los remedios de las Flores de Bach y las herramientas de curación parecidas, los efectos pueden no ser evidentes de inmediato en lo físico. Sin embargo, al pasar estas sutiles energías por los ciclos de los niveles del ser, se pueden ver y sentir en su manifestación de formas sutiles pero poderosas.

Amatista

La amatista es una piedra importante para la curación. Amplifica especialmente las energías del rayo violeta, el rayo del cambio y la transmutación.

La comprensión de las propiedades espirituales de la amatista se remontan mucho. Los antiguos creían que la amatista apagaba cualquier clase de pasión, apetito y deseo del cuerpo; que ayudaba a controlar las emociones y que impartía dignidad, amor, compasión y esperanza. Los hebreos creían que podía inducir sueños y visiones.

Edgar Cayce dijo que la amatista hace que el cuerpo sea más sensible a las influencias espirituales, a las vibraciones superiores y a las fuerzas curativas. Es bueno tenerla durante la meditación. La amatista era una de las piedras del peto del sumo sacerdote y hoy es la piedra preciosa del anillo de obispo de las iglesias católica y la episcopal. Está asociada con la realeza, la ceremonia religiosa y el ritual en la iglesia y el estado. La amatista es la piedra preciosa del alquimista y el profeta. Atrae los dones del Espíritu Santo.[10]

Me gusta llevar conmigo una amatista y siempre tengo una sobre mi escritorio para favorecer la resolución, armonía, alegría, creatividad y libertad. Visualizo la amatista sobre mi escritorio en un punto de conexión del intercambio de energía entre yo y aquellos con quienes me reúno, ya sea por teléfono o en persona. Veo un flujo en forma de ocho de energía violeta durante todas las deliberaciones y conversaciones.

Jade

Durante la enfermedad también me atraían otras piedras preciosas, algunas de las cuales son conocidas por sus propiedades curativas. Me atraía especialmente el jade. De hecho, cuando visité unos amigos en Rusia, tres meses antes del diagnóstico, caí enferma con síntomas como los de la gripe y con dolor de garganta. Mi acompañante rusa me puso una pulsera de jade en la muñeca y me dijo que la llevara puesta para que me curara, y así lo hice. Me acordé de eso cuando afronté el cáncer de mama, y comencé a llevar jade otra vez.

Mi madre me envió un collar de jade precioso de Kuan Yin, conocida en Oriente como la diosa de la misericordia y la compasión. El collar era de China. Era de unos cinco por dos centímetros y medio, delicadamente tallado. Me encataba llevar puesto mi collar de Kuan Yin y descubrí que poseía una presencia curativa y pacífica. Lo llevé sobre el corazón durante muchos meses durante el tratamiento. La gente solía hacer comentarios sobre el collar. Parecía tener una energía que se notaba. (Lo llevo puesto en la foto de la portada de este libro.)

Encontré más información sobre el jade y sus propiedades en *El amor está en la Tierra: caleidoscopio de cristales (Love Is in the Earth: A Kaleidoscope of Crystals)*, un libro de referencia sobre piedras preciosas con descripciones de las propiedades metafísicas del reino mineral. Del jade, aprendí, se dice que «inspira sabiduría durante la evaluación de los problemas». Ayuda a «equilibrar las necesidades propias con los requerimientos del día» y ayuda a cuidar de aquello que es más importante. Se la conoce como una «piedra del sueño», pues se utiliza para «liberar emociones suprimidas mediante el proceso del sueño»[11]. (Yo empecé a tener sueños que me ayudaron durante la curación.)

El verde jade es conocido particularmente por su energía curativa y es foco del rayo esmeralda, asociado con la curación. Si me olvidaba de llevar puesto el jade, lo notaba. Se convirtió en una especie de talismán, pero en mucho más que la tradicional piedra de la suerte. Me sentía protegida cuando la llevaba, especialmente durante los períodos difíciles en que tenía que decidir qué tratamiento seguir durante la quimioterapia.

Pensé en la frase de la Biblia, «Y antes que clamen, responderé yo»[12]. Antes de saber que lo necesitaba, había recibido una pieza de jade que me ayudó a curarme.

Rubí

El rubí es otra piedra preciosa que se puede usar en la curación, pero requiere cautela porque es portadora de una energía que no es para todo el mundo, ya que puede remover las pasiones y agravar la ira o irritación en algunos. Antes de la enfermedad, no la podía llevar, porque tenía efectos adversos en mí. Sin embargo, a través de un incidente, descubrí que era capaz de llevar el rubí con facilidad después del tratamiento.

Durante años, mi hermana y yo llevamos anillos parecidos con piedras en forma de corazón: la mía, una amatista; la de ella, una esmeralda. Un día, estando en una reunión de trabajo, en un período espiecialmente tenso durante el diagnóstico, al mirar abajo, vi que ya no tenía la amatista. Era el segundo cambio de trabajo para mí y mi departamento se estaba deshaciendo. La piedra se me perdió cuando me reunía con los integrantes del departamento para informarles de que iban a perder su trabajo.

La pérdida de la piedra, engastada en mi anillo favorito, me dejó vacilante, y me costó trabajo recuperar la compostura durante la reunión. Miré por todas partes pero nunca pude encontrar la piedra, y el hueco en el que solía estar parecía un símbolo de cómo me sentía.

Meses más tarde, mientras me recuperaba de la cirujía, quise la protección añadida de una piedra preciosa y pensé en poner al anillo otra piedra. Una amiga me acompañó a un joyero; quería una piedra que fuera se adecuara a mi experiencia en lidiar con el cáncer y mi amiga me había hablado del significado espiritual del cáncer de mama, sugiriendo que un rubí me recordaría al corazón, el centro espiritual más cercano a punto del cáncer. Yo había considerado una piedra más rosácea en vez del rojo profundo del rubí, que parecía demasiado fuerte para mi personalidad. No me había sentido cómoda anteriormente con esa piedra. Sin embargo, al mirar varias piedras, me pareció que el rubí era lo adecuado. El joyero me ayudó a elegir un rubí de color rosa profundo, que simbolizaba para mí la iniciación del corazón, por la que estaba pasando con la experiencia con el cáncer.

Cuando más tarde fui a mirar un libro sobre piedras preciosas, descubrí por qué esa piedra me había atraído. El libro afirma que esa piedra «estimula el chakra del corazón y ayuda en la selección y el logro de los valores supremos personales. Además, estimula el lado amoroso y emocional inclinado hacia el cuidado, la sabiduría espiritual, la salud, el conocimiento y la riqueza... Es una piedra de protección excelente, en todos los niveles... El rubí nos anima a seguir la beatitud. Se dice que alumbra la oscuridad de nuestra vida». El rubí se utiliza para curar muchos desórdenes así como para «disminuir el período de tiempo que necesitan los agentes químicos y las toxinas para salir del cuerpo». (Cómo encaja con la quimioterapia...) La energía del rubí puede ser de ayuda para tomar decisiones y «para cambiar el mundo propio, promoviendo creatividad y expansión de conciencia y manifestación»[13].

Ahora que estoy bien, el rubí me parece que tiene un efecto positivo. Ya no llevo el jade tanto como antes, pues me parece demasiado frío. Parece que la experiencia con el cáncer ha cambiado mi constitución.

Otras piedras

Al ir aprendiendo más sobre sobre las propiedades curativas de las piedras preciosas, fui a ver al comerciante local. Había pasado por su tienda muchas veces pero nunca había entrado, y cuando entré esa mañana no había otros clientes, sólo la dueño y yo. Le dije que estaba a punto de empezar la quimioterapia y las radiaciones contra el cáncer y le pregunté si había cristales o piedras que me pudieran ayudar.

Me miró a los ojos, hizo una pausa y me dijo que entendía. Su esposa había tenido cáncer de mama años atrás y ahora estaba curada.

Empezamos a hablar y le dije que la idea de la quimioterapia no me gustaba pero que quería hacerlo. Sonrió y dijo que él era un veterano de la guerra en Vietnam: conocía las experiencias intensas. Vietnam no le gustó, pero pudo pasar por ello.

Eso era exactamente lo que quería escuchar. El hombre no habló mucho pero me ayudó con su historia. Su ejemplo de valor y entereza era exactamente lo que necesitaba en esos momentos.

Me dijo que algunas piedras me podían ayudar durante el tratamiento:

- **Hierro de tigre:** piedra compuesta de ojo de tigre, jaspe rojo y hematita que se usa para aumentar el número de globulos rojos y blancos durante la quimioterapia o, al menos, provocar que el número de estos no descienda.
- **Obsidiana:** los indios americanos consideran la obsidiana como una piedra sagrada de curación, utilizada para fortalecer huesos o curar huesos rotos. La obsidiana absorbe y dispersa la negatividad. No se debe llevar sobre el cuerpo.
- **Jaspe paisaje:** utilizado para estimular el sistema inmunológico.
- **Jaspe rojo:** piedra curativa para las personas hospitalizadas de forma prolongada y para revertir los estados bajos de energía.
- **Cornerina:** piedra roja o de fuego valiosa por su capacidad de producir una sensación de vida y energía que echa y destruye la energía negativa. Por ejemplo, se dice que sirve para manejar los residuos de los agentes quimioterápicos.
- **Cuarzo rosa:** piedra rosada que tiene un efecto calmante, suave y tranquilizador. Simboliza la apertura del corazón y representa el amor divino antes que la simpatía humana.
- **Piedra de luna:** piedra de color verde que ayuda a que el tratamiento no afecte al cuerpo más de lo necesario.
- **Ágata azul:** piedra de color azul claro que también se usa para que el tratamiento no afecte al cuerpo más de lo necesario. Educa al espíritu sobre lo que el tratamiento está destinado a hacer; por ejemplo, la quimioterapia es para la destrucción selectiva de las células cancerígenas.

- **Cristal de cuarzo:** inculca disciplina, pureza, paz, protección, alegría, orden, esperanza y concentración, y dispersa la negatividad.

Compré algunas pequeñas y él me dijo que las tomara en mis manos durante la quimioterapia. También me atrajeron dos hermosos cristales de fluorita que encontré en una armario cerca de la puerta, de colores remolineantes morado/violeta y verde, perfectas para la visualización de la llama violeta y la luz verde curativa. Me fui de la tienda enriquecida por la experiencia de muchas formas.

Las piedras que acabo de mencionar son aquellas hacia las que fui guiada por mi Yo Superior. Es posible que tú escojas piedras totalmente distintas, dependiendo de tus circunstancias y preferencias. La medicina china enseña cinco elementos y dice que las constitución de cada persona está compuesta de esos elementos en varios grados. Dependiendo de la tasa de los elementos, cada piedra tendrá efectos distintos sobre cada persona. La elección de las piedras estará guiada por tu constitución así como por la energía específica que necesites. Por ejemplo, se sabe que el jade tiene un efecto de enfriamiento. La quimioterapia y la radioterapia son el elemento fuego, y el jade ayuda a enfriar el fuego.

Si quieres añadir piedras preciosas o cristales a tu programa curativo, bien puedes empezar por adquirir un libro o conseguir información en Internet sobre sus propiedades espirituales. Ve con qué piedra sientes más afinidad y cuál satisface tus necesidades. También puedes ir a una tienda y tocar varias piedras para sentir qué energía tienen. Sin embargo, si estás buscando una piedra para empezar, no te puedes equivocar con la amatista.

UNA CASA LLAMADA ESPERANZA

Enfrente del hospital donde recibí tratamiento había tres casas en las que los pacientes que venían de fuera de la ciudad podían quedarse durante el tratamiento. Yo me quedé en una de esas casas durante las seis semanas de radioterapia.

El personal del hospital nombró a esas casas 'Fe', 'Esperanza' y 'Caridad'. Yo viví en la casa de en medio, 'Esperanza'; un nombre muy adecuado, porque había pensado mucho en la esperanza.

Me volví consciente del poder de la esperanza en los días después de mi primera biopsia, cuando supe que tenía cáncer pero no sabía de cuánta gravedad. Aún no me había sometido a la biopsia nódulo linfática y no sabía si el cáncer se había extendido a los ganglios linfáticos o, quizá, incluso a los huesos y los pulmones. Las radiografías del pecho no habían dado muestras de metástasis y no tenía síntoma alguno; sin embargo, tampoco había tenido síntomas por el bulto en el pecho.

Mis emociones eran como una montaña rusa. Unas veces estaba en las profundidades de la desesperación, sintiendo que quizá sólo tendría unos meses o años de vida. Otras, sentía como si fuera a combatir esa cosa hasta mi último aliento, consiguiendo la victoria. Y otras veces pensaba que, dados los hechos, bien podría estar en la primera etapa (es decir, sin señales de extensión del cáncer hacia los nódulos linfáticos) y el resultado sería probablemente bueno.

Me costaba trabajo dormir. Me despertaba a las tres de la madrugada y despertaba a Peter, pidiéndole que me abrazara y que me hablara. No podía comer normalmente y caminaba como aturdida.

Recibí mi primera infusión real de esperanza de una fuente aparentemente inesperada. Fue durante la primera cita que tuve con el oncólogo, al que visité en Montana. Ya he contado cómo me miró al final de la entrevista, y dijo: «Sabes que no vas a morir. Las posibilidades son muy buenas». Eso tuvo un gran impacto en mí. Me había dado cuenta de que en medio de los altibajos cargaba con una capa de depresión. De repente, tras sentirme muy baja, me sentí mucho mejor. Mi espíritu remontó el vuelo. Practicamente salí del hospital bailando. «¡Qué te parece, el médico cree que voy a seguir con vida!»

Seis meses después, aquí estaba yo, viviendo en una casa llamada Esperanza. Parecía que los ángeles verdaderamente intentaban que pensara en ello. Me di cuenta de que la esperanza es un ingrediente esencial en el proceso de curación. La esperanza afecta al funcionamiento del sistema inmunológico. En aquellos que no tienen esperanza de recuperación, este sistema deja de funcionar bien y los pensamientos de la persona se convierten en una profecía que se realiza a sí misma.

Aunque mi cáncer no era tan grave como otros y el resultado tenía probabilidades de ser bueno, descubrí que agarrarse a la esperanza seguía siendo un desafío. El diagnóstico pesa tanto... y todo lo que una lee y toda la gente que una conoce que ha muerto por eso mismo. Incluso estar en un hospital con otros pacientes de cáncer puede ser como una espada de doble filo. Ahí se recibe el mejor tratamiento pero ver a otros pacientes de cáncer, especialmente los casos más graves, recuerda a la enfermedad propia. Todo eso puede ser como una nube oscura sobre la cabeza.

La esperanza es el rayo dorado del sol que atraviesa la nube. Es una gracia, pero también es algo que podemos obtener y lograr. La esperanza proviene de muchas fuentes, incluyendo la determinación mental, e incluso la gracia.

Al mismo tiempo, no se puede ser demasiado optimistas ni, como un avestruz, esconder la cabeza en la arena sin poner atención a la gravedad de la enfermedad. Porque aquí, en el cuerpo, hay algo que acaba quitándote la vida si se le permite continuar. Tienes que ser muy realista para tomar buenas decisiones. Y al buscar el equilibrio entre la esperanza y el realismo, algunas veces parece como si caminaras por la cuerda floja.

Creo que para que la esperanza sea eficaz, tiene que estar afianzada a la realidad. Sólo «tener esperanza» de que el cáncer desaparezca por sí sólo no es esperanza, sino un retiro en la fantasía. La esperanza es la cuerda de la que hay que tirar para poder salir de los momentos difíciles, los cambios físicos, mentales y emocionales que hay que manejar cuando se tiene cáncer. El cambio siempre es doloroso, puesto que hay que abandonar algo que es familiar, incluso querido, antes de poder aceptar algo nuevo.

Creo que siempre hay sitio para la esperanza, no importa cuál sea el diagnóstico o la estadística. Aunque esta última sea de un noventa y nueve por ciento en contra, nada dice que no podamos ser el uno por ciento que sale adelante. Nadie es una estadística. Todo el mundo es una persona.

Bernie Siegel dice que él prefiere mucho más tener conocimiento sobre el paciente individual que sobre las estadísticas. Lo que el paciente aporta al desafío es una guía mucho más fiable para el probable resultado. Siegel también destaca que la esperanza siempre es una opción:

> Si se espera que nueve de cada diez personas con cierta enfermedad mueran, estamos, supuestamente, expandiendo «falsas esperanzas» a menos que se les diga a las diez personas que probablemente morirán. Al contrario, yo digo que cada persona podría ser la que sobrevive, porque toda espeanza es real en la mente del paciente…
>
> Aunque lo que la gente espera más —la curación completa— no llegue a suceder, la propia esperanza puede sostener a la persona para realizar muchas cosas mientras tanto. Negarse a tener esperanza no es más que la decisión de morir. Sé que hoy día hay muchas personas vivas porque les di esperanza y les dije que no tenían por qué morir.[14]

También creo que la esperanza siempre es una opción, porque la curación siempre es una opción. En el sentido más elevado, la esperanza no es vivir o morir, sino cómo afrontamos los días. No importa cuál sea el resultado físico, la curación siempre es posible para el corazón y el alma. Algún día todos dejaremos nuestro cuerpo atrás y con nosotros nos llevaremos el corazón y el alma, incluso después de que el cuerpo físico ya no exista.

LISTA DE CONTROL: ESPIRITUALIDAD Y CURACIÓN

✓ **Los estudios científicos muestran que la oración funciona.** Empieza a hacer uso del poder de la oración para la curación.

✓ **Habla con Dios, comulga con él y escucha sus respuestas.**

✓ **Reza científicamente y combina la oración con las visualizaciones concentradas.**

✓ **Sé específica cuando reces.** Por ejemplo, reza para que la quimioterapia solo vaya a dónde se quiere que vaya en el cuerpo, para que no dañe ninguna célula sana, para que el número de globulos blancos y rojos no se reduzca demasiado y para que no se produzcan efectos secundarios indeseados.

✓ **Consigue la ayuda de otros «guerreros de la oración»** pidiéndoles que recen por ti y contigo. Diles específicamente qué oraciones prefieres.

✓ **Que tus socios deen la oración sepan cómo te va.** Informes sobre el progreso realiado normalmente les ayuda a saber por qué rezar.

✓ **Haz uso del poder de la Palabra hablada en tus oraciones.**

✓ **Mantén la imagen de tu perfección,** y pide a los demás que también te vean de la misma forma.

✓ **Utiliza la meditación para fortalecer tu sistema inmunológico, aumentar la conciencia y superar los efectos secundarios.** Encuentra un método que te atraiga y que encaje con tus creencias.

✓ **Usa piedras preciosas y cristales para concentrar la luz y la energía curativa.** No te puedes equivocar con la amatista.

✓ **Agárrate a la esperanza.** Aunque las probabilidades no sean muchas, nunca se puede decir que no lo vas a superar.

CAPÍTULO 15

EL PASO POR LA «QUIMIO»

C onsidero el paso por la quimioterapia como el mayor desafío de mi viaje a través del cáncer y, en un sentido, mi mayor logro. Me sentí muy agradecida cuando se terminó.

La experiencia de cada paciente con la quimioterapia es diferente. Existen medicamentos distintos y dosis diversas, dependiendo del tipo de cáncer, y cada medicamento produce efectos secundarios diferentes.

Algunas personas parecen pasar por la quimioterapia con facilidad, con muy pocos problemas, pero sin duda son una minoría. La mayoría de las personas experimentan efectos secundarios y encuentran desafíos significativos. Unas pocas tienen graves complicaciones.

Por lo general, creo que a mí me fue bien. Luché mucho e hice todo lo que pude. Intenté crear el entorno más favorable para poder superarla. No puedo destacar un único factor como el ingrediente clave (excepto quizá la determinación de seguir adelante). Descrubrí que la receta para poder conseguir un buen resultado fue el conjuntar todas las cosas.

En este capítulo voy a contar las cosas que me sirvieron de ayuda. Puede que te sirvan a ti o a un ser querido tuyo, o quizá te dé pistas para encontrar tu propio camino para «superar la quimio».

EFECTOS SECUNDARIOS

No hay duda de que la quimioterapia es intensa. Sentir esos agentes químicos entrar en mi cuerpo, conociendo los posibles efectos secundarios, producía una sensación aterradora. Me parecía como si tuviera que permanecer alerta y vigilante para que las células buenas no se dañaran.

Muchos de los efectos secundarios de la quimioterapia —como las náuseas y la alopecia— son bien conocidos y me los esperaba. Sin embargo, la quimioterapia afecta a casi todo el sistema del cuerpo, de alguna forma, y existen una multitud de efectos distintos, grandes y pequeños. Habla con tu médico, haz la investigación y descubre qué debes esperar en forma de efectos secundarios para tu caso en particular. Ello te dará la mejor posibilidad de estar preparada para afrontarlos si surgen.

«QUIMIOCEREBRO»

Un efecto que no me esperaba fue el que me afectó a la memoria, volviéndome olvidadiza y haciendo que, a veces, pensara de manera indistinta. Pacientes y médicos lo llaman «quimiocerebro». Es como si la cabeza se llenara de algodón y resulta difícil estudiar o concentrarse en nada, excepto en la televisión o la lectura ligera.

Al hacer los planes para mi primer tratamiento de quimioterapia, me podía ver sentada en una cómoda silla del hospital durante una semana sin nada que hacer excepto leer lo que no pude en mucho tiempo. Me llevé un montón de libros sólo para descubrir que no podía concentrarme en la lectura. Las enfermeras me dijeron que muchas pacientes de quimioterapia hacen lo mismo, vienen armadas de libros para el estudio y luego descubren que la quimiocerebro les invade. Otro efecto de la quimiocerebro es que impide sentir que se tiene control sobre la vida y las circunstacias, al volverse una despistada y no poder concentrarse en tarea alguna. Espiritual y energéticamente, sentía cómo la quimio entraba y salía de mi cuerpo. Solté un gran suspiro de alivio cuando, unos días después del final de la sensión, se eliminada de mi cuerpo por fin. Parecía como un invitado no deseado que se había marchado y por fin podía estar sola en mi cuerpo.

NÁUSEA

La náusea y el cansancio son compañeros gemelos para la mayoría de los pacientes de cáncer. Para mí la náusea y la sensación de malestar durante la quimioterapia, y durante unos días después, era la parte más difícil de la experiencia. Resulta difícil describir lo mal que se pasa cuando se tienen náuseas constantes. No se puede hacer nada al respecto y una no se puede esconder para escapar.

Probé varias cosas contra la náusea pero nunca encontré el remedio mágico. Los médicos me recetaron una medicación contra la náusea, que parecía servir de algo. También me aconsejaron que me pusiera unas muñequeras elásticas, llamadas Sea-Bands, que se ponen sobre los puntos de acupuntura en las muñecas. Tomé varias medicinas de hierbas y otras homeopáticas. Me ayudaba el levantarme y caminar, igual que el ejercicio suave y los estiramientos. Todas esas cosas parecían funcionar juntas para mantener la náusea en un nivel manejable. Sin embargo, seguía molestándome lo suficiente como para que cada dos días de tratamiento perdiera el apetito, casi por completo.

Parece existir un componente cuerpo-mente en la náusea tal como descubrí en una experiencia muy interesante. La tarde de mi último día de quimioterapia, Peter me convenció para que fuera con él a ver la nueva película de *La guerra de las galaxias* que acababan de sacar. Debido a la náusea no me apetecía mucho ir, pero él sí quería y pensé que me distraería. Además, si me sentía mal, daba igual dónde estuviera, si en un cine o una habitación de hotel.

Al final me metí en la película y cuando salimos, me di cuenta, sorprendida, de que durante en horas no me había sentido ni cansada ni enferma. Cuando la película hubo terminado las náuseas regresaron, y no pude volver al punto al que me había llevado la película en el que no era consciente de la sensación de náusea. Sin embargo, algo aprendí sobre el poder de la mente.

Cansancio

Tras la conmoción del diagnóstico inicial y la operación posterior, estaba cansada y vacía. Dicen que la falta de sueño es acumulativa. Me sentía como si hubiera podido dormir durante meses y, aún así, no sentirme totalmente regenerada. Al principio me pasé varios días en cama descansando y recuperándome. Pronto ese período se convirtió en semanas, durmiendo y pasándome el día en bata. Cuando descansé todo lo que necesitaba, decidí levantarme y vestirme por las mañanas después de que Peter se fuera a trabajar.

Cuando llegó la hora del tratamiento quimioterápico, estaba absolutamente lista. Me aseguré de haber dormido lo suficiente, pero también me levantaba todos los días porque tenía trabajo. Era una combatiente contra el cáncer. Decidí pensar en la lucha contra el cáncer como un trabajo. Eso incluía cuidar bien de mí misma.

El cansancio es una de las cosas que hay que esperar de la quimioterapia, pero por lo general yo tuve suerte en ese aspecto, sólo me afectó durante el tratamiento. Cuando me sentía cansada, me tomaba el tiempo de descansar que necesitaba y ajustaba mi actividad a mi nivel de energía, y me encontraba bien al cabo de unos días. Creo que el ejercicio y otras terapias que utilicé me ayudaron a elevar mi nivel de energía en general de forma que el cansancio típico a raíz de la quimioterapia no me afectó tanto como a otras personas.

Buena apariencia para sentirse mejor

Cuando nos sentimos mal, la apariencia sería lo último en lo que habría que preocuparse. Eso es cierto en un sentido y hay personas bendecidas con una total indiferencia sobre su apariencia en todo momento.

Sin embargo, también sé de primera mano que mirarse al espejo puede ser bastante deprimente en días en los que nos sentimos mal y tenemos mala apariencia. La depresión sobra cuando se está intentando fortalecer el sistema inmunológico. Además, la apariencia y cómo nos sentimos también tiene un efecto en la forma en que nos tratan los demás.

En mis años como médico había visto a muchos pacientes de cáncer y no quería convertirme, ni siquiera parecerme, a un «paciente de cáncer». Durante mis visitas al hospital observaba a los pacientes con buena apariencia. Parecía que una buena apariencia era señal de que tenían las cosas bajo control y les miraba buscando inspiración. (No es mi intención denigrar la apariencia de nadie. Sé que hay momentos en los que no podemos tener una buena apariencia y los efectos de la enfermedad se evidencian. Pero sé que esforzarme para tener buen aspecto me servía de ayuda.) Para mejorar mi apariencia, me resultaba importante la ropa que me ponía.

Anteriores pacientes de cáncer me han dicho que cuando termina la quimioterapia no se quieren poner la «ropa de la quimio» nunca más porque les recuerda las sesiones del tratamiento. Llevan razón. Oí decir que hay pacientes que celebran el fin del tratamiento con una hoguera en la que queman su ropa de la quimioterapia. Decidí comprar ropa específica para el tratamiento que podía tirar cuando éste terminara.

En medio de la sesión, cuando una se puede sentir cansada o nauseabunda, llevar ropa cómoda puede ser muy importante; y debido a las pruebas y exámenes, hay que quitarse la ropa frecuentemente. A muchos pacientes les gusta llevar chándal o blue jeans; yo también me ponía eso algunas veces. Sin embargo, intentaba encontrar ropa que tuviera algo de estilo. No era el momento de llevar colores grises y sórdidos, sino ropa barata pero atractiva que me quedara bien, que fuera fácil de poner y quitar y cómoda para andar de acá para allá. Me alegré de hacerlo.

Cuando no estaba en quimioterapia, me preocupaba por tener buena apariencia y vestir bien, aunque sólo fuera para mí misma. Descubrí que si me esforzaba por tener buen aspecto, me ayudaba a sentirme mejor. Me levantaba el ánimo y probablemente las defensas también. Siempre me animaba cuando la gente me decía que tenía buen aspecto. Creo que se ponían contentos de ver que no parecía una «víctima» del cáncer, o lo que ellos se imaginaran que era eso. Parecía y me sentía como alguien que iba a vivir.

CUIDAR DE MÍ MISMA

Durante varios meses antes del diagnóstico había sentido la necesidad de cuidarme y darme sustento de una manera mejor. Había vuelto a las aguas termales después de no haberlas visitado durante algún tiempo y empecé a hacer más ejercicio.

Tras el diagnóstico y después de haber hecho todo lo necesario para el tratamiento, me puse como prioridad cuidar de mí misma. Sentí una gran necesidad de alimentarme y desarrollé la rutina del cuidado de mí misma. Me tomaba mi tiempo para ducharme, usaba un cepillo de dientes de cerdas blandas y, más tarde, una esponja de fibra de cactus. Me daba lociones y aceites esenciales en el cuerpo y el cabello. Me limpiaba, tonificaba e hidrataba la cara. Ponía música o mantrams que me levantaran el ánimo. Me maquillaba, aunque no fuera a ver a nadie. Me pintaba las uñas (no lo había hecho en años).

Muchos centros de cáncer enseñan que una parte importante del proceso curativo es poner atención en los cambios físicos inherentes al cáncer y su tratamiento. Eso puede llevar a una actitud más positiva, una mayor auto estima, un aumento del comfort personal y una mayor sensación de bienestar. Fue algo muy cierto para mí.

Mi madre y mi hermana, con mucha generosidad, me mandaban dinero para que me mimara. Me conocían muy bien y querían darme alegrías aunque no pudieran estar conmigo. Sin entradas por no trabajar y con poco dinero por las facturas médicas, los regalos de amigos y familiares pueden ser una verdadera bendición. Gracias a mi familia pude consultar con una experta en belleza y maquillaje para mi apariencia en general y también buscando sugerencias sobre los productos naturales para la piel. También me regalé una visita a un balneario y me hice una limpieza de cutis, una manicura y un masaje que me dieron en todo el cuerpo. Esas visitas siempre me levantaban el ánimo, me ayudaban a relajarme y me quitaban de la cabeza el cáncer y el tratamiento. También me servían para sentirme en control de mi vida.

Un incidente ilustró para mí este principio. Una amiga me había enviado una muestra de un producto hidratante muy caro. Lo usé y me gustó el efecto en mi cara. Cuando se me acabó, no lo pude encontrar en ninguna parte de Montana. Una amiga de la ciudad de Minneapolis me llamó y me preguntó qué podía hacer por mí. «¿Qué te gustaría?» Le dije avergonzada que había un producto que no podía encontrar. Parecía una tontería hasta mencionarlo, considerando todo lo que me estaba pasando. Pero ella, tan querida, se tomó el tiempo para buscar el producto en Bloomingdales y me lo mandó. Fue como recibir un regalo de Navidad en abril. Me hizo sentir muy especial y la loción me levantó la moral muchísimo. Al mirar atrás, creo que este incidente envió un mensaje a mi cuerpo diciendo que lo amaba y que estaba dispuesta a tomarme el tiempo de cuidarlo. Bernie Siegel lo llama, enviar un mensaje «vida».

Al empezar a cuidar bien de mi cuerpo, los resultados fueron evidentes. La piel estaba mejor y más radiante que nunca, aunque estoy segura de que una mejor alimentación, vitaminas y ejercicio (por no mencionar la oración) también eran de ayuda. Perdí el peso que había ganado en años recientes y tenía más energía que en los últimos tiempos.

La gente se me acercaba y me decía que tenía muy buen aspecto. Cuando me miraba al espejo, tenía mejor apariencia que en los últimos años. Hasta parecía más joven.

EL CUIDADO DE LA PIEL Y LOS COSMÉTICOS

El cuidado de la piel es muy importante para las personas que están en tratamientos de quimioterapia y radiación. Los pacientes de quimioterapia descubren a menudo que se les seca la piel y necesitan cremas hidratantes. Ciertos tipos de medicamentos citotóxicos también pueden producir fotosensibilidad (una sensibilidad anormal de la piel a la luz) y eso significa que no se pueden exponer al sol y que tienen que usar una buena protección solar.

En las clases de edición de imagen que me dieron en el hospital me dieron un consejo: evitar la posibilidad de infecciones bacterianas por la máscara de pestañas (rímel) u otros cosméticos utilizados durante grandes períodos de tiempo. La máscara de pestañas debería cambiarse al cabo de unos meses y los productos deben extraerse de los frascos con espátulas o algodón para que el contenedor no se contamine con bacterias de la piel. Normalmente esos rastros de bacterias no eran un problema pero cuando las defensan están débiles por la quimioterapa, hasta las cosas pequeñas pueden ser mucho más significativas.

Descubrí que los productos más naturales, preferiblemente orgánicos, eran sin duda mejor para mi cuerpo. Eran un poco más caros pero merecían la pena por cómo me hacían sentir. Además, los agentes químicos innecesarios pueden añadir una carga más al sistema inmunológico. Si nos paramos a pensar, se puede absorber un montón de pintalabios y maquillaje en el cuerpo durante toda una vida.

Utilicé otros productos para la piel, como crema con vitamina E para el pecho que ayuda a reducir los desgarros por la operación así como para ayudar a la piel a manejar los efectos de la radiación; Melaleuca (el árbol de té australiano) y ungüento de árnica para ayudar con la desinfección y la curación de las zonas intravenosas; symphytum y crema de hydrastis canadensis, y crema de camomila.

NECESIDADES ESPECIALES PARA GENTE ESPECIAL

La quimio y la radioterapia se administran para matar células cancerígenas que se dividen y crecen rápidamente. Sin embargo, también afecta a cualquier otra célula en el cuerpo que se divida rápidamente, como las de los folículos capilares, la piel y las membranas mucosas de la boca y el sistema gastrointestinal. La muerte de esas células de rápida reproducción normalmente provoca la caída del pelo desde la raíz y puede producir úlceras en la boca y otros problemas en el sistema digestivo. Afortunadamente yo no sufrí de úlceras en la boca ni de problemas intestinales. Sin embargo, sí perdí mucho pelo.

La alopecia ocurre normalmente dos o tres semanas después de la primera sesión de quimioterapia. La rapidez con la que se produce depende de cada persona. Varios días antes o durante la pérdida del pelo se puede sentir dolor, picor o se puede ser sensible en el cuero cabelludo. Todo el vello corporal puede verse afectado durante la quimioterapia, pero el cabello es lo que crece a mayor velocidad y, por tanto, se ve mayormente afectado. La alopecia puede ir de un debilitamiento del cabello hasta una calvicie completa. Normalmente el pelo no vuelve a crecer hasta tres o seis semanas después del término de la quimioterapia.

Los otros pacientes me habían dicho que la alopecia era una de las cosas más difíciles de afrontar durante la quimioterapia, aunque es menos importante desde el punto de vista médico porque no amenaza la vida del paciente. Muchas personas se avergonzaban. Algunas se sentían un poco culpables por preocuparse, pero tenían cosas más «importantes» de qué preocuparse. Pero la alopecia suele ser una señal más visible de que algo anda mal y pone en evidencia que la persona es un paciente de cáncer. Al caminar por la calle nadie sabe que estás bajo tratamiento de cáncer hasta que pierdes el pelo. Te hace ser diferente y te cohíbe.

Los Centros para el Tratamiento del Cáncer de América tienen un programa de Mejora Cosmética de la Imagen para dar apoyo, información y recursos a los pacientes de cáncer sobre cómo tener una buena imagen durante el tratamiento. Asistí a una sesión de dos horas impartida por Lori Irsay, dueña de Salon 475 y creadora de un programa llamado 'Necesidades especiales para gente especial'.

Lori tiene un gran sentido del humor y facilidad para hacer sentirse cómoda a la gente. Sus charlas sobre la mejora de la imagen van de cómo afrontar la alopecia (incluyendo pelucas, turbantes a la moda, sombreros y demás) hasta los consejos sobre el maquillaje. Lori enseña a los pacientes a aprovechar al máximo sus rasgos faciales durante los efectos de la alopecia, lo cual incluye la pérdida de las cejas y las pestañas.

A menudo, el primer pensamiento que tiene la gente sobre la alopecia es llevar peluca. Algunas personas que conozco, sin embargo, se compraron pelucas y no se las ponían. Daban mucho calor y eran incómodas y, quizá lo más importante, decían: «No es para mí». Pero si hay que pasar por la quimioterapia durante un año, entonces puede merecer la pena, especialmente para ocasiones especiales.

Lori dice que hay pelucas y pelucas: desde las más baratas, las sintéticas, hasta las de dos mil dólares, hechas con cabellos humanos. Hay diferencia, y no hay que irse a las más caras para conseguir una que sirva. Con la ayuda de Lori me probé varias pelucas, de entre doscientos a quinientos dólares, que me sentaban muy bien y eran bastante naturales. Me tranquilizó saber que si tenía que llevar peluca alguna vez, me sentiría cómoda haciéndolo.

Es importante que un especialista ajuste la peluca a la persona. Lori me enseñó pelucas en las que el pelo está pegado a una malla que parece un cuero cabelludo normal. El pelo de las pelucas se puede cortar para darles el estilo que se quiera. También hay varios catálogos de pelucas para comprar por correo, aunque puede ser difícil conseguir una buena peluca si se compra por catálogo.

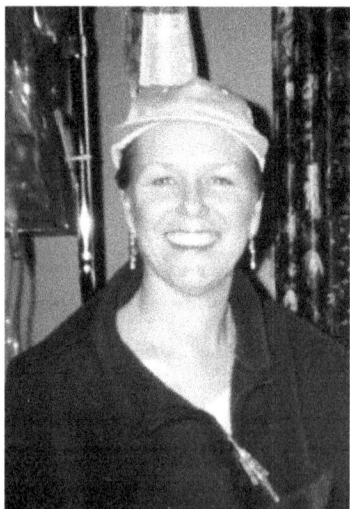

Último día de quimio. Los agentes quimioterápicos están en el soporte que hay detrás de mí y el tubo intravenoso cuelga de mi chaqueta.

Si el médico receta la peluca, se puede conseguir que el seguro cubra todo o parte de ese gasto. (El médico podría recetar «una prótesis craneal del cabello con propósitos médicos. Alopecia secundaria a la quimioterapia o la radioterapia».)

Aprendí mucho de Lori sobre mi aspecto y disfruté totalmente de la experiencia. Puede que tengas gente cerca que pueda ayudarte en cuanto a tal información y servicios. Aprovéchalo. La cosmetóloga y peluquera de mi zona se interesó tanto por mí que asistió a una sesión de medio día sobre cómo manejar el lado cosmético del tratamiento del cáncer. Ahora puede ayudar a otras personas.

EL PELO: ¿QUIÉN LO NECESITA?

El oncólogo me dijo que con toda probabilidad perdería el pelo y yo pensé que estaba preparada para eso. Sin embargo, me tomó por sorpresa cuando ocurrió. Estaba con la cabeza puesta en otros asuntos y trabajando mucho para evitar los efectos secundarios, cuando comencé a notar que había pelos por todas partes. Después de dos días viendo pelos en la almohada, aún no me daba cuenta de que se debía a la quimioterapia. Finalmente, un día me di cuenta al ver la cantidad de pelo que había en el suelo de la ducha. Luego noté que cuando me pasaba la mano se me caía mucho. Cabellos por todas partes: en el sofá, en la cama, en mis hombros. Por un tiempo dejé de llevar ropa de color oscuro.

De ahí en adelante, me pasaba mucho tiempo pensando qué hacer si la cosa empeoraba. ¿Llevar sombrero? ¿Afeitarme la cabeza y mostrar una hermosa calva? ¿Llevar bufandas y turbantes? ¿Llevar peluca?

Estaba preparada para quedarme calva si hacía falta. Una amiga mía había estado en el mostrador de un salón de belleza al lado de una mujer calva que iba muy a la moda y muy bien maquillada, y volvió para decirme que quería verme calva porque creía que estaría muy guapa.

Probé varias cosas para darme la mejor de las oportunidades para no perder todo el cabello. Había leído que las fundas de almohada de satén eran buenas para evitar la pérdida del cabello. Están pensadas para reducir la fricción y así causar menos incomodidad y pérdida. No estoy segura de su eficacia pero sin duda eran muy suaves al tacto.

Al principio del tratamiento vi a mi peluquera y tres semanas antes de la quimioterapia, me recomendó algunos productos para el cuidado del cabello de Nioxin especialmente formulados para evitar la alopecia. Utilicé esos productos durante el tratamiento y al recuperarme, creo que me ayudaron entre otras cosas a conservar algo de cabello. Son productos relativamente caros pero usé los fondos que me habían mandado mi madre y mi hermana.

También utilicé en el pelo algunos productos de hierbas durante la fase de quimioterapia. Me enjuagaba el pelo con té de ortiga picante y creé una fórmula nueva de aceite, que aplicaba al pelo todos los días.

Consistía en aceite de arctium, aceite de hierba de San Juan y aceite de borrraja en una base de aceite de oliva. Hice el aceite de arctium hirviendo a fuego lento raíces de arctium en aceite de oliva. Añadí el aceite de hierba de San Juan de un frasco y exprimí el aceite de borraja de unas cápsulas. Vertí todo en una botella para aplicar la mezcla al pelo todos los días. Antes de la ducha me ponía el aceite en la cabeza y lo dejaba una hora. Después me ponía champú con los productos Nioxin. El pelo tenía aspecto sano y brillante, y estaba my suave.

Durante mi segunda visita, el oncólogo parecía sorprendido de que me quedara tanto pelo y me dijo que quizá no lo perdería, al fin y al cabo. Sucedió que el pelo se debilitó en general y luego empeoró en algunas zonas, especialmente en la parte delantera y en la coronilla. Peter bromeaba porque así era cómo se le cae el pelo a los hombres. Empecé a cepillarme hacia atrás para cubrir las calvas. Después acabé perdiendo de la mitad a los dos tercios del pelo. La cabeza me picó un poco durante unos días cuando el pelo empezó a caerse en serio. También perdí parte de las pestañas y la mitad del vello corporal, incluyendo el vello púbico.

Me ponía bufandas, gorras de béisbol y una variedad de sombreros en los peores momentos. Antes de eso, cuando el peló empezó a caerse, me lo corté muy corto anticipando que se me caería aún más. Me alegré mucho de hacerlo, pues la alopecia se notaba menos y me sentía mejor. Al cabo de un tiempo, me acostumbré a la caída del pelo y dejó de molestarme tanto.

Tanto si se pierde el pelo como si no, hay formas de afrontarlo. Las bufandas quedan bien y son un buen complemento para cualquier conjunto. Cuando no estaba segura, me la ponía al cuello, lista para ponérmela en la cabeza. Livingston (Montana) es un pueblo conocido por tener vientos de los más fuertes del país y una bufanda siempre venía bien.

Claudia, otra paciente, había perdido la mayoría del pelo después de su primera sesión de quimioterapia y se afeitó la cabeza. Estaba guapísima con la gorra de béisbol sobre la cabeza rasurada. Al compartir la habitación de la quimioterapia, Claudia me inspiró a crear mi propio estilo.

Cuando Claudia me enseñó las gorras de béisbol, encontré varias gorras de rebajas en los grandes almacenes Wal-Mart. El blanco y caqui se combinaba bien con muchos de mis conjuntos. Eran colores desenfadados y deportivos; me recordaban que estaba luchando contra el cáncer. También compré una gorra griega de la que disfruté mucho.

Una noche, por diversión, Peter y yo hicimos un desfile con los sombreros. Peter acabó haciendo fotos y el resultado se muestra en este capítulo. Nos reímos y mandamos fotos a nuestras familias: estaba el look a la «Jackie Onassis», con el pañuelo atado bajo la barbilla y gafas oscuras; a la «Maggie Tabberer», que se deriva de la famosa modelo australiana que llevaba el pelo cortísimo, hacia atrás; y a la «Neroli del norte», con un gorro de piel de oveja con orejeras. (Viene bien en el invierno de Montana.) A Peter le gustaba más la gorra de béisbol y la gorra griega. Nos divertíamos riéndonos de la alopecia y viéndolo como una oportunidad de hacer moda en vez de como algo que hay que soportar.

Durante y después de la quimioterapia, cuando tenía el pelo corto y fino, varias veces me pasó que algún hombre me paraba para decirme que les gustaba mi pelo y que quería que sus esposa tuviera el mismo estilo. A menudo provocaba conversaciones interesantes cuando les explicaba que ¡el peinado era por cortesía de la quimioterapia!

LECCIONES APRENDIDAS A RAÍZ DE LA ALOPECIA

Cuando se me había caído la mitad del pelo, me acordé de algo que decía de vez en cuando, al principio de mi matrimonio. Peter es uno de estos tipos que no se da cuenta de lo que llevas puesto. Al principio me molestaba pero pronto me di cuenta de que a él no le importaba mi apariencia, porque me amaba por cómo era. Me dije que cuando fuera vieja y tuviera arrugas, aún me vería igual de joven y guapa. Empecé a considerarlo una bendición.

Antes de contraer cáncer hasta bromeaba con mi peluquera de que Peter no se daba cuenta nunca de un cambio de peinado o de color del pelo. Nos reíamos y después de cada cambio de peinado, me preguntaba si Peter se había dado cuenta. Normalmente no lo hacía. De hecho, de broma, solía decir que aunque llegara a casa calva, él no se daría cuenta. Pues bien, he aquí que estaba casi calva y él, claro está, no se daba cuenta sino que me amaba igual.

También aprendí algo sobre la conexión cuerpo-mente. Ya era consciente del fascinante hecho de que en las pruebas de quimioterapia, los pacientes que recibían placebos podían sufrir una pérdida del cabello si se les decía que eso era un efecto secundario del producto que estaban usando.[1] El cuerpo parece obedecer lo que la mente le dice, una teoría que pude confirmar en mi experiencia con la alopecia.

Puesto que la alopecia por la quimioterapia sólo es temporal y no supone una amenaza a la vida, al principio estaba mucho más preocupada por otros efectos secundarios. Durante una de mis charlas con el cuerpo elemental y mi Yo Superior, dije a mi cuerpo que tenía que evitar los efectos secundarios durante la quimioterapia pero que si tenía que manifestar un efecto secundario, prefería la alopecia. Era mejor que tener pocos glóbulos blancos, diarrea o perder peso.

Pues bien, mi cuerpo me tomó la palabra. Le había dado permiso para perder pelo y eso es lo que hizo. Esperé el mejor resultado posible y me preparé para lo peor; y con mi más honesto deseo de prepararme para todas las eventualidades, empecé a visualizarme calva y a preparame para eso.

Después de haber perdido aproximadamente la mitad del pelo, me di cuenta de que había estado mandando un mensaje a mi cuerpo de que tenía que perder el pelo. En ese punto no había señales de otros efectos secundarios y mi cuerpo estaba soportándolo muy bien. ¿Era necesario perder el pelo?

Decidí enviar un mensaje distinto. Hablé a mi elemental del cuerpo y a mi Yo Superior todas las noches antes de acostarme, dándoles instrucciones específicas. A mi cuerpo le dije que detuviera la caída del cabello y a los tres días, la caída cesó. Desde entonces experimenté muy poca pérdida. Si quería conocer el poder del pensamiento para influir en el cuerpo, aquí estaba la prueba.

Mi consejo para alguien que está a punto de empezar un tratamiento

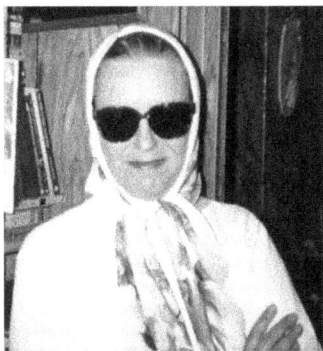

«Jackie Onassis»

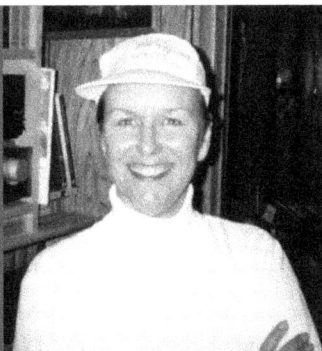

La clásica gorra de béisbol

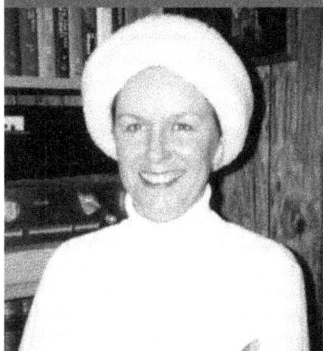

El 'look' ruso

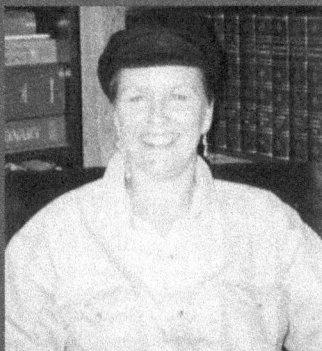

La gorra griega

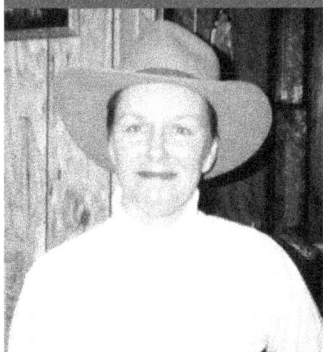

El 'look' del Oeste

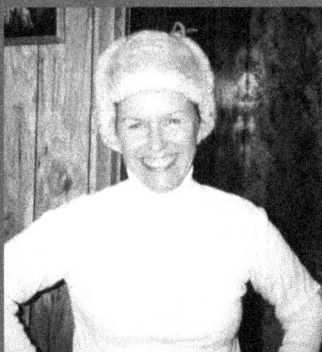

«Neroli del norte»

ALTERNATIVAS AL CABELLO

de quimioterapia y que está preocupada por la posibilidad de alopecia es: ten una conversación seria con tu cuerpo. Explícale que no quieres perder el pelo y que tiene que agarrarse al pelo firmemente por las raíces. Visualiza el pelo grueso y sano. Cuída de él con buenos productos.

Si no lo pierdes, entonces ¡gloria a Dios y al elemental del cuerpo! Si lo pierdes, no es el fin del mundo. Asúmelo bien, esfuérzate por tener una buena apariencia y por sentirte bien en cualquier caso, y tómate la situación lo mejor posible utilizando toda la ayuda a tu disposición. Sé creativa; encuentra tu estilo. Piensa en la gente famosa que está calva y es guapa, como Michael Jordan, Bernie Siegel y Demi Moore en la película *G.I. Jane.*

También hay una perspectiva espiritual de la alopecia. El cabello crece a un ritmo de aproximadamente 1,25 centímetros al mes, así que 15 centímetros de pelo es como un período del último año de tu vida. Espiritualmente hablando, el pelo porta los registros de su vida, las cargas y tensiones que hayas tenido en los útlimos meses o años. Perder el pelo puede simbolizar un nuevo comienzo, perder el viejo yo y ponerse el nuevo. Peter me dijo un día que si entras a un monasterio budista, te afeitan la cabeza como señal de iniciación y de dejar atrás la vieja vida.

Todo el mundo es diferente en lo que respecta el cabello. Algunas pacientes, compañeras mías del hospital, estaban orgullosas de su calvicie y estaban guapas. Otras estaban guapas con la gorra de béisbol, un turbante estiloso o un sombrero. Tenía varias amigas que tenían aspecto inteligente con peluca. La caída del cabello es una experiencia humillante y, al final, hasta eso me divertía. Si tuviera que pasar por la quimioterapia otra vez, puede que me afeitara la cabeza para empezar de nuevo.

La pérdida del cabello es sólo otra cosa que nos recuerda que nunca se sabe lo que se puede esperar de la vida y no siempre se puede controlar. Sin embargo, cualquier cosa que la vida nos ponga delante, nos podemos tomar las cosas de la mejor manera.

Técnicas espirituales

Durante la quimioterapia utilicé varias técnicas espirituales, de las que he hablado en capítulos anteriores. Tenía mis piedras preciosas y los cristales; utilizaba la visualización y las imágenes; y usaba la música y la risa. Durante ese tiempo aprendí en especial cosas sobre el poder de la oración y el mántram.

Decía una oración para las bolsas de plástico que contenían los agentes quimioterápicos antes de que entraran en mi cuerpo. Las bendecía colocándomelas en las manos y pidiendo que fueran cargadas de luz. Muchas veces ponía la imagen de algún santo sobre la bolsa, visualizaba la quimioterapia como luz líquida que entraba en mi cuerpo viéndola como luz brillante violeta/azul/verde, los colores de la transformación, protección y curación.

Rezaba para que los agentes quimioterápicos afectaran sólo allá donde era necesario. De forma específica, pedía que la quimioterapia no dañara las células y tejidos sanos. (Di las mismas instrucciones a mi cuerpo durante la radioterapia e imaginaba los rayos X de Dios entrando en mi cuerpo y llenándolo de luz.)

La oración me sostenía a menudo, cuando sentía los efectos de la meditación, pero en esos momentos parecía como si mi fe estuviera siendo puesta a prueba, porque la medicación hacía difícil sentir los efectos de la oración. A veces me parecía como si estuviera encerrada en plomo. Las sutiles vibraciones de energía espiritual o la sensación de contacto con Dios que normalmente podía sentir cuando rezaba, meditaba o hacía mantrams parecían muy disminuidas en medio de la quimioterapia. Recuerdo sentir que mis oraciones no servían de mucho, casi como si salieran de mí y subieran unos pocos centímetros sobre mi cabeza para luego desaparecer. Muchas veces me sentía entumecida y algo separada de la luz. Otras pacientes me decían que para ellas también era más difícil rezar o que sentían que sus oraciones eran ineficaces.

Estas dificultades son pruebas que llegan con el cáncer de las que la gente apenas habla. El cáncer no sólo nos pone a prueba físicamente, por muy inconveniente y doloroso que eso sea, también supone una prueba espiritual, a menudo la «noche oscura» en la que todo parece sombrío y solitario y Dios parece estar muy lejos.

Tras mi segunda sesión de quimioterapia, de alguna forma llegué a la conclusión de que mis oraciones no funcionaban porque no podía sentir la luz como era habitual. Era un gran esfuerzo concentrarse en rezar y realizar el trabajo espiritual con náuseas y la quimiocerebro, especialmente cuando el trabajo espiritual no parece servir de nada. Por consiguiente, a la tercera visita recé menos y me apoyé más en las oraciones de los demás.

Aprendí una lección muy importante. Hay veces en que tenemos que confiar sólo en las oraciones de los demás. Sin embargo, si aún podemos rezar, deberíamos hacer nuestra parte. Como ministra religiosa muchas veces decía a la gente que la oración funciona tanto si lo parece como si no. Cualquiera que sepa algo de oraciones dirá que cuando nos sentimos solos o separados es exactamente cuando tenemos que seguir rezando. Sin embargo, puede resultar difícil recordar estas cosas cuando se sufre una prueba como la del cáncer.

Pronto aprendí que rezar menos era una equivocación. La tercera sesión fue más difícil que las anteriores. Me lo tomé como una lección y aprendí a dejar que Dios fuera el juez de mis oraciones, si funcionan o no. Qué vanidad pensar que no podía sentirlas, que Dios no contestaría.

Durante la cuarta y última sesión de quimioterapia, recé de una forma más centrada y desapegada. Visualicé las oraciones como finos haces de luz que salían de la atmósfera de la Tierra para entrar en contacto con los ángeles de Dios. Esa sesión fue mucho mejor que la tercera y me di cuenta de que acababa de realizar mi propio experimento clínico sobre la eficacia de la oración.

Diario
13 de febrero de 1999
Meditación y reflexiones sobre la preparación para la quimioterapia

Conscientemente suelto y entrego mi cuerpo, mi pecho y el cáncer al cuidado de los ángeles y la Virgen María. No necesito sacrificarme a mí ni a mi cuerpo ni a ninguna parte de éste a menos que Dios lo quiera. No necesito martirizarme. Estoy aprendiendo a vivir en vez de a morir. Inhalo paz y exhalo tensión. Inhalo amor y exhalo dolor y sufrimiento.

Mi sistema inmunológico está fuerte y sano. Su misión es eliminar las células cancerígenas malsanas. Mi sistema inmunológico reconoce las células malsanas y las elimina del cuerpo. Envío amor por todo mi cuerpo y disuelvo las células malsanas. El cáncer se vuelve obvio para las células inmunológicas y millones de células sanas vienen al rescate. Las células inmunológicas sanas buscan y reconocen las células malsanas y las eliminan.

No tengo miedo al cáncer. No tengo miedo a la quimioterapia ni a la radioterapia. Como dice la Biblia, puedo comer cualquier cosa mortífera y no me dañará. Mi cuerpo recibe fácilmente la quimioterapia y acepta las agujas y los tubos intravenosos. Me siento en calma y relajada, y no hay efectos secundarios. Me siento bien antes, durante y después de los tratamientos.

Estoy rodeada de amor, oraciones y buenos deseos provenientes de aquellos que me aman. Como bien, tengo energía y realizo actividades que quiero hacer. Estoy en paz. Estoy vibrante y en calma. Soy espiritualmente consciente. Estoy satisfecha con todo lo que hago y lo que llego a ser.

Me siento fuerte, con energía, en calma y bien. Mi mente está limpia de toda negatividad. Soy capaz de pensar bien y de concentrarme. Mi corazón, mi alma, mi mente y mi cuerpo se están curando, fortaleciendo y están superando el cáncer. Estoy relajada y feliz.

Estoy inundada de gratitud hacia Dios y su maravillosa creación que soy yo, mi cuerpo y mi sistema inmunológico. El ojo omnividente de Dios servirá para encontrar y eliminar las células cancerígenas. Juntos eliminaremos aquello que he creado y que no es de Dios y lo sustituiremos por cualidades y virtudes de Dios. Todo está bien.

LISTA DE CONTROL: EL PASO POR LA QUIMIO

✓ **Utiliza medicamentos para reducir los efectos secundarios.**
Estos mejoran constantemente; recibe recomendaciones de tu
oncólogo.

✓ **Pide a las personas del personal médico que te dén sus
recomendaciones.** Tienen páginas de información y consejos
sobre alimentación, y otras técnicas que te ayudarán a pasar por
la quimio.

✓ **Prueba la acupuntura para contrarrestar la náusea y otros
efectos secundarios.**

✓ **No esperes ser capaz de estudiar o realizar trabajo mental
intenso durante la quimio.**

✓ **Escucha a tu cuerpo.** Descansa y duerme cuando estés cansada.

✓ **Cuída de ti misma y permite que otros te ayuden.**

✓ **Trata de tener el mejor aspecto possible aunque no te sientas
de la mejor manera.** «Ten buen aspecto y siéntete mejor» es
algo que funciona para mucha gente.

✓ **Ten una muda cómoda y suave de «ropa para la quimio»
para las sesiones de tratamiento.**

✓ **Bendice la quimio.** Pon las manos sobre los agentes químicos y
pide que sean cargados con luz curativa.

✓ **Háblale a tu cuerpo.** Dile lo que está ocurriendo y lo que
quieres que haga.

✓ **Utiliza métodos de curación espiritual.** Haz cantos o
mantrams. Reza y pide a otras personas que recen por ti.
Aunque parezca que las oraciones no tienen ningún efecto, ten
fe en que sí lo tienen.

SECCIÓN III

El cáncer como instructor

Capítulo 16

LA ENFERMEDAD COMO UNA INICIACIÓN ESPIRITUAL

Hasta aquí has leído sobre lo que yo he aprendido y experimentado como una médico que se convirtió en paciente con cáncer de mama. He hablado de tratamientos y de lo que hice para hallar la curación a todos los niveles: físico, emocional, mental y espiritual. A continuación voy a contar lo que aprendí del cáncer desde la perspectiva de la vida espiritual y la evolución del alma.

Algunas de esas cosas las he aprendido de otras personas. Otras las he aprendido en el crisol que es la experiencia del cáncer, y sólo puedo decir que son cosas verdaderas para mí. No tienen por qué ser verdaderas para otras personas, aunque cuando las he contado a otras pacientes de cáncer, algunas me han dicho que mi experiencia es idéntica a la suya. Espero que al contar mi verdad no ofenda a nadie ni a sus creencias, porque de verdad respeto todas las creencias.

Creo que la enfermedad puede ser un instructor que nos enseña lecciones que de otra forma no podríamos aprender. Bajo esa perspectiva elegí mirar al cáncer. El cáncer ciertamente fue un instructor para mí: duro, aparentemente cruel a veces, poniéndome cara a cara conmigo misma. Sus mensajes con frecuencia eran inesperados. Tenía que estar dispuesta a escuchar, aunque lo que aprendía fuera doloroso, y sin duda lo era algunas veces.

Espiritualmente hablando, podemos ver el cáncer como un tiempo de prueba e iniciación espiritual para el alma. No he encontrado libro alguno sobre el tema del cáncer como iniciación en el sendero espiritual. Sólo puedo contar mi experiencia y decir lo que de ella he vislumbrado.

~⁓⁓

LA ENFERMEDAD PUEDE SER UN INSTRUCTOR Y OFRECE LECCIONES QUE QUIZÁ NO PODAMOS APRENDER DE OTRA FORMA.

PRUEBAS EN LA VIDA

Un adepto oriental dijo una vez que que al caminar por el sendero espiritual, seremos puestos a prueba, y que las pruebas sirven para que el alma pruebe, demuestre y se perfeccione. De hecho, nosotros no elegimos las pruebas en la vida; ellas nos eligen a nosotros.[1]

Creo que eso es cierto. Jamás habría elegido el cáncer como un medio de iniciación pero al mirar atrás y contemplar la experiencia, puedo ver que todo estaba en un orden divino y que había un propósito superior para todo. Aprendí mucho y obtuve mucho. No puedo hacer nada más que continuar alabando a Dios, pues con cada prueba Dios también proporciona los medios para superarla.

Muchas veces me sorprende la palabra «paciente». Parece implicar una espera y la posesión de paciencia. Como todos los pacientes de cáncer, con frecuencia tenía que «darme prisa para esperar»; esperar a los resultados, esperar al médico, esperar a que la quimioterapia acabara, esperar a que la curación ocurriera. Y quizá así debe ser.

El cáncer no aparece de la noche al día. Este cáncer había ido creciendo por un tiempo. Tampoco la curación del cáncer ocurre de la noche al día. Como toda curación, requiere paciencia. Pero el diagnóstico de cáncer me llegó de repente y con él, la iniciación espiritual del cáncer también dio comienzo repentinamente, sin darme tiempo a que me preparara. Es como la caída del cabello: en unos días lo puedes perder todo.

Mientras que tales pruebas llegan súbitamente y de forma inesperada para nuestra conciencia externa, creo que sabemos con antelación, con nuestra conciencia superior, qué pruebas tendremos en la vida y creo que en el mundo celestial hemos sido preparados para ellas. Dios quiere que pasemos las pruebas y conspira con nuestro Yo Superior para darnos la mejor preparación posible. Con mucho cuidado elegimos a nuestra familia y las circunstancias en la vida antes de encarnar, y los ángeles ensayan con nosotros las pruebas por las que tendremos que pasar junto con las herramientas que necesitaremos.

Creo que me prepararon para esta prueba de muchas formas: mediante mi trabajo como médico, mediante mis experiencias como ministra religiosa y mediante el trabajo que realicé con otras personas mientras pasaban por sus pruebas. Quizá por eso me involucré tanto en la vida de Cheryl, mi paciente, y lo que ella experimentó. Quizá mi Yo Superior me susurraba: «Pon atención, porque algún día tendrás la necesidad de saber de esto. Al nivel del alma, creo que sabía que algún día también yo tendría que caminar por el mismo sendero que Cheryl. El conocerla y ayudarla fue parte de la preparación para mi propio viaje de curación.

Iniciación del corazón

En nuestro cuerpo hay siete centros de energía principales llamados chakras. Estos centros espirituales están alineados a lo largo de la columna vertebral y están relacionados con ciertos órganos del cuerpo físico. Cuando la energía que hay en los centros espirituales del cuerpo no está en equilibrio o no fluye correctamente, se puede manifestar como desequilibrios, resultando al final en una enfermedad o un desequilibrio de los órganos correspondientes. Puesto que el pecho está cerca del chakra del corazón y está asociado con él, el cáncer de mama se puede considerar como algo relacionado con ese chakra.*

El chakra del corazón es el centro del amor divino y la luz de este chakra en los niveles espirituales es un hermoso rosa. El chakra del corazón a menudo es comparado con una rosa: un centro de color rosa de doce pétalos del cual fluye el amor divino. Mucho se ha escrito sobre el corazón y el sendero del corazón. Hasta en nuestro idioma de todos los días se ve el significado del corazón: «el corazón roto»; «me duele en el corazón»; «sigue a tu corazón» son algunas de las frases que nos dicen que sabemos, intuitivamente, lo importante que es el corazón.

El corazón es nuestro centro espiritual más importante. Hay una llama espiritual que arde en el corazón y esa luz es más grande que toda la oscuridad del mundo. «Porque mayor es el que está en vosotros que el que está en el mundo»[2]. «El que está en ti» es el espíritu del Dios vivo, la llama de la vida que está afianzada en el corazón.

Durante algún tiempo antes del diagnóstico, sentí dolor en el corazón. El trabajo y los cambios que habían ocurrido en la organización habían sido muy difíciles de llevar. Mi instructora espiritual había sido diagnosticada de una enfermedad incurable, la organización estaba en transición y me preocupaban mucho algunas situaciones por la que, al parecer, no podía hacer nada. Todo eso suponía para mí un dolor en el corazón.

El dolor era como si tuviera algo clavado en el corazón, casi como si estuviera herido por una daga. También lo sentía como un peso, como una carga alrededor de la zona del corazón. Me había sentido así de vez en cuando pero nunca durante un período tan largo, sin respiro, y con una sensación de impotencia tan grande para aliviar la carga o hacer cualquier otra cosa.

Tuve un sueño en el que dos lanzas me perforaban el corazón. Ahora me sentía identificada con las imágenes de María en las que su corazón está perforado por una espada o rodeado de espinas. Aunque no fui criada en la religión católica, había acompañado a mis amistades católicas

---

* Para una mayor explicación sobre los chakras, véase el Apéndice A, «Anatomía espiritual».

de la escuela de medicina cuando iban a misa; estaba familiarizada con las pinturas del corazón perforado aunque, en aquellos momentos, me resultaba difícil entender esas pinturas. Con el diagnóstico de cáncer de mama, me parecía que había alguien en el cielo que comprendía íntimamente la iniciación espiritual que he llegado a asociar con el cáncer de mama.

Entonces escribí en mi diario cosas sobre el dolor del corazón, que no era un dolor físico. He aquí lo que escribí:

He visto dos vídeos sobre el Padre Pío. Le rezo y me sirve de mucho. Él siempre dijo a la gente que tenía que «rezar, tener espernza y no preocuparse», lo cual me parece muy consolador. Sufrió mucho y, aún así, ayudó a tanta gente; tantas curas y milagros.

Me siento bastante bien excepto por haber perdido algo el apetito y un dolor en mi corazón que no es físico. El dolor viene y va. Se alivia cuando rezo y hago el trabajo espiritual. Cuando pienso en mi enfermedad, en algo triste, en la muerte, en el trabajo u otros asuntos estresantes, el dolor vuelve y se extiende hacia el pecho derecho. Sin duda es muestra de la conexión cuerpo-mente. Es como si alguien estuviera tirando de los «hilos del corazón».

Estoy muy concentrada en hacer lo que sea necesario por mí. No puedo ayudar a los demás ahora y tengo que mantenerme en silencio y concentrada en mí misma. La gente que está deprimida o que no se interesa por el bienestar me carga, y lo siento en mi corazón. Las conversaciones con gente difícil hacen que me dé cuenta de que tengo que esforzarme en perdonar. Me doy cuenta de la dureza de corazón.

Sé que no todas las mujeres con cáncer de mama sentirán esta experiencia tal como yo la he sentido, pero la cuento porque habrá personas que entiendan y para quienes mi experiencia tendrá una correspondencia con la suya. Si leen esta historia, sabrán que no están solas.

Mi experiencia como ministra, médico y paciente me dice que el cáncer de mama es una iniciación del chakra del corazón. Es un tiempo para hacer uso correcto de las energías del corazón. Es una iniciación del amor. No importa cuánto amemos o hayamos amado; nos llama a elevarnos y a amar como jamás lo hicimos.

Es una llamada a un amor más espiritual, no uno de mutua

dependencia, sentimental o condolente, sino uno más profundo y verdadero. Ese amor puede significar renunciar a una parte de nuestro cuerpo o incluso a nuestro modo de vida, tal como lo conocemos. Puede significar incluso la pérdida de nuestra vida. Todas esas cosas, si pasamos por ellas con gracia, pueden ser un medio para la curación del alma.

La primera persona a quien tuve que aprender a amar fue a mí misma. Hallé en mí un amor que anhelaba expresarse en forma de un mayor cuidado hacia mí misma en todos los niveles: físico, mental, emocional y espiritual. Tenía que aprender a amar y no caer en la ira o la amargura, la depresión o la desesperanza. Tenía que aprender a amar en el dolor y a convertir a éste en beatitud; la beatitud de un mayor amor hacia Dios y mi prójimo. Tenía que aprender a compartir un amor más grande con los demás, tanto si me comprendían como si no. Ese amor me parecía como el de Cristo y sus discípulos, el amor del Espíritu Santo que todos compartimos.

LAS LECCIONES DE LA ENFERMEDAD

Creo que todas las formas de cáncer y las enfermedades que amenazan la vida de la persona tienen una lección espiritual parecida. Algunas veces se puede hallar una pista sobre la lección en cuestión en la ubicación en el cuerpo o en la naturaleza de la enfermedad. A veces se puede hallar mediante la oración y la meditación. Si se quiere saber, es importante hacer las siguientes preguntas:

¿Cuál es la lección en este caso?

¿Hay algo que Dios no me podía mostrar de ninguna otra forma?

¿Qué tengo que hacer para superar esta prueba?

Luego, hay que estar lista para escuchar las respuestas y hacer los cambios necesarios.

Algunas veces sólo descubrimos las cosas en retrospectiva. Algunos años después de mi experiencia con el cáncer, estaba hablando con mi suegro sobre esto. Treinta años antes él había tenido una forma de cáncer muy grave, casi mortal. El médico le dijo que arreglara todos sus asuntos. La cirujía le provocó una gran desfiguración en el lado izquierdo de la cara. Ya no pudo ejercer en su profesión. Pero a pesar de la prognosis del médico, de un año a dos de vida, tres décadas más tarde áun estaba vivo, aunque lidiando con los efectos de la radiación de cobalto. A pesar de todo lo ocurrido, dijo esto de su experiencia: «Me enseñó a vivir».

Yo era muy consciente de que no estaba sola en mi iniciación. De hecho, a las cuarenta y ocho horas de mi diagnóstico, caí en la cuenta de cuántas mujeres estaban pasando por esta enfermedad al mismo tiempo. Me dejó anonadada. Aquí estaba yo, pasando por esta terrible situación y miles de mujeres estaban pasando por lo mismo. Sentí un gran amor y una gran afinidad hacia ellas.

¿Por qué nadie me dijo nada de eso? ¿Por qué no entendí antes que una de cada ocho mujeres experimentan cáncer de mama en algún momento de su vida? ¿Por qué no enseñamos a todas las niñas, adolescentes y mujeres a prevenir el cáncer? ¿Por qué no lo estamos gritando a los cuatro vientos?

No estaba sola. Muchas mujeres habían pasado por el cáncer de mama antes que yo y, tristemente, muchas más tendrían que hacerlo. Quería aprender de las que lo habían experimentado y quería compartir lo que yo aprendiera con las que vinieran después de mí.

EL CUERPO DE LA MADRE

Siento una unión con todas las mujeres que sufren de cáncer de mama y creo que el corazón de la Madre está unido a todas nosotras. Hablamos de la Madre Tierra y en algunos países hablan de su tierra como la Madre, como la Madre Rusia. Los indios americanos creen que todos somos parte de la Madre Tierra. Los hindúes y los budistas conocen muchas manifestaciones de la Madre Divina: Kali, Lakshmi, Durga y Kuan Yin, por nombrar algunas. Incluso podemos pensar en todo el universo físico como la manifestación de Dios como Madre, Mater.

Creo que todos somos el cuerpo de la Madre Divina. Tenemos la energía de la Madre en el alma, el espíritu y el cuerpo y tanto si ocupamos un cuerpo masculino como femenino en esta vida, nuestro templo corporal físico es el cuerpo de la Madre.

Hoy día vivimos en una era en la que la luz de la Madre Divina está destinada a elevarse de nuevo, en el planeta y en cada una de sus gentes. A medida que se eleva esa luz, ésta activa muchas cosas y, colectivamente, afrontamos los efectos del surgimiento de esa luz. Tenemos que afrontar las consecuencias de nuestros abusos individuales y colectivos de la luz. Se trata de karma tanto personal como planetario y soportamos su peso espiritualmente e incluso en nuestro cuerpo físico.

Por tanto, me hago las siguientes preguntas:

¿Acaso no sufre nuestra Madre Tierra toda clase de abusos?

¿Acaso no llora el corazón de la Madre Divina por sus hijos durante esta época turbulenta?

¿Acaso no hemos visto las apariciones de la Madre Divina en la persona de María, en las que nos ha pedido que recemos por sus hijos?

Al estar unidos en el corazón de la Madre Divina, especialmente las que tenemos cuerpos femeninos en esta vida, quizá nuestros corazones espirituales también estén abrumados —unos por otros, por nuestro planeta y por su gente— cuando sabemos que las cosas no son como deberían ser, tanto en nuestro cuerpo como en el de la Madre Tierra. Quizá no sea un accidente el que tantas mujeres sufran esta enfermedad.

LA EXPERIENCIA DE LA NOCHE OSCURA

No creo que mi experiencia sea única en ningún sentido; es quizá más común de lo que pensamos. Mucha gente de todas las épocas, hombres y mujeres, toda clase de personas, incluyendo a santos y místicos, han llevado enfermedades en su cuerpo. Algunos llevaban su karma personal en forma de enfermedad, tomaban esa energía en su cuerpo y la transmutaban mediante el sufrimiento de la enfermedad. Otros han asumido enfermedades en el cuerpo como un medio de saldar karma planetario; los pecados del mundo, si se prefiere. También han sentido el corazón clavado. Algunos de ellos han escrito sobre esa experiencia.

A esta iniciación del corazón acompaña una experiencia que se ha descrito como la «noche oscura». El místico y santo del siglo dieciséis San Juan de la Cruz escribió sobre esta iniciación, que a menudo llega al alma en forma de una enfermedad grave o de una prueba. San Juan describe dos clases de noche oscura que el alma experimenta en su regreso a Dios: la noche oscura del alma y la noche oscura del Espíritu.[3] La noche oscura del alma ocurre cuando ésta se ve acosada por su karma. Es un período de oscuridad en el que todo parece negro. Puede producirse una sensación de depresión o desesperación y el alma está cargada de desesperanza y sufrimiento. La noche oscura puede ser provocada por una experiencia que la vida nos trae, como la pérdida de un ser querido, un accidente o una grave enfermedad, una relación dolorosa o fracasada, un trauma emocional o mental, circunstancias muy difíciles en la vida o una súbita pérdida económica. Muchas cosas pueden provocar ese sufrimiento, esa depresión y esa sensación de oscuridad.

La mayoría de nosotros hemos experimentado algún elemento de la noche oscura del alma en nuestra vida. Pocas personas no han sido tocadas por alguna tristeza profunda. Incluso vivir en una familia en la que no se nos entiende o aprecia se puede experimentar como una noche oscura.

La noche oscura del alma se experimenta cuando nos encontramos con el regreso de nuestro karma. Durante algún tiempo la creación humana borra casi por completo la luz del Yo Superior. Es como si una nube oscura descendiera y todo pareciera oscurecido, sombrío y sin de luz. Apenas se puede encontrar algo bueno o hermoso sobre lo que descansar.[4]

Creo que la mayoría de pacientes experimentan esas sensaciones en algún momento durante la enfermedad. En la experiencia de la noche oscura, el alma puede sentir una separación de Dios. Los cielos parecen cerrados y las oraciones parecen no ir a ninguna parte. Para las personas con un fuerte sistema de creencias, eso puede poner a prueba su fe, pero muchas salen de ello fortalecidas espiritualmente.

La noche oscura del Espíritu es una iniciación diferente. Es más intensa y más rigurosa. Ocurre en medio de la iniciación de la crucifixión. (Jesús demostró esta iniciación para nosotros pública y tangiblemente, aunque muchos otros también han pasado por la misma iniciación espiritualmente de una manera u otra.) La noche oscura del Espíritu se produce cuando el alma es separada completamente de Dios y el Yo Superior por un período de tiempo. Durante ese tiempo tenemos que mantener nuestra conexión con Dios mediante la luz que hemos interiorizado. Fue en ese punto en el que Jesús gritó, «Dios mío, Dios mío, ¿por qué me has abandonado?»[5]

Al pasar por esta iniciación, nuestros seres queridos y cuidadores estan ahí para consolarnos, pero no pueden bajarnos de esa cruz. Cuántas veces he visto familiares, especialmente madres y padres, decir que con gusto darían su vida por la de su hijo, pero no podían. La iniciación debe seguir su curso, mientras los ángeles permanecen presentes para consolar al que está en la cruz y a los que guardan la vigilia.

La iniciación de la noche oscura del alma se puede experimentar varias veces en la vida; por lo general, la del Espíritu sólo llega una vez. Las dos iniciaciones pueden durar desde unas horas hasta meses enteros. Algunas personas pueden sufrir las pruebas durante años y éstas pueden asumir varias formas. La enfermedad, en todas sus formas, particularmente el cáncer y las enfermedades terminales, pueden ser una crucifixión. Incluso las formas de tratamiento del cáncer, como la quimioterapia, pueden parecer como si fueran una crucifixión. Sin duda, yo sentí la sensación de separación, a veces, durante la quimioterapia. Creo que muchas personas de las que sufren así sentirían un gran consuelo si supieran algo de la iniciación de la noche oscura del alma y la del Espíritu, y si supieran que «eso también acabará».

Cuando estamos en la cruz con nuestro Señor, el tiempo parece detenerse. No podemos ver la luz al final del túnel y parece como si nunca nos fueran a bajar. Además, nos sentimos impotentes porque no podemos ayudarnos a nosotros mismos. No podemos ni secarnos la cara. Entonces necesitamos de los demás, necesitamos oraciones y que nuestros seres queridos y nuestra comunidad nos ayuden.

¿Qué sirve en esos momentos? En primer lugar, saber que todas las cosas tienen un fin. La noche oscura no dura para siempre. Más allá de la noche está la resurrección y el nuevo amanecer.

En segundo lugar, podemos entender que el sufrimiento es una forma en la que saldamos nuestro karma. San Pablo habló de ello como un medio de ganarse una «mejor resurrección» (Hebreos 11:35). Puede ser una manera de purificar y elevar el alma.

Creo que la cirujía en sí también puede ser una forma rápida de liberarse del karma. Al estar dispuestas a sacrificar una parte del ser físico, también podemos soltar alguna parte malsana de nuestro ser espiritual, abriendo así la puerta a la curación en otros niveles.

Amigos y familiares pueden traernos gran consuelo. Cuando pueden limpiarnos la cara y consolarnos o ayudarnos a llevar parte de la carga de la cruz, es una gracia sin duda. Sin embargo, nosotras también hemos de hacer lo que nos corresponde y no dejarlo todo a los demás. (La mayoría de los pacientes de cáncer que he conocido hacen todo lo que pueden para llevar su carga y el problema es que, casi siempre, no saben cómo permitir que otras personas ayuden.)

Aunque nos vemos pasar por una noche oscura espiritual, ello no significa que debamos rechazar los métodos modernos para aliviar el sufrimiento, como los calmantes y los beneficios de la medicina alopática y la complementaria. Son regalos de Dios para nosotros y tenemos que utilizarlos. No hay ningún beneficio en el sufrimiento constante cuando existe una alternativa. Es mejor controlar el dolor y hacer lo más que podamos con nuestra vida.

El aceite de nardo puede calmar el dolor de la noche oscura. El nardo es el aceite que María Magdalena usó para ungir a Jesús para la crucifixión. Este aceite sagrado nos puede ayudar en las iniciaciones de la crucifixión, la resurrección y la ascensión.

Pero probablemente la mayor ayuda es la oración y el trabajo espiritual. «Orad unos por otros, para que seáis sanados. La oración eficaz del justo puede mucho»[6]. Las oraciones del paciente y las oraciones para el paciente pueden marcar la diferencia. Espero el día en que todos los hospitales y lugares de curación estén llenos de oraciones. Imagínese los hospitales con equipos de personas rezando por el cuerpo, la mente y el espíritu; para aliviar el dolor, la depresión y las complicaciones del tratamiento; para recibir dirección divina para el personal y los pacientes; y para obtener nuevos métodos de tratar las enfermedades que causan tanto pesar.

El uso de la llama violeta también puede ser de gran ayuda. La energía espiritual de esta llama puede ayudar a levantar las cargas físicas, emocionales, mentales y espirituales y aliviar nuestra carga kármica. La llama violeta posee inteligencia propia y sabe a dónde ir y qué hacer. Cualquiera puede usarla. Sólo hace falta una simple oración o mántram para liberar la energía de la llama violeta mediante el poder del Yo Superior.

CURAR EL CUERPO ESPIRITUAL

Me planteé mi enfermedad desde la perspectiva de cada nivel de nuestro ser: físico, emocional, mental y espiritual. Aunque el cuerpo físico es aquel con el que estamos más familiarizados, los demás componentes de nuestro ser tienen sus propios «cuerpos» a través de los cuales operan. Así, también tenemos un cuerpo emocional, uno mental y uno etérico o espiritual (también conocido como el cuerpo de la memoria). Estos cuerpos son campos de energía que se intersectan entre sí, los vehículos que ocupamos para experimentar la vida en el planeta Tierra.

Las personas con vista espiritual nos dicen que la enfermedad comienza en el cuerpo etérico. A menudo se puede ver la enfermedad presente antes de que pase de manera cíclica por el cuerpo mental y el emocional, para manifestarse finalmente en el cuerpo físico como la última fase del proceso. Cuando la enfermedad se vuelve física, ya ha estado con nosotros mucho tiempo. Si se puede curar en cualquiera de los demás cuerpos antes de que llegue al físico, la enfermedad se puede evitar por completo antes de que se materialice. De igual forma, si tenemos una afección física y si podemos curar las causas subyacentes en los cuerpos más sutiles, la curación también puede llegar al cuerpo físico. Lo más eficaz es el trabajo en todos los niveles simultáneamente y para ello tenemos que poder trabajar para la salud a un nivel espiritual así como físico.

El arquetipo de la vida está escrito y almacenado en el cuerpo etérico. Los otros tres cuerpos manifiestan el arquetipo ya establecido.

Por tanto, todo empieza en el cuerpo etérico y la clave para curar este cuerpo son las herramientas espirituales. Podemos dar al cuerpo etérico lo que necesita al ofrecer nuestra devoción y adoración a la fuente de la vida todos los días. Podemos llegar a entender que la curación proviene, en última instancia, de Dios, el creador de la vida (sea cual sea el nombre por el que conozcamos a este principio universal). Yo pienso en Jesús, médico divino, y sus santos en el cielo. Podemos conectarnos conscientemente con esa fuente de luz y curación. Da gloria a Dios y alábalo por su gracia en nuestra vida. Medita, reza y comulga con tu fuente divina todos los días, la poderosa Presencia de Dios sobre ti, y envía amor a esa fuente divina. Muchas veces sentirás incluso las oleadas de amor como una corriente de regreso o lo sentirás en los acontecimientos de tu vida o la de las personas que te rodean.

Podemos mandar luz y energía curativa al cuerpo etérico igual que lo hacemos al cuerpo físico para la curación física, al cuerpo emocional para la curación de problemas y heridas emocionales, y al cuerpo mental para curar nuestra mente y psique. Específicamente, podemos dirigir la luz violeta y la luz verde curativa hacia el cuerpo etérico para restaurar el patrón original y perfecto de los cuatro cuerpos inferiores.

LA ECUACIÓN DEL KARMA

Sé por experiencia que el karma juega un papel importante en nuestra vida. Probablemente nos afecta más cotidianamente de lo que nos damos cuenta y está íntimamente conectado con nuestras iniciaciones espirituales. Me parece que el karma fue una parte de mi experiencia con el cáncer, no toda la causa, sino parte de ella. Tenía la sensación de que ya había pasado por lo mismo y solía preguntarme si lo había experimentado en una vida anterior.

Siempre he disfrutado leyendo acerca del karma y su relación con las enfermedades. Una fuente fascinante fue la obra de Edgar Cayce, quien era conocido como el Profeta durmiente y fue uno de los primeros médicos intuitivos sometidos a un estudio serio. Estando en trance, revelaba detalles de las enfermedades de los pacientes y lo que se podía hacer para tratarlas. Diagnosticó enfermedades con una exactitud increíble y recetó tratamientos médicos que iban adelantados muchos años con respecto a su tiempo; y con frecuencia curaba a las personas de enfermedades mortales. Muy a menudo hablaba de las experiencias de vidas pasadas que contribuían a esa enfermedad o de las lecciones que se tenían que aprender en esta vida.[7]

Otros médicos tienen un entendimiento similar. La Dra. Gladys McGarey, estudiante de Edgar Cayce, es conocida internacionalmente por su trabajo con la medicina holística e integrada. En su libro *El médico que llevas dentro (The Physician within You)*, cuenta la historia de un paciente con dolores de pecho que desafió los diagnósticos durante años. El dolor era intenso y causaba distracción, pero ninguna de las pruebas reveló nada y ningún médico fue capaz de ayudarle. La Dra. McGarey sabía que el dolor era real y pidió al paciente que escribiera sus sueños. Aunque escéptico, el paciente lo hizo y, he aquí, un sueño tenía una interesante historia que contar.

Soñó que estaba en las cruzadas, hace cientos de años. Él y sus compañeros estaban atacando una fortaleza enemiga y encontraron resistencia. Entonces una lanza le atravesó armadura y le perforó el pecho. La Dra. McGarey describió la mirada de dolor en sus ojos cuando recordó la experiencia y le dijo que tendría que perdonar y olvidar, y luego perdonarse a sí mismo por el sufrimiento que soportó tan cerca de su corazón. El paciente entendió y ella supo que el médico interior se ocuparía del asunto a partir de ahí.[8]

Yo podía entender un dolor emocional así. Cuando miraba a mi anterior paciente, Cheryl, sentía como si estuviera mirándome a mí misma. Ella tenía un dolor en su corazón que no era físico y cuando la trataba, tenía la impresión de que sabía lo que significaba caminar por donde lo hacía ella. No sabía entonces lo cerca que eso estaba de la verdad.

Varios años antes de terminar mi tratamiento contra el cáncer, Dios me mostró algo sorprendente: tuve un recuerdo, gradual pero vívido, de una vida anterior. Me conmoví cuando sucedió y tardé varios días en aceptar la experiencia.

Vivía en la Inglaterra rural de hace cien años. En aquellos tiempos las mujeres tenían pocas posibilidades y la mayoría de ellas vivían girando alrededor de un buen matrimonio y los hijos. La posición que se tuviera en la vida marcaba el destino y si no se nacía en buena posición, había pocas posibilidades de conseguir otro tipo de realización.

Estaba triste por las circunstancias de mi vida, que no podía controlar. Me enamoré, pero el hombre era de otra clase social. Su familia intervino y rompió la relación. Decidida a casarme sólo por amor, rechacé otros pretendientes. Ahora me enfrentaba a una vida de soledad y casi pobreza y no sabía si había tomado la decisión correcta.

No podía darle una salida a mis talentos creativos y la creatividad que expresaba no era reconocida más allá de mi pequeño círculo familiar. Contraje cáncer de mama poco después de los cuarenta, la misma edad en que contraje cáncer en esta vida, y fallecí inmersa en una gran tristeza y con una sensación de sufrimiento y falta de realización. Creo que mi padre en esa vida también lo fue en esta. Como ocurre con frecuencia, volvemos a trabajar de nuevo con aquellas personas con quienes tenemos un destino en común o a quienes debemos una deuda.

Creo que quizá Dios no me reveló esto antes de que terminara el tratamiento porque ya tenía yo bastante entre manos con enfrentarme al cáncer. No habría servido de nada saber que fallecí como resultado del cáncer de mama en otra vida. Dios quería que saliera de eso antes de mostrarme lo que mi alma y mi Yo Superior ya sabían.

Como consejera espiritual no recomiendo que la gente intente entrar en contacto con vidas pasadas. Creo que el velo se corre sobre esas experiencias por una buena razón. En primer lugar, ya es suficientemente difícil afrontar esta vida sin tener que lidiar con recuerdos de otras vidas. En la mayoría de los casos, sólo traería confusión y problemas. En segundo lugar, una vez que somos conscientes del recuerdo de una vida anterior, el karma de esa vida se abre y ese peso puede resultarnos demasiado grande. Nuestro karma regresa a nosotros normalmente, en incrementos, gradualmente, para ser saldado día a día, y puede ser imprudente intentar acelerar el proceso.

Otro motivo por el que no es recomendable buscar recuerdos de otras vidas es que el recuerdo que podamos tener o lo que nos puedan decir de una vida anterior puede no ser exacto. Podríamos pensar que hicimos algo terrible y entonces llevaríamos ese peso, cuando en realidad no lo hicimos. O al contrario, podríamos equivocadamente pensar que hemos logrado grandes cosas y que no tenemos que trabajar tanto en esta vida.

Al final, el pasado es sólo el prólogo. No podemos dormirnos en los laureles por las buenas obras del pasado o soportar un gran peso, o frenarnos, debido a equivocaciones del pasado. Lo que importa es lo que hagamos es esta vida, la que tenemos ahora.

Sin embargo, cuando estemos preparados para el recuerdo, y si ello nos ayuda a progresar en nuestro sendero espiritual, nuestro Yo Superior puede revelarnos una experiencia de otra vida. Hasta entonces es mejor no forzar las cosas. Normalmente no contaría una experiencia así a nadie, pero lo hago aquí porque creo que ilustra un punto importante.

Más y más gente tiene recuerdos de vidas anteriores. Más y más personas comprenden la verdad del karma y la reencarnación porque sienten el movimiento de la corriente de la vida en su interior. Estas cosas no son improbables. Todos hemos formado parte de muchos acontecimientos que han tenido lugar en la historia de la Tierra.

Creo que las causas que pude poner en movimeinto hace mucho tiempo, en otra vida, fueron una semilla de mi cáncer; y sospecho que la cosa va más allá de esa vida de la que soy consciente. Dios no me dejó ver el registro hasta que había pasado y superado la iniciación. Pero mi alma sabía y se estaba preparando para ello.

¿Provoqué yo mi cáncer? No, no lo creo. Sin embargo, al tenerlo, era responsable de hacer todo lo que pudiera para superarlo.

¿Hubo algo en particular que causara en mí el cáncer? Aunque puede haber cosas que contribuyeron a que contrajera cáncer, no soy consciente de nada en particular que yo hiciera o dejara de hacer que pudiera ser la causa.

¿Me estaba castigando Dios? No. Dios es un Dios de amor y no envía castigos (aunque puede enviarnos lecciones que nos ayudan a aprender). El karma no es un castigo, es un instructor. Dios permite que el karma descienda para enseñarnos lecciones que no podemos aprender de otra forma.

¿Podía hacer algo una vez que tenía cáncer? Sí; e hice muchas cosas que fueron de ayuda para que mi cuerpo superara el cáncer.

¿Podía haberlo prevenido? Sin duda podía haber hecho algunas cosas que hubieran rebajado las posibilidades de contracción, pero no estoy segura de que esas cosas lo hubieran evitado. Creo que fue una experiencia y una lección en mi vida que tenía que tener. Habiendo tenido cáncer, ahora hago muchas cosas que, si Dios quiere, disminuirán la probabilidad de reincidencia.

Habiendo visto el registro de una vida anterior, me era muy fácil reconocer los mismos sentimientos en mi vida actual, y estaba afrontando las mismas pruebas de nuevo. Esta vez tenía el buen karma de estar felizmente casada y de haber encontrado el amor que me había eludido en el pasado. Ahora también tenía una buena carrera profesional. Sin embargo, de nuevo la vida me ponía delante circunstancias que no podía controlar y, por ello, no hacía las cosas que quería.

¿Cómo lo afrontaría esta vez? ¿Me sometería al sufrimiento y la desesperanza? ¿Continuaría permitiendo que las circunstancias controlaran mi vida? ¿O lucharía por mi vida y cambiaría interiormente las cosas necesarias para poder pasar la prueba? ¿Aprendería a amar a pesar del dolor?

El cáncer de mama, de muchas formas, era un déjà vu. Al pasar por el tratamiento, ya conocía el dolor y lo que era morir por esta enfermedad. Cuando la iniciación me llegó, puse mucha atención a las lecciones, espirituales y materiales, que tendría que aprender y por las que tendría que pasar. Trabajé mucho. Luché y no me rendí, aunque a menudo me invadía la depresión y la tristeza. Apliqué todo lo que había aprendido de mis padres y profesores y de la vida. Apliqué todo lo que había aprendido como médico a mi enfermedad y su tratamiento. Apliqué todo lo que había aprendido como ministra religiosa en el sendero espiritual. Esta vez, gracias a Dios, intenté aprender las lecciones que el cáncer tenía que enseñarme. Y esta vez creo que pasé la prueba; y creo que realmente fue por Su gracia.

Una de las lecciones más importantes que aprendí es que lo que nos ocurre no es tan importante como la reacción que tenemos ante lo que nos sucede. Yo no puedo controlar todas las circunstancias de mi vida, pero puedo elegir lo que haga y cuál sea mi camino. Aunque pueda pasar por el sufrimiento y la tristeza, no tengo que dejar que me supere. Descubrí que tengo mucho más control sobre las cosas de lo que pensaba si tan sólo abandono la necesidad de controlar. Estoy aprendiendo de una forma más profunda a entregar todas las cosas a Dios y a mi Yo Superior. Debido a que quito de en medio a mi yo inferior, mi Yo Superior puede actuar en su lugar.

Una lección importante fue establecer límites con amor. El cáncer me forzó a delinear qué era yo y qué no era yo. Aquí estaba esta cosa extraña en mi cuerpo y, me gustara o no, lo había permitido. Aprendí a eliminarla con la ayuda de la medicina, la mente y el espíritu. Cambié mis pensamientos y mis sentimientos, y cambié mi vida.

Así como establecí límites con amor en mi cuerpo, establecí límites con amor en mi vida. Aprendí a decir que no a las cosas que no parecían estar bien o que no me incumbían. Aprendí a asumir menos responsabilidad por los demás y más por mí misma. Y aprendí a apreciar más el poder de curación del amor. Aunque lo conocía y lo practicaba antes de la enfermedad, ahora lo entendía de una manera mucho más profunda.

Suceda lo que suceda en mi vida después del cáncer, sé que he superado un obstáculo importante. Si el cáncer ha sido eliminado para siempre o si vuelve a aparecer no es el tema principal. Ahora soy una persona diferente. Tener cáncer y superarlo afecta a todo lo demás que hago, digo y pienso. Tengo una mayor sensación de esperanza y amor en mi corazón. Tengo una mejor relación con todo el mundo, incluyéndome a mí misma. Tengo una relación más profunda con Dios. Me esfuerzo por hacer lo máximo por mí misma y siempre trato de ayudar a los demás lo mejor que puedo.

¿QUÉ PUEDO APRENDER DE MI ENFERMEDAD?

El cáncer puede ser un instructor para nuestras almas, un medio de iniciación espiritual y una prueba para el alma. Además de haberme curado de cáncer, el aprender las lecciones espirituales puede ser la parte más valiosa de mi viaje a través del cáncer. He aquí algunas preguntas que pueden enfocar tales lecciones.

Reeflexiona en ellas, escribe sobre ellas en tu diario o habla de ellas con un asesor psicológico o con una amiga que te apoye:

¿De qué manera han cambiado mis prioridades y mi perspectiva de la vida a raíz de esta experiencia?

¿Qué partes del cuerpo u órganos están involucrados en mi enfermedad? ¿Qué simboliza esto para mí?

¿Cuál es la verdadera lección que hay para mí en esto?

¿Hay algo que Dios no me podia mostrar de ninguna otra forma?

¿Qué necesito hacer para pasar esta prueba?

CAPÍTULO 17

LAS RELACIONES Y LA CURACIÓN

S i tienes la bendición de haber superado un cáncer, habrás descubierto que no se conquista a solas. Fui, y soy, afortunada por tener una red de amigos en el cielo y en la tierra, y ellos me ayudaron. Los ángeles y los maestros del cielo fueron una maravillosa fuente de apoyo; yo tiraba de sus vestiduras todos los días. Recomendaría a cualquiera que tenga que afrontar un desafío en la vida, ya sea cáncer o cualquier otro problema, que haga lo mismo. Conoce a tus amigos celestiales y háblales con frecuencia.

Dios también tiene a quienes sirven como sus manos y pies en la tierra. Mis amigos terrenales fueron para mí un maravilloso sistema de apoyo. Sus oraciones, sonrisas y palabras significaron mucho para mí.

LA FAMILIA Y LAS AMISTADES

Es bien sabido que los pacientes que cuentan con el apoyo de la familia, los amigos y los seres queridos pasan por el tratamiento y se recuperan mejor. Mis amigos y familiares probablemente nunca lleguen a saber del todo lo que su apoyo significó para mí durante las horas tan oscuras.

Las personas se pueden plantear las cosas de distinta manera y algunas prefieren mantener los problemas graves de salud entre un pequeño círculo de amigos y familiares. Sin embargo, yo decidí no esconder mi enfermedad. Dije a todo el mundo lo que estaba afrontando y quería ser tan sincera como fuera posible. También establecí líneas directrices para que todos supieran cómo ayudarme. Les pedí que se comportaran de forma optimista y positiva cuando nos viéramos. Ya tenía suficiente depresión por mí misma y no me hacía falta el peso de la gente sintiendo lástima por mí. La compasión genuína siempre era bienvenida.

En muchas ocasiones necesitaba estar sola, en otras necesitaba compañía. El simple hecho de ir de compras con una amiga o tomar un té con alguien me alegraba el día. Guardaba todas las cartas, tarjetas y correos electrónicos y las leía de vez en cuando para acordarme del amor y las oraciones que la gente me mandaba.

LOS PACIENTES QUE TIENEN EL APOYO DE SU FAMILIA, AMIGOS Y SERES QUERIDOS CONSIGUEN MEJORES RESULTADOS DURANTE EL TRATAMIENTO Y LA RECUPERACIÓN.

Una amiga me envió un cojín para el baño y un aceite junto con otras cosas. Otra me mandó una caja llena de películas para que las viera en los períodos de tratamiento: clásicas, musicales, otros programas divertidos. Y otra amiga y su hija me manadaron una caja con regalos. Esos regalos inesperados siempre me levantaban el ánimo.

Otra fuente de consuelo y de apoyo venía del compatir historias, en grupo, con personas que o bien habían pasado por el cáncer o bien estaban pasando por él. Cada historia era diferente y mi deseo de conocer las historias de los demás era insaciable. Me encantaba hablar con los demás pacientes del hospital.

ANGELES ENTRE NOSOTROS

Hace algunos años me dieron un CD llamado *A Country Christmas*. Una de las canciones me emocionó mucho; se llamaba «Ángeles entre nosotros» y hablaba de ángeles que vienen a nuestras vidas, quién sabe de dónde, y nos ayudan en nuestros «momentos más oscuros».

Muchos «ángeles» así me ayudaron durante mi enfermedad. Uno de ellos era un guarda de seguridad llamado Leo que trabajaba en el hospital. Antes de la operación, Peter y yo estábamos sentados una noche, tarde, en el solarium del quinto piso. Esto fue durante el período de «no saber nada»: no sabíamos qué etapa tenía el cáncer, si necesitaría una masectomía, si necesitaría la quimioterapia o cuáles serían las implicaciones. Intentaba ser positiva y al mismo tiempo realista y así alternaba entre la esperanza y la desesperación.

Leo estaba haciendo la ronda, vestido de uniforme azul. Entró al solarium, nos vio ahí sentados y se paró a hablar, y dijo: «¿Qué hacéis muchachos?» Éramos solo un poco más mayores que sus hijos y asumió una actitud algo paternalista con su pregunta. Tuvimos una conversación agradable sobre cosas corrientes, no sólo de cáncer, aunque yo siempre tenía el cáncer en la cabeza. De alguna forma la conversación empezó a girar en torno a lo bueno que es Dios.

Expliqué a Leo que me había sentido guiada a ese hospital en particular. Él me aseguró que estaba en el lugar correcto y me dijo que le encantaba trabajar ahí. La noche siguiente, ahí estaba otra vez, y ahora le pedí que rezara conmigo, y él lo hizo.

Leo continuó interesándose de forma genuina y, cuando regresé al hospital para la quimioterapia, a menudo me buscaba y se quedaba a charlar. Eso me gustaba mucho. Él mismo había sido paciente en el hospital y sabía lo que era estar muy enfermo. Tenía una gran fe y había vivido en consecuencia.

Una noche, hacia el cuarto día de la primera ronda de quimioterapia, me sentía fatal. No me di cuenta entonces pero estaba teniendo una reacción a los medicamentos Compazine and Reglan, que servían para disminuir las náuseas y los vómitos. Los medicamentos funcionaron con las náuseas pero los efectos secundarios empezaron a empeorar. Empecé a tener graves síntomas.

Leo me visitó y hablamos de cosas espirituales. La conversación se centró en la crucifixión y en lo que Jesús pasó. Yo me estaba angustiando mucho y pedí a Leo que rezara por mí. Me tomó la mano y pronunció una hermosa oración que me ayudó mucho.

Recuerdo que pensé que todos tenemos momentos en los que necesitamos ayuda. Jesús no podía hacer nada por sí mismo mientras estaba en la cruz. Aun cuando llevaba la cruz encima, Verónica tuvo que limpiarle la cara y Simón el cirineo le ayudó a llevarla. De igual forma, cuando afrontamos grandes retos en la vida, podemos ser Verónicas o Simones unos para otros.

Sabía que ese día Dios estaba obrando a través de Leo. Creo que una parte de la iniciación espiritual del cáncer tiene que ver con el sentimiento de desesperanza que nos hace humildes. Aprendemos que necesitamos a los demás y si podemos permitir que nos ayuden, ello nos aporta una gran bendición. Eso no siempre es fácil para las personas acostumbradas a cuidar de los demás.

La bondad de las personas nunca dejó de sorprenderme. Durante meses no pude ponerme máscara de pestañas (rímel) porque se me saltaban las lágrimas en cuanto alguien se portaba bien conmigo. A menudo tenía la sensación de que Dios estaba tratando de decirme lo mucho que me amaba a través de la bondad de amigos y extraños, y sentí cómo se me abría el corazón.

Otro ángel encarnado era Percy McCray, director adjunto del cuidado pastoral y unos de los capellanes del hostpital. Percy se reía mucho, tenía una sonrisa maravillosa, un entusiasmo por la vida y un amor por la gente contagioso.

Otros pacientes hablaban de él pero, aunque quería conocerlo, nunca pudimos entrar en contacto. Un día vino a visitar a otro paciente en mi habitación mientras yo recibía la quimioterapia. Cuando terminó de hablar con ella, le agarré de la mano y le dije en broma: «Percy, ésta es mi tercera visita al hospital y aún no nos hemos presentado. No dejo que te marches sin hablar conmigo».

Se rió, se sentó y hablamos. Me dio algunas afirmaciones curativas de la Biblia y antes de marcharse, preguntó si podía rezar con nosotras y dijo la oración más bonita y poderosa. Se sintió un cambio en la energía de la habitación. Peter y yo nos miramos cuando Percy se había marchado y nos dijimos: «El Espíritu Santo está en ese hombre».

Los servicios religiosos de Percy cada miércoles por la mañana en el hospital eran un gozo. Nosotras, las pacientes, íbamos arrastrando el equipo intravenoso, aún atadas a la quimio. Dos de sus sermones eran «Fe, el desayuno de los campeones» y «¿Tienes lo que hace falta?» (Su respuesta era, *claro que sí*, porque tenemos a *Dios* en nosotros.)

Hay muchos más amigos y pacientes que conocí cuyas historias me llegaron al corazón. Los hay cuyos nombres no recuerdo pero cuyos rostros atesoro. Son los que me contaron sus historias. Algunos están ganando la batalla contra el cáncer, otros no. Creo que aunque algunos han perdido en el sentido externo, han ganado la batalla interna.

REGRESO A ZION

Un motivo para seguir volviendo al hospital de Zion (Illinois) para mis chequeos es ver a toda esa gente. Allá ofrecen un excelente cuidado médico y alternativo, y tienen un personal y una comunidad cariñosos y que da apoyo. Pero más allá de todo eso, hay otras cosas que tengo que recordar periódicamente.

Zion es el nombre de la colina en Jerusalén donde se construyó el templo de Salomón. Es el lugar donde Dios está con su pueblo y a donde vamos para estar con Dios. Cuando voy a Zion, puedo volver a separarme y ponderar el significado de la enfermedad que una vez tuve. De nuevo me convierto en paciente. Me someto a las pruebas y humildemente me vuelvo una «persona paciente», esperando con los demás pacientes a que nos hagan las pruebas y nos evalúen.

Es una oportunidad de volver al centro de mi vida y volver a evaluar las cosas. ¿Cómo voy? ¿Qué importa realmente en mi vida? ¿Estoy donde tengo que estar en cuerpo, mente y espíritu?

Estar entre otros pacientes de cáncer me recuerda que el cáncer puede volver y ese pensamiento me vuelve humilde. Ello me recuerda mi inmortalidad. El cuerpo es un vehículo para el Espíritu y tengo que cuidar de él para poder cumplir mi propósito por el que estoy aquí.

Me acuerdo de que tengo que ocuparme primero de lo primero y vivir cada día lo mejor que pueda. Me acuerdo de las cosas que son importantes: familia, amigos y relaciones, mi relación con Dios y cómo Dios obra a través de los demás.

También necesito la oportunidad de contar mi historia para que otros pacientes puedan ver a alguien más que «pasado por la quimio». Al escuchar las historias de otras personas y ver su lucha, recuerdo la mía. Tengo que recordar lo que cuesta ganar la batalla.

La relación con nuestro Yo Superior

Una de las relaciones más importantes que cuidar es la que tenemos con nuestro Yo Superior. Es algo en lo que me esforzaba diligentemente durante mi tratamiento.

Hay muchos nombres para referirse al Yo Superior. Yo lo entiendo como la parte mejor y más elevada de nuestro ser. Es la parte de nosotros que nació como puro espíritu en el corazón de Dios. En Oriente hablan de la naturaleza del Buda o el atmán. Los místicos cristianos desde los tiempos de San Pablo han hablado de la individualización del Cristo («hasta que Cristo se formé en ti»).[1] Este es el ser del que habló Juan como la presencia individualizada del Hijo de Dios, «la verdadera Luz que alumbra a todo hombre que viene al mundo»[2]. Algunos piensan en el Yo Superior como un instructor interior, el esposo divino, el amigo más querido. Otros lo reconocen como el ángel de la guarda.

Yo le veo justo por encima de mí, acompañándome, dispuesto a ayudarme a cualquier hora del día o de la noche. Se manifiesta como la voz queda que habla desde dentro del corazón y me advierte cuando necesito ayuda.

La relación con mi Yo Superior requiere trabajo, igual que cualquier otra relación. Hay una gran diferencia entre conocer esa relación e implicarse con ella. Al pasar por el tratamiento contra el cáncer, rezaba y me sintonizaba con mi Yo Superior y al hacerlo, descubrí un nuevo estado de equilibrio. Sentía que me volvía más y más quien soy en realidad. Si nos acercamos a nuestro Yo Superior, él se acercará a nosotros.[3]

EL PODER CURATIVO DEL PERDÓN

Durante mi enfermedad llegé a entender de nuevo la importancia del perdón. Siempre me habá esforzado por perdonar sin acordarme de viejas heridas o resentimientos, pero el diagnóstico de cáncer nos hace evaluarlo todo otra vez. Me di cuenta de que tenía que volver a concentrarme en esa faceta de mi vida.

Me hice algunas preguntas difíciles: ¿Había alguien en mi vida, en el pasado o en el presente, a quien no había perdonado? Más allá, ¿era capaz de perdonarme a mí misma por mis defectos, reales o imaginarios? A veces no me gustaba lo que veía. En algunos casos había escatimado amor y perdón. No era que yo odiara, estuviera furiosa o no perdonara a los demás, pero llevaba conmigo un peso que ya no necesitaba y no estaba expresando la plenitud del amor que tenía que expresar hacia todo cuando tiene vida y hacia algunas personas en particular.

Comencé a esforzarme con diligencia en este problema espiritual de falta de perdón porque sabía, por mi trabajo como ministra, que pagamos un precio muy caro cuando no perdonamos. El precio es la falta de paz, con enfermedades en la mente y las emociones, las cuales a menudo contribuyen a que se produzca la enfermedad en el cuerpo físico. Perdonar es sencillamente un acto en el interés propio iluminado.

El perdón se rige por una ley y unos principios espirituales, y todos los grandes maestros espirituales nos han enseñado a perdonar. El perdón es el primer paso en el sendero espiritual. A menos que seamos capaces de perdonar, no podemos progresar espiritualmente de verdad. ¿Te has dado cuenta alguna vez de que Jesús a menudo perdonaba a la gente antes de curarla? Mi idea era que la curación comienza con el perdón. Quería seguir los pasos de Jesús, así que tenía que estar dispuesta a perdonar y a ser perdonada.

A los pocos días del diagnóstico fui al trabajo y llamé a todas las personas del equipo de trabajo con el que había estado en los últimos dos años y les pedí perdón por cualquier cosa que hubiera hecho, consciente o inconscientemente, que hubiera supuesto un peso para ellos durante nuestra asociación.

Las relaciones humanas muchas veces son difíciles. Algunas veces, cuando pedía perdón, descubría que había personas a quienes había herido sin darme cuenta.

Pocos meses más tarde, en mayo de 1999, tuve un sueño que me enseñó una lección importante sobre el perdón. Soñé con una persona con quien había trabajado de cerca durante seis meses hacía años. Él y yo habíamos tenido desacuerdos. Tuvimos varias discusiones en las que expresamos lo que sentíamos, acordamos poder estar en desacuerdo, nos pedimos perdón y parecimos alcanzar una buena resolución. Creí que habíamos resuelto las cosas, pero el sueño me decía que se necesitaba más. En el sueño, él y yo nos encontramos en un comedor durante una fiesta. Yo me acerqué a él y le pedí perdón y él me lo pidió a mí. Nos abrazamos, la habitación llena de llama violeta, y la energía negativa entre nosotros se esfumó.

Cuando desperté, el sueño me pareció increíble. Creía que habíamos dejado la relación en un buen punto y que ya no quedaba nada por resolver entre nosotros. Los dos habíamos entendido la ecuación del karma en las relaciones y pensamos que quizá las dificultades entre nosotros se debieron a problemas en vidas anteriores que surgían de nuevo. Nos planteamos la situación conscientemente desde la más alta perspectiva espiritual de la que éramos capaces, y creímos que ya estaba todo hecho. Sin embargo, no me sentía del todo cómoda en su compañía y me preguntaba si aún guardaba algo de resentimiento.

El sueño me empujó a pasar a la acción de nuevo. Conscientemente volví a pensar en nuestra relación de trabajo y solté toda la energía que aún tenía metida en ella. Le mandé amor e hice mantrams a la llama violeta para transmutar cualquier negatividad o karma entre nosotros.

Pensé en hablar con él pero decidí no hacerlo, porque no sabía cómo sacar el tema a colación. Pero todas las mañanas me despertaba con la sensación de que neceistaba llamarle. Finalmente, después de algunas semanas, le llamé y le dije lo que había ocurrido. Le expliqué el sueño y que algo me empujó a llamarle. Le pedí que me perdonara. Él pareció sorprendido, y me preguntó: «¿Por qué?» No era consciente de que existiera ningún problema. Sin embargo, dijo que encantado me perdonaba. Hablamos un poco y la conversación se terminó. Meses después le vi en una reunión social. Se acercó a mí y esta vez él fue quien me pidió perdón a mí. Ahora yo era la sorprendida; de hecho, me emocioné. No tenía ni idea de lo que le empujó a hacer eso, pero por supuesto le perdoné y le abracé, como en el sueño. Esta vez sentí una diferencia. Sentí que cualquiera fuera el problema entre nosotros de una vida anterior, finalmente se había resuelto.

Esta experiencia me enseñó que el perdón puede llegar a ser un proceso. Es como pelar una cebolla, una capa después de otra. Se pela una capa, se llora un poco, y se piensa que la cosa acaba ahí; pero luego hay otra capa.

Yo no sé por qué tuve que dar más pasos y no creo que él lo sepa tampoco. No estoy segura si era por él, por mí o por los dos pero confié en el sueño. También creo que el sueño fue un recuerdo de una experiencia en los retiros del cielo. Se me mostraba que tenía que proporcionar el ungüento de la llama violeta en la situación y esforzarme en perdonar. Por la razón que sea, era algo necesario, y me alegré de poder obedecer las indicaciones interiores que se me daban.

A continuación doy un mántram que hacía todos los días cuando necesitaba perdonar, Normalmente lo hacía tres o nueve veces. Ocasionalmente lo hacía treinta y tres veces, igual que el católico hace una novena. Tiene un efecto muy tranquilizador en el cuerpo, la mente y el alma. Al hacerlo, visualizo la llama violeta rodeándome a mí y a la persona a la que envío el perdón.

> YO SOY el perdón aquí actuando
> Arrojando las dudas y los temores,
> La Victoria Cósmica despliega sus alas
> Liberando por siempre a todos los hombres.

> YO SOY quien invoca con pleno poder
> En todo momento la ley del perdón;
> A toda la vida en todo lugar
> Inundo con la Gracia del perdón.[4]

El perdón es necesario no sólo para nuestra curación individual, sino para la del planeta. La psicoterapeuta y escritora Robin Casarjian explica bien este aspecto en su libro *El perdón: una elección valiente para un corazón en paz (Forgiveness: A Bold Choice for a Peaceful Heart)*, donde dice: «El perdón es un curso a seguir necesario para todos nosotros. No hay manera de conseguir la paz mundial sin él. El perdón nos da el poder inmediato de jugar una parte vital y necesaria en la pacificación planetaria y el proceso evolutivo. Si suficientes personas eligen vivir desde el corazón en más y más momentos, quizá alcancemos esa masa crítica en que la curación del mundo no sólo sea posible, sino inevitable»[5]. Cuando miramos hacia Oriente Medio y otros lugares donde los odios y la ira continúan de generación en generación, entendemos la verdad de estos conceptos.

El odio, la ira y la falta de perdón nos ata a lo que odiamos y nos separamos de la presencia de nuestro Yo Superior cuando no perdonamos. Al perdonar a los demas y aceptar ser perdonados, podemos verdaderamente liberarnos de las muchas cargas del cuerpo, la mente y el espíritu.

KUAN YIN, BODHISATTVA DE COMPASIÓN

Para cualquiera que tenga dificultades para perdonar, recomiendo que conozca a Kuan Yin, la salvadora compasiva de la tradición china. Es conocida entre los budistas de toda Asia como la bodhisattva de la compasión y la diosa de la misericordia.

Me gusta pensar en Kuan Yin como la versión oriental de la Virgen María. La gente común la ama mucho y las personas ofrecen sus oraciones y mantrams igual que las gentes de Occidente rezan el rosario de María.

Kuan Yin nos llama a pedir perdón aunque creamos que no hemos hecho nada malo. Pedirlo porque es parte de códico del cielo y porque da a la otra persona la oportunidad de pedir perdón también. Kuan Yin y su enseñanza fueron las razones por las que pedí perdón a quien conocía, y este sendero me condujo a donde jamás me imaginé.

Aunque es parte de la cultura oriental, Kuan Yin es cada vez más conocida por los devotos occidentales debido a su corazón compasivo y su capacidad de prestar ayuda en los problemas difíciles. Si quieres saber más de Kuan Yin, un buen sitio donde empezar es el libro de John Blofeld, *Bodhisattva de compasión: la tradición mística de Kuan Yin (Bodhisattva of Compassion: The Mystical Tradition of Kuan Yin)*. El libro incluye una variedad de historias emotivas que cuentan la intercesión de Kuan Yin.

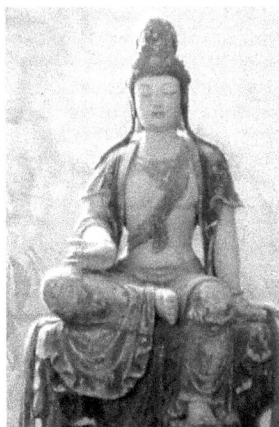

Kuan Yin ha ocupado desde hace tiempo un lugar especial en mi corazón. Sus estatuas han puesto gracia y belleza a mi oficina y mi casa durante muchos años. Aunque se la representa de muchas formas, la representación más frecuente es la de una diosa vestida de blanco o una mujer esbelta con vestiduras blancas que lleva en su mano izquierda una flor de loto blanca, símbolo de pureza.

En la tradición budista Kuan Yin es conocida como la patrocinadora de niños y familias y en mis tiempos de médico descubrí que ayuda mucho a las mujeres que dan a luz o a las que quieren quedarse embarazadas. También es experta en manejar situaciones difíciles que parecen no tener salida.

Tengo muchas historias de su intercesión en mi vida. Algunas son demasiado personales para contar, pero he aquí un ejemplo de una paciente mía en Australia, años atrás.

Era uno de esos días llenos de trabajo en el que estaba sobrecargada y muy estresada. Mi siguiente paciente entró en la habitación: una mujer asiática, guapa y menuda que hablaba muy poco inglés. No era una de mis pacientes normales. Con ella trajo a su hija, una hermosa niñita de unos dos años de edad. Al contar su historia, empezó a llorar y su hija también.

La mujer estaba embarazada de unas catorce semanas pero el marido no era el padre del niño. No era feliz en su matrimonio. Su marido era muy estricto y apenas le mostraba afecto, aunque la amaba. Ella había tenido una aventura amorosa muy breve, un affair de una noche con mal destino, mientras que su esposo estaba fuera por negocios. Enseguida se arrepintió y nunca volvió a ver a ese hombre. Pero con horror descubrió que estaba embarazada.

Sabía por las fechas que su esposo no podía ser el padre. Tenía miedo de que el niño se pareciera al padre biológico, alto, rubio y con ojos azules. También sabía que su esposo jamás lo entendería; sabría que el hijo no era suyo y querría divorciarse inmediatamente.

Parecía algo inpensable el tener a ese niño. En su mente no cabía otra opción, aunque no le gustaba el concepto del aborto. Para empeorar las cosas, se había tomado una medicina china para intentar librarse del bebé, pero no había funcionado. Ahora estaba preocupada, si se quedaba con el niño, de que éste pudiera ser deforme o tener algo mal.

Mientras lloraba, hablamos de todas sus opciones en un mal inglés. Me senté con ella, la tomé de la mano, escuché, la abracé y, de repente, me acordé de Kuan Yin.

Por lo general jamás mencionaba mis creencias espirituales a mis pacientes, pero por algún motivo sabía que en esa ocasión estaba bien hablar a esa señora de Kuan Yin. Simplemente le pregunté si creía en Kuan Yin. Se sorprendió mucho de que la conociera, y dejó de llorar. Sí, creía en Kuan Yin, pero no le rezaba desde la infancia. Su madre había sido devota de Kuan Yin y le había enseñado sus mantrams.

Recité uno de sus mantrams: CHIU K'U CHIU NAN P'U-SA LAI*. «¡Salva del sufrimiento, salva de la calamidad, bodhisattva, ven!» Sonrió, porque era el mántram que su madre solía decir.

De alguna forma la situación empezó a notarse mejor. No sé explicar por qué, puesto que nada cambió en sus circunstancias. Dijo que se pensaría las cosas y que volvería a verme para que pudiéramos hablar más. Regresó a los dos días totalmente cambiada. Había rezado a Kuan Yin y había decidido tener al niño. Hasta le había dicho a su esposo que estaba embarazada. Se sentía deleitada y esperaba tener un hijo que diera continuidad al nombre de la familia. Él no hizo preguntas, y ella

---

* Se pronuncia YIU CU YIU NAN PU SA LAI.

nunca la contó la aventura al pensar que todo saldría bien.

Vino a verme durante el resto del embarazo, aunque vivía un poco lejos, y siempre me daba un fuerte abrazo y un beso cuando me veía.

El parto en sí fue fácil. Fue niño y, maravilla de las maravillas, ¡se parecía a su esposo! Todo el mundo lo decía. Vino a verme una vez más para darme las gracias pero le dije que se las diera a Kuan Yin. Nunca la volví a ver y guardé la foto que me dio de su bebé «milagroso» durante mucho tiempo.

¿Suena esta historia a fantasía? No para una persona devota de Kuan Yin.

Tiré muchas veces de la vestidura blanca de Kuan Yin durante mi viaje a través del cáncer. Para mí ella se ha convetido en la corte de último recurso: si no llega ayuda de ningún maestro o ángel del cielo y las cosas se ponen feas, me dirijo a Kuan Yin. Hacía sus mantrams todos los días durante el tratamiento, utilizando una bonita grabación llamada *El Rosario de Cristal de Kuan Yin (Kuan Yin's Crystal Rosary)*.

Al principio de las seis semanas de radioterapia, una amiga me mandó una estatua fosforescente de Kuan Yin. Aunque fue medio en broma, ella sabía que Kuan Yin me gustaba mucho y que le agradecería el regalo. La estatua me hacía sonreir. Era una presencia reconfortante cuando apagaba la luz por las noches. La podía ver en silencio en la oscuridad, guardando la vigilia por mí. Aunque gracias a Dios mi experiencia con el cáncer ha terminado, aún guardo la estatua y la pongo en mi mesilla de noche.

Creo que los maestros y los ángeles pueden irradiar luz y curación a través de piedras preciosas y los cristales. También pueden poner su presencia sobre sus estatuas e imágenes, las cuales se convierten entonces en focos de luz. Los seres celestiales pueden irradiar su luz y su presencia a través de tales focos cuando es necesario. Sé que eso es lo que ocurrió durante mi tratamiento.

AYUDANTES CELESTIALES

El mundo celestial siempre ha sido algo muy real para mí. Desde niña me ha gustado tener un cielo lleno de ángeles, santos y maestros esperando ayudarnos si tan sólo les invitamos a nuestras vidas.

Muchas de las personas que han tenido experiencias cercanas a la muerte han dicho que el mundo celestial es incluso más real que el mundo físico en el que vivimos. Yo me he pasado gran parte de mis días trabajando con ese reino, como ministra y consejera, y aunque no podamos ver a sus habitantes todos los días, ellos están presentes justo al otro lado del velo listos para ayudar en lo que puedan. Algunas personas los ven (incluyendo muchas que han pasado por la experiencia cercana a la muerte), pero no hace falta verlos para poder trabajar con ellos. La clave es saber que nos pueden ayudar más eficazmente si pedimos su ayuda y cooperamos con ellos.

En el cielo existen especialistas igual que en la Tierra. Están los ángeles de la protección, los de la curación, los del amor y los que nos pueden ayudar en nuestro aspecto psicológico. Y cuando se necesita ayuda específica, es mejor ir a ver a un experto.

Uno de esos amigos celestiales que me dio gran consuelo fue el gran santo católico Padre Pío. Leí libros sobre su vida y vi películas sobre su ministerio de curación. Este bendito santo tuvo un gran sufrimiento mientras vivió y es conocido por realizar milagros de curación; ahora más porque está en el cielo.

También soy una gran devota de María, la madre de Jesús, conocida como la Reina de los Ángeles. Su presencia me dio gran consuelo cuando rezaba el rosario cada día. Me gusta pensar en Kuan Yin, la Madre María y otros maestros y santos como parte de un equipo de trabajo celestial que me ayudó a superar el tratamiento contra el cáncer. A ellos doy mucho mérito, porque creo que al final, toda la curación proviene de Dios.

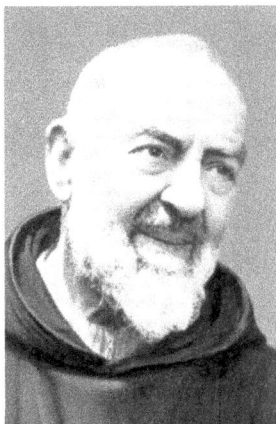

El Padre Pío

REZAD, TENED ESPERANZA Y NO OS PREOCUPÉIS.
—El Padre Pío

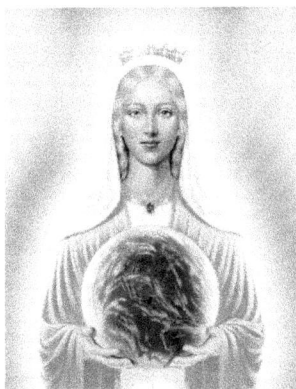

María

CLAVES PARA LA CURACIÓN MEDIANTE LAS RELACIONES

✓ **Cuida de la relación que tienes con tu Yo Superior.**

✓ **Acuérdate de las cosas importantes en la vida: la familia, los amigos y las relaciones.** Dios puede obrar a través de amigos y seres queridos para consolarte y apoyarte.

✓ **Cuenta tus historias a otras personas** que hayan pasado o que estén pasando por la experiencia del cáncer.

✓ **Perdona a los demás y acepta el perdón.** Esto te puede liberar de muchas cargas en el cuerpo, la mente y el espíritu. Pregúntate lo siguiente:

  o ¿Hay alguien en mi vida, del pasado o el presente, a quien no haya perdonado?

  o ¿Soy capaz de perdonarme a mí misma por mis defectos, imaginarios o reales?

  o ¿Puedo dar los siguintes pasos que hay que dar para perdonar?

✓ **Si el perdón es difícil, invita a los ayudantes celestiales para que te ayuden.**

Capítulo 18

¿VOLVERÍA A REPETIRLO TODO?

He tenido un viaje de curación a través del cáncer de lo más sorprendente, de lo más bendito. Cuando me dieron el primer diagnóstico, no hubiera creído que algún día llegaría a pensar que el cáncer fue una de las mejores cosas que me han pasado. En el pasado oí decir a otras personas lo mismo y no podía entender realmente lo que querían decir. Ahora lo entiendo.

El día después de mi primera mamografía, cuando supe que tenía un bulto sospechoso pero aún no sabía si era cáncer, vi a un amigo astrólogo. Me llevó a su oficina, sacó mi carta natal en la computadora, y dijo: «Estás en un tiempo de liberación. Sé tú misma. Es una oportunidad de expresar quién y qué eres, y para llegar a ser más tú. Establece límites. Resuelve temas pendientes e impedimentos a tu expresión sin enmascarar o sin esconder quién eres. Expresa tu creatividad. Hay evidencias de una lucha por encontrar tu identidad y tu carrera profesional. Es una oportunidad de hacer nuevos amigos y para nuevas expresiones del yo. Vuelve a estructurarte y a alinearte. Lo que está oculto saldrá a la superficie en el cuadrante físico y en el emocional de tu ser. En resumen, tienes una gran oportunidad de liberarte si no pierdes de vista quién y qué eres».

Al mirar atrás puedo ver que mi amigo fue muy preciso y todo lo que dijo, ocurrió. Se me dio una gran oportunidad de expresar quién soy y de llegar a ser más yo.

Que no se me malinterprete; no quisiera el cáncer para nadie y no tengo deseo alguno de pasar por esa experiencia otra vez. Sin embargo, aunque fue la cosa más difícil que he tenido que afrontar, no cambiaría la experiencia por nada en el mundo. Superar el cáncer es parte de la persona que he llegado a ser y quien soy hoy. Puedo decir honestamente que por ello creo que soy mejor y más fuerte.

¿Tomaría las mismas decisiones otra vez?

Dadas las circunstancias que afrontaba, sí, absolutamente.

¿Esperaría que los demás tomaran las mismas decisiones?

No, en absoluto. Cada persona es diferente y no hay dos pacientes de cáncer que sean iguales. Cada persona debe tomar sus propias decisiones.

¿Tomaré las mismas decisiones en el futuro si tengo que hacerlo?

No puedo predecir el futuro así que esperaré a ver qué pasa. Como toda la gente que ha tenido cáncer, soy consciente de que éste puede volver. De hecho, habiendo tenido cáncer dos veces, según las estadísticas puede que lo vuelva a sufrir. Por otro lado, sé que mi vida es enormemente distinta ahora. He realizado cambios que me han ayudado a superar el cáncer y tambén cambios que lo prevendrán en el futuro.

MEJOR PREVENIR QUE CURAR

La prevención es mucho mejor que el tratamiento. Aunque no tengo ni idea de si mi cáncer se podía prevenir, sin duda quiero creer que los cánceres futuros sí se podrán prevenir. Me planteo mi vida de esa forma.

He aquí algunas formas en las que me esfuerzo para prevenir:

- Auto exámenes del pecho constantes dirigidos a una detección temprana

- Visitas médicas continuas
- Utilización de técnicas médicas complementarias
- Atención a la nutrición y la dieta
- Ejercicio y movimiento constante, incluyendo ejercicios de respiración
- Oración y trabajo espiritual
- Trabajo en el ámbito de la conexión cuerpo-mente
- Apoyo y contacto con la red de amigos que tienen cáncer

Como cualquiera que haya tenido cáncer de mama, rezo para que el cáncer no vuelva y hago todo lo que puedo para mantenerlo lejos de mi vida aplicando todo lo que he aprendido.

A pesar de eso, si el cáncer volviera a resurgir en mi vida, de nuevo consideraría, cuidadosa y piadosamente, todas mis opciones: desde la cirugía y la masectomía hasta la quimio y la radioterapia, y todas las formas de terapias complementarias. Examinaría otra vez hasta las opciones que rechacé con anterioridad. Porque ahora soy una persona diferente a quien era antes.

Habiendo considerado todas mis opciones, obedecería a mi corazón y permitiría que éste me guiara para tomar las decisiones correctas. También sería muy flexible porque, verdaderamente, si me hubieran dicho mientras practicaba la medicina que un día me sometería al tratamiento de quimioterapia, no lo hubiera creído.

Habiendo pasado por esa experiencia, tengo un sentido de responsabilidad por compartir lo que he aprendido. Quizá un motivo por el que lo siento muy agudamente sea porque una médico de nuestra comunidad, hace años, murió de cáncer de mama después de no querer ni la cirugía ni el tratamiento médico, y usó sólo terapias alternativas. Quiso curarse de manera natural. Aparentemente esa muerte se podría haber prevenido si ella hubiera considerado eliminar el tumor.

Desde entonces también supe de otras mujeres que habían muerto tras tomar decisiones similares y algunas de las cuales se habían hecho una lumpectomía pero habían rechazado la radioterapia sólo para descubrir que el cáncer regresaba muy deprisa. Esas mujeres tenían una idea equivocada sobre la perspectiva espiritual de la curación, creyendo que ha de utilizar sólo técnicas curativas alternativas y que, por tanto, no podían incluir cuidados médicos tradicionales.

En mi papel como médico y ministra religiosa traté de mezclar las dos cosas esperando que otros puedan beneficiarse de lo que yo aprendí.

Si estás luchando contra el cáncer o si conoces a alguien así, te animo a que hagas todo lo que puedas para afrontar el desafío en todos los niveles:

- Acéptalo, afróntalo y no lo ignores.
- Busca lo mejor de todas las formas de tratamiento.
- Busca alternativas, pero sé realista.
- Piensa en el cáncer como un instructor y descubre las lecciones que tiene que enseñarte.
- Echa una honesta mirada a tu vida y ve si estás ignorando cualquiera de las leyes de la plenitud.
- Decide qué es importante desde el punto de vista del corazón y toma las decisiones entregándote a la oración.
- Ámate y sé amable contigo misma y con tu cuerpo.
- No te mortifiques; haz los cambios que puedas en tu vida.
- Diríjete a los que te aman y ámales también.
- Reza y pide que otras personas recen por ti.
- Busca la curación espiritual y pon a trabajar a tus médicos interiores.
- Utiliza técnicas espirituales para curarte, incluyendo la llama violeta.
- Dirígete a la Fuente de la vida y permite que te guíe.
- Lucha con fuerza, pero conoce el punto en el que hay que dejar que Dios actúe.
- Haz todo lo que puedas y sabe que en manos de Dios estás a salvo.

El cáncer es un tema que me toca muy de cerca. Lo he vivido y lo he respirado y en una etapa de mi vida, dominó todos mis pensamientos e incluso mis sueños. Se convirtió en el punto central de mi vida pero me pareció que así debía ser porque estaba luchando por mi vida. Me pareció que tenía que hacer las cosas que hice y no me arrepiento de nada.

Ese ciclo de mi vida lo he puesto detrás de mí y lo he superado para ocuparme de otras cosas. Si el ciclo volviera, lucharía otra vez y lo haría con mucha fuerza, siempre y cuando Dios me diera el aliento. Y si Él decidiera que es hora de llevarme a casa, lo aceptaría también.

Éste fue mi viaje pesonal de curación a través del cáncer. Puede que no lo sea para todo el mundo, pero lo fue para mí. Si estás afrontando un reto como el cáncer, espero que al caminar un poco conmigo, hayas sentido que otra persona, igual que tú, ha pisado un camino parecido al que tú recorres ahora. Tú también estás haciendo un viaje. Permítele que te guíe, que te enseñe lo que tienes que aprender.

Si puedes usar algo de mi experiencia, o toda, y aprendee de ella, este libro habrá logrado su propósito.

Te deseo buena fortuna y muchas victorias en tu viaje de curación. Con todo el corazón, te deseo buena suerte en su viaje. Rezo por ti y por todos los que lean este libro.

Neali Duffy

LISTA DE CONTROL: PREVENIR EL CÁNCER O SU REINCIDENCIA

✓ Cuida tu alimentación.

✓ Mantén tu peso óptimo.

✓ Haz ejercicio de regularmente.

✓ Encuentra tu meta en la vida y persíguela sin reservas.

✓ Encuentra formas constructivas de manejar el estrés.

✓ Aprende a establecer límites con amor.

✓ Perdona a los demás y pide perdón.

✓ Abandona las emociones negativas.

✓ Reza y desarrolla tu vida espiritual.

✓ Utiliza la llama violeta para aligerar tu carga kármica.

✓ Encuentra formas de server a los demás.

✓ Si has tenido cáncer, busca apoyo y contacto con otros supervivientes.

✓ Hazte exámenes regularmente para una pronta detección.

LISTA DE CONTROL: CLAVES PARA AFRONTAR EL DESAFÍO DEL CÁNCER

✓ Afróntalo, acéptalo; no lo ignores.

✓ Busca lo mejor de entre todas las formas de tratamiento. No ignores la medicina tradicional.

✓ Busca alternativas pero sé realista sobre ellas.

✓ Piensa en el cáncer como un instructor y descubre las lecciones que encierra para ti.

✓ Echa una honesta mirada a tu vida para ver si estás ignorando cualquiera de las leyes de la integridad.

✓ Decide qué es importante desde el punto de vista del corazón y toma las decisiones entregándote a la oración.

✓ Ámate y sé amable contigo misma y con tu cuerpo.

✓ No te mortifiques; haz los cambios que puedas en tu vida.

✓ Diríjete a los que te aman y ámales también.

✓ Reza y pide que otras personas recen por ti.

✓ Busca la curación espiritual y pon a trabajar a tu médico interior.

✓ Utiliza técnicas espirituales para curarte, incluyendo la llama violeta.

✓ Dirígete a la Fuente de la vida y permite que te guíe.

✓ Lucha con fuerza, pero conoce el punto en el que hay que dejar que Dios actúe.

✓ Haz todo lo que puedas y sabe que en manos de Dios estás a salvo.

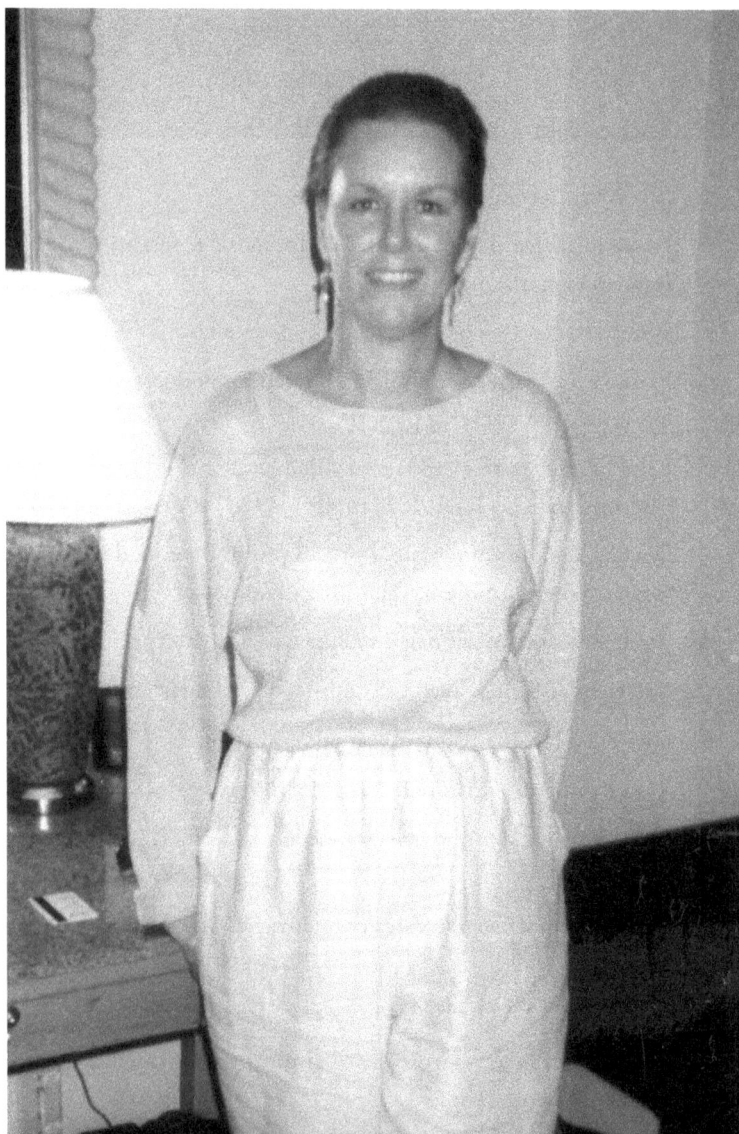

Transformada
Junio de 1999, pocos días después de concluir el tratamiento

Apéndice A

ANATOMÍA ESPIRITUAL

En la escuela de medicina estudié la anatomía del cuerpo humano para entender su función. Cuando empecé a estudiar espiritualidad, anhelaba saber más de la anatomía del espíritu y cómo ésta se mezcla con el cuerpo físico, la mente y las emociones. A continuación expongo algunas cosas que aprendí, una lección abreviada de anatomía espiritual.

Los conceptos son universales y algunos de sus elementos se pueden hallar en muchas tradiciones espirituales y religiosas. Muchos detalles de los conceptos descritos a continuación los aprendí de los escritos de Elizabeth Clare Prophet.

EL YO SUPERIOR

Todo el mundo tiene un Yo Superior. Todos tenemos un destino espiritual único. Una clave para realizar ese destino es reconocer que poseemos una naturaleza divina y una relación directa con Dios (cualquiera sea el nombre por el que se conozca a esa presencia universal).

Nuestro Yo Superior es la fuente de la energía que nos permite seguir adelante todos los días. El Yo Superior es un motor de luz y energía al que nos podemos conectar y al que podemos acceder para obtener curación y plenitud.

La Dra. Gladys Taylor McGarey escribió un libro llamado *El médico en tu interior (The Physician within You)*. Me gusta pensar en mi Yo Superior como ese médico interior. Algunas veces, cuando trabajaba como médico, recibía destellos de ideas e intuiciones que me permitían ayudar a mis pacientes. Cuando sucedía eso, creo que mi Yo Superior estaba trabajando con el del paciente.

Nuestro Yo Superior es el verdadero director de nuestra curación y todos podemos aprovechar una fuente superior cuando buscamos la curación. Esa es la parte de nosotros que trabaja con los ángeles que nos ayudan, incluyendo a nuestro ángel de la guarda. El Yo Superior es denominado algunas veces Yo Real, porque en realidad es más real que nuestro cuerpo físico. Posee una existencia permanente, mientras que nuestro cuerpo físico dura sólo una vida.

Nuesto Yo Superior ve las cosas con la mayor de las perspectivas y conoce las claves que abrirán las puertas de nuestra plenitud así como el calendario de nuestra curación. Intenta guiarnos y nos indica la dirección correcta a seguir, pero a veces no escuchamos. Habla mediante la voz queda del interior y proporciona una guía infalible en todas las cosas, pequeñas y grandes. Para muchas personas, parte del proceso curativo implica aprender de nuevo a escuchar esa voz y a obedecerla. Así es como una enfermedad, algunas veces, puede ser una llamada al despertar; hace que nos detengamos, volvamos a evaluar y vayamos a nuestro interior. Nos obliga a retomar esos puntos abandonados del sendero de la vida, las cosas que sabíamos que teníamos que hacer pero que, por algún motivo, no hicimos.

Algunas personas que han tenido experiencias cercanas a la muerte han visto a su Yo Superior. Sin embargo, no hay que morir para ver al Yo Superior ya que muchos santos y místicos han tenido esa visión y la han descrito de muchas formas distintas. Elizabeth Clare Prophet ha representado al Yo Superior de manera visual en la «Grágica de Tu Yo Divino». Ella habla de esa gráfica como un retrato de ti (el alma que está evolucionando en el tiempo y el espacio, representada en la figura inferior) y del Dios dentro de ti (representado en las figuras superiores).

La figura superior de la gráfica es tu Presencia divina o Presencia YO SOY*, la parte más elevada de tu ser y la fuente de la cual proviene

---

* El nombre de Dios «YO SOY» lo recibió primero Moisés cuando pidió a Dios que le revelara su nombre. La respuesta que recibió fue «YO SOY EL QUE YO SOY. Así dirás a lo hijos de Israel, YO SOY me envió a vosotros». [Éxodo 3:14]

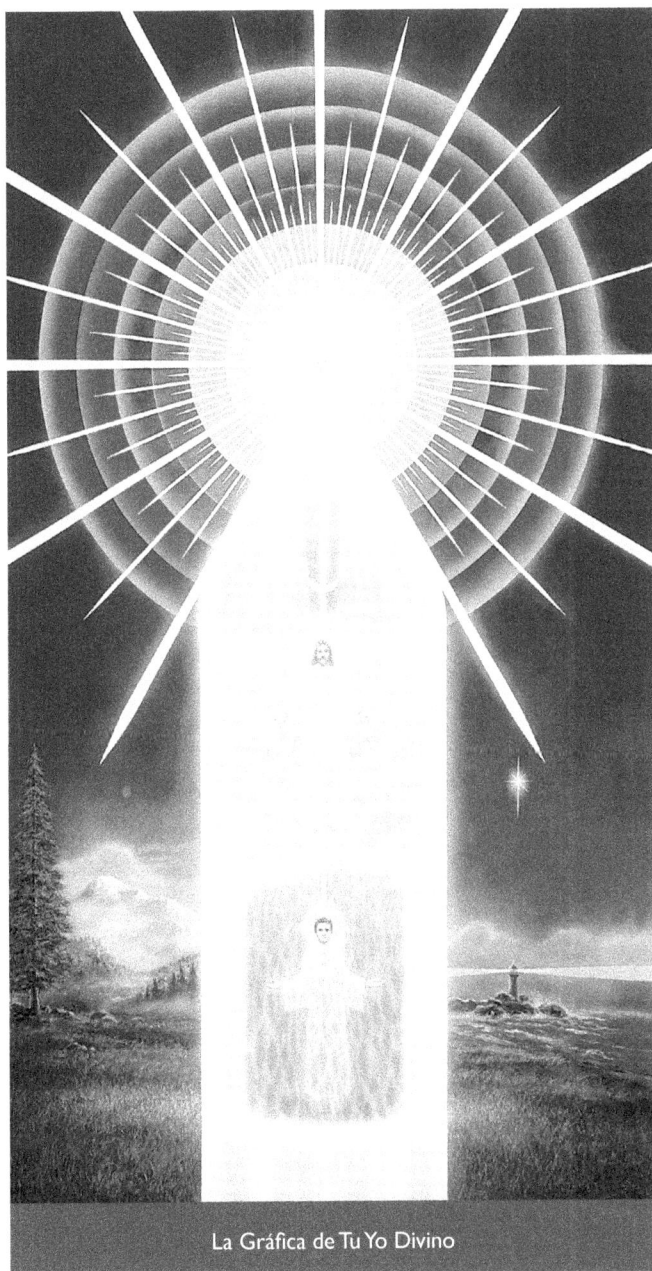

La Gráfica de Tu Yo Divino

el alma para experimentar la vida en este mundo. La Presencia YO SOY está rodeada del cuerpo causal, siete esferas de luz que corresponden a los siete rayos, los siete chakras y las siete cualidades de la conciencia crística. Desde el centro a la periferia, las esferas son de color blanco en el centro, la cualidad de la pureza; amarillo dorado, sabiduría; rosa, amor divino; violeta, libertad y transmutación; morado y oro, paz y servicio; verde, curación; y azul, protección y la voluntad de Dios.

La figura del medio de la gráfica es el mediador entre las figuras superior (la pura perfección e intesidad de la luz en la Presencia YO SOY) y la inferior (el alma que evoluciona en el mundo). Este mediador es la conciencia crística, la presencia individualizada del Hijo de Dios.

LOS CUATRO CUERPOS INFERIORES

Aunque muchas personas entienden que tienen un Yo Superior, es fácil que el cuerpo físico las atrape, sin que se den cuenta de que éste es sólo un vehículo para el Espíritu. De hecho, las dimensiones y la totalidad de nuestro Espíritu no se pueden contener en la forma física a la que estamos tan apegados.

Cuando nacemos se nos confiere un cuerpo físico que se desarrolla en el vientre como el hogar del Espíritu. Sin embargo, así como el cuerpo físico, también poseemos nuestros recuerdos, la mente y las emociones. Esas facultades no dependen del cuerpo físico y cada uno de estos elementos de nuestro ser está asociado con lo que se puede concebir como su propio «cuerpo». Así, la figura inferior de la Gráfica de Tu Yo Divino está compuesta, en realidad, de cuatro cuerpos: un cuerpo de la memoria (o cuerpo etérico), un cuerpo mental, un cuerpo emocional y un cuerpo físico.

Esos cuatro cuerpos inferiores son fundas de conciencia que se interseccionan, vibrando cada una de ellas en su propia dimensión. Son los vehículos por los que experimentamos el mundo del tiempo y el espacio y son conocidos como los cuatro cuerpos inferiores.

Esos cuerpos están destinados a funcionar como un todo integrado. Cada cuerpo afecta a los otros de formas distintas y cuando uno de ellos tiene un problema, los demás pueden quedar afectados. Las técnicas de la psiconeuroinmunología utilizan esas conexiones entre los cuerpos, empleando la mente y las emociones para que afecten al sistema inmunológico y el cuerpo físico.

En mi viaje de curación intenté curar a cada uno de los cuerpos inferiores. Para mí la verdadera definición de salud en cuerpo, mente y Espíritu se da cuando los cuatro cuerpos inferiores están sincronizados y alineados con el arquetipo de la vida que posee el Yo Superior.

SIETE CENTROS DE ENERGÍA

El alma vestida con los cuatro cuerpos inferiores está conectada al Yo Superior por la corriente de luz que se puede ver en la Gráfica de Tu Yo Divino. Ese hilo de contacto se conoce como el cordón de plata o el cordón cristalino. Por esa conexión recibimos la luz y energía de nuestro Yo Superior. El cordón cristalino está afianzado en el cuerpo mediante el centro del corazón y de ahí esa energía es distribuida por todo el cuerpo mediante una red de centros espirituales conocidos como los chakras (término sánscrito de 'rueda' o 'disco').

Estos chakras regulan el flujo de energía hacia las diferentes partes del cuerpo. Los siete chakras principales están colocados a lo largo de la columna vertebral, desde su base hasta la coronilla. Cada chakra es una estación de emisión y recepción para una cualidad de energía en particular asociada con ese chakra. Por ejemplo, la cualidad expresada a través del chakras del corazón es amor.

Estos centros espirituales no son puntos de luz estáticos sino centros de energía dinámicos que reciben y emiten constantemente luz y energía espirituales. Están íntimamente conectados con la salud y la vitalidad de los órganos y las partes del cuerpo asociadas con ellos (véase la gráfica al final de este apéndice). De ahí que sea útil conocer estos centros y su funcionamiento cuando hace falta la curación. De hecho, muchas terapias complementarias trabajan directamente con estos centros espirituales.

Los chakras pasan por un proceso evolutivo a medida que nos desarrollamos espiritualmente. Cambian de ser pequeños y latentes a estar completamente despiertos, emitiendo mucha luz. Estos centros suelen tener una apariencia distinta dependiendo de la personas, del uso de la energía en el pasado o el presente y del desarrollo espiritual de la persona. Son los principales centros de la red del flujo de energía en el cuerpo, siendo el flujo de energía aquello en lo que las técnicas de curación alternativas se concentran.

El chakra del corazón es el centro espiritual más importante. Está relacionado con el corazón físico y los órganos que hay en el pecho. Creo que el cáncer de mama, de manera especial, es una iniciación del corazón. Es el centro espiritual con el que trabajé más cuando tenía cáncer.

EL AURA

El correcto uso y cuidado de los centros de energía produce una mayor vitalidad en el cuerpo físico así como en los tres cuerpos más sutiles al recibir y dar cada chakra energía según su frecuencia específica.

Al fluir la luz de los chakras, ésta forma un campo de energía radiante, el aura, que penetra las fronteras de la forma física y se extiende más allá de ellas. El tamaño de este campo áurico está directamente relacionado con la luz afianzada en los siete centros de energía. Mediante el aura podemos tener un efecto sobre el mundo y las personas a nuestro alrededor al mandar constantemente la vibración de aquello que está en el interior.

Mediante el aura también podemos percibir las vibraciones del mundo que nos rodea. He aquí un ejemplo. Al entrar en una sala muchas veces nos podemos dar cuenta de si alguien está enojado o triste, aunque nadie dé señales externas de ello. De la misma forma, también se puede localizar a las personas que exudan energía positiva. Todos queremos estar con la gente que nos hace sentir mejor; su espíritu es contagioso. También conocemos a las personas que nos deprimen cada vez que las vemos.

El aura no es estática. Está en constante cambio, momento a momento, dependiendo de la cualidad y la vibración de los pensamientos y los sentimientos. El aura también refleja la salud y vitalidad del cuerpo físico y los cuatro cuerpos inferiores. De hecho, las señales de la enfermedad se encuentran en los cuerpos etérico, mental y emocional mucho antes de que aparezcan en el físico, y las personas con visión espiritual pueden ver esas señales antes de su manifestación física.

Muchas técnicas de curación espiritual funcionan al nivel del aura y los cuerpos sutiles. A medida que la curación y el flujo de energía son restaurados en esos niveles, la curación puede aparecer en lo físico.

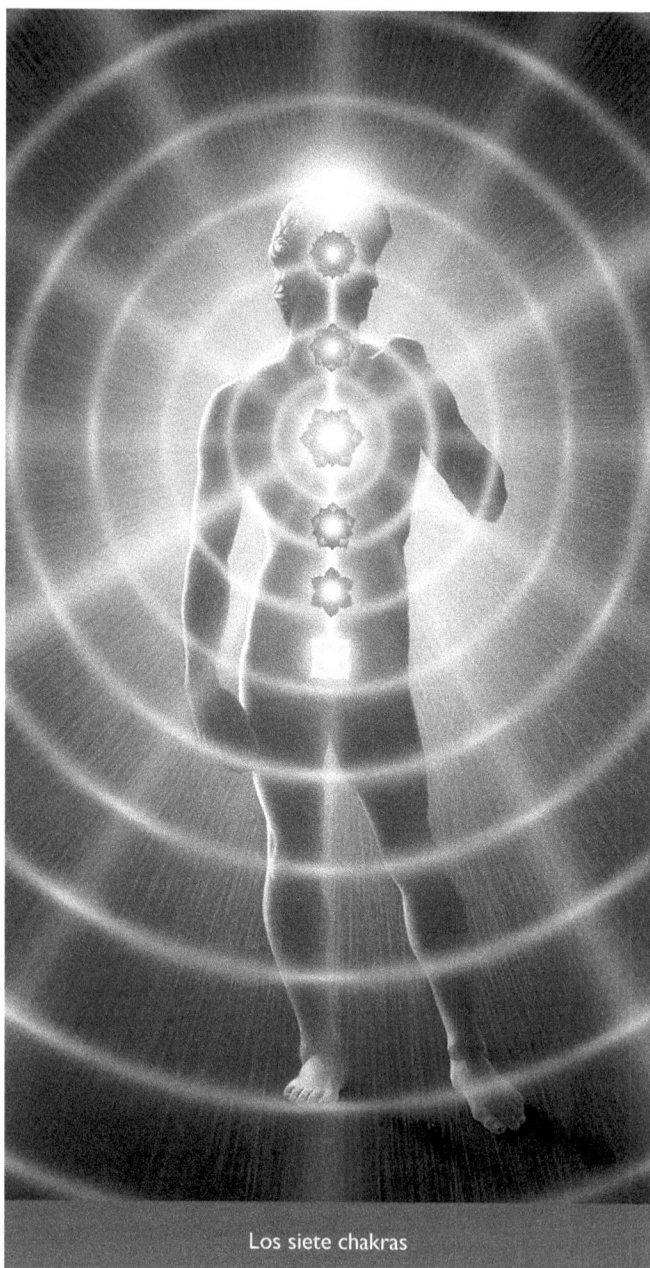

Los siete chakras

CHAKRA	ÓRGANOS RELACIONADOS CON EL CUERPO FÍSICO[1]
Base de la columna	suprarrenales
Sede del alma	órganos y sistemas de eliminación y reproducción
Plexo solar	sistema digestivo, hígado, páncreas
Corazón	corazón, timo, sistema circulatorio
Garganta	tiroides, pulmones, sistema respiratorio
Tercer ojo	pituitaria y partes del cerebro
Coronilla	pineal, corteza cerebral, sistema nervioso

MI ORACIÓN PERSONAL PARA LA CURACIÓN

Durante el tratamiento contra el cáncer, rezaba todos los días a los ángeles y los maestros de la curación. Formulé mi oración según mis creencias sobre el sendero espiritual y como yo lo entiendo. Incluye herramientas específicas y dispensaciones para la curación y me parece muy reconfortante. Al rezar por mí misma también lo hacía por cualquiera que tuviera cáncer en el mundo.

Tú puedes hacer esta oración o incluir partes de ella en tu práctica espiritual.

ORACIÓN PARA LA CURACIÓN

En el nombre del YO SOY EL QUE YO SOY,* en el nombre del Cristo, llamo a las legiones de ángeles de la curación divina y a Hilarión, maestro de la curación, para que hoy caminen conmigo de la mano y hagan retroceder la marea que amenaza la orilla de mi ser libre en Dios.†

Pido un muro de fuego a mi alrededor y la llama violeta como el fuego‡ para sellar mi aura y mis cuatro cuerpos inferiores en la luz y la prefección de Dios.

---

* Éxodo 3:14.
† San Hilarión es conocido por haber hecho retroceder la marea que amenazaba con inundar el pueblo donde vivía.
‡ Zacarías 2:5.

Pido la armadura dorada de Kuan Yin: el casco, el peto, la espaldera, el escudo y el broquel,* y su círculo y espada de la llama de la misercordia. Pido que esta armadura de protección sea ocultada en el manto de invisibilidad para que cualquier debilidad o zona vulnerable en mi ser y en mi mundo sea camuflada de los ojos entrometidos de las fuerzas oscuras. Que ningún punto vulnerable sea utilizado por las fuerzas oscuras para descarrilarme o distraerme de mi misión y mi sendero.

Pido a los santos de Oriente y Occidente su impulso de la llama del Príncipe de la Paz, el morado y oro con tintes del rayo rubí proveniente del Elohim de la Paz. Pido que los rayos ondulantes del arco iris, bajo los preparados y expertos seres de luz que los controlan, entren en mi cuerpo ahora y disuelvan el cáncer en mi pecho y en cualquier otra parte donde se encuentre. Que estos rayos del arco iris de Dios eliminen la causa y el núcleo de esta enfermedad. Pido que los rayos X de Dios borren todos los abusos de la fuerza vital en mi templo corporal.

Pido a Dios Padre que ponga en mi cuerpo de los deseos lo que Él desee para mi alma, que ponga en mi chakra del corazón su amor y su voluntad, para que yo pueda experimentar en mi templo corporal la verdadera presencia, el conocimiento divino y la sabiduría del Padre. Pido que mi corazón y mi ser sean llevados a un poderoso flujo en forma de ocho con el corazón del Padre. Porque sé que cuando se trata de las difíciles iniciacioes de los rayos secretos, sólo hay una respuesta: estar unida al Padre, experimentar su corazón y no dudar cuando se siente la presencia y la respuesta.

Amados Elohim de la Paz, colocad vuestro gran disco solar sobre mi plexo solar. Pido, en nombre del Cristo, que mi aura, mis chakras y mi ser sean fortalecidos en el control divino mediante la maestría divina del plexo solar. Llamo a San Buenaventura pidiendo la maestría del plexo solar como una de las grandes ayudas que yo pueda tener y la clave de mi victoria.

Aquiétate, y sabe que YO SOY Dios.† (3 veces)

---

*   Efesios 6:11–17.
†   Salmos 46:10.

Pido a los ríos de agua viva que fluyan de mi vientre, y ahora veo mi plexo solar como una fuente de paz, poder y abundancia.* Echo fuera a las fuerzas de la duda y el temor y pido que un ovoide de fuego me selle.

Contemplo ahora el amor de Dios y la presencia de los ángeles y los maestros de luz. Este conocimiento tranquilo y pacífico de su presencia disuelve toda mi ansiedad y mi temor, todas las dudas de mí mismo. Permanezco centrado en la llama para que ésta pueda rápidamente llevárselas y para que el momento de dolor sea sólo el momento del paso de estas cosas saliendo de mi aura.

Llamo a los maestros de los siete rayos para que me lleven a los retiros de luz en el mundo celestial mientras mi cuerpo duerme por la noche. Les pido que me expliquen específicamente cuáles son mis circunstancias kármicas, mis patrones de personalidad y los hábitos de mi psique humana para que no siga atada a esas matrices limitantes. Que éstas sean reemplazadas por el patrón de mi cristeidad. Rompo los viejos recipientes, arrojo las viejas botellas y vierto el nuevo vino en odres nuevas.

Amada Virgen María y Arcángel Rafael, poned vuestra forma de pensamiento curativa sobre mi corazón, mente y plexo solar veinticuatro horas al día. Amados serafines de Dios, colocad vuesta ígnea presencia a mi alrededor veinticuatro horas al día para disolver todas la impurezas, todo lo que sea inferior a la luz crística y todos los rastros de cáncer.

En el nombre del Cristo, invoco el selle de la mente con el rayo esmeralda azulado. Invoco de los consejos cósmicos la dispensación de la acción protectora de la mente. Pido que las especiales legiones de ángeles vengan a sellar mi cuerpo metal y mi mente en un campo de energía de luz brillante y esmeralda. Que la luz forme una fina línea de energía alrededor de los chakras de la coronilla, el tercer ojo y la zona de la cabeza, protegiendo y sellando mi conciencia.

Exijo el manto de Buenaventura y la esfera de luz de su cuerpo causal para que yo pueda acceder a él en cualquier momento del día o de la noche. Pido, en el nombre de la Madre Divina, la llama de la resurrección y la espiral de la resurrección a través de mí veinticuatro horas

---

*   Juan 7:38.

al día mediante la acción del caduceo, como Arriba, así abajo. Estoy sellado y consolado, cerrado y abrigado en el manto de lana blanca de los santos.

Que se cumpla la santa voluntad de Dios. (3 veces)
Paz, aquiétate, y sabe que YO SOY Dios. (3 veces)

La siguiente es una oración que dije muchas veces durante mi viaje de curación. La utilicé como mántram y meditación, visualizando la luz penentrando en mi mente, mis emociones y mi cuerpo, curando todos los niveles de mi ser.

YO SOY Luz

YO SOY Luz, candente Luz,
Luz radiante, Luz intensificada.
Dios consume mis tinieblas,
Transmutándolas en Luz.

En este día YO SOY un foco del Sol Central.
A través de mí fluye un río cristalino,
Una fuente viviente de Luz
Que jamás podrá ser cualificada
Por pensamientos y sentimientos humanos.
YO SOY una avanzada de lo Divino.
Las tinieblas que me han usado son consumidas
Por el poderoso río de Luz que YO SOY.

YO SOY, YO SOY, YO SOY Luz.
Yo vivo, yo vivo, yo vivo en la Luz.
YO SOY la máxima dimensión de la Luz;
YO SOY la más pura intención de la Luz.
YO SOY Luz, Luz, Luz
Inundando dondequiera que voy,
Bendiciendo, fortaleciendo e impartiendo
El propósito del reino del cielo.[1]

NOTAS

Prólogo

1. Lucas 4:23.

Capítulo 5

1. Patrick Quillin, *The Breast Cancer/Nutrition Connection (La conexión entre el cáncer de mama y la nutrición), Cancer Update* (Arlington Heights, Ill.: Cancer Treatment Centers of America), verano de 1999, pág. 2.

Capítulo 6

1. Bernie Siegel, *Love, Medicine and Miracles (Amor, medicina y milagros)* (New York: Harper & Row, 1986), pág. 25.

2. Dr. Isadore Rosenfeld, *Second Opinion: Your Comprehensive Guide to Treatment Alternatives, (Una segunda opinión: guía de los tratamientos alternativos),* citado en Peggy Huddleston, *Prepare for Surgery, Heal Faster: A Guide of Mind-Body Techniques (Prepárese para la cirujía, cúrese más rápidamente: guía de técnicas cuerpo-mente)* (Cambridge, Mass.: Angel River Press, 1996), págs. 20–21.

3. Spiegel, D., et al. *Effects of Psychosocial Treatment on Survival of Patients with Metastatic Breast Cancer (Efectos del tratamiento psicológico en la supervivencia de los pacientes con cáncer de mama metastásico), Lancet* (1989); ii: 888–91. Citado en Steve Austin, N.D., and Cathy Hitchcock, M.S.W., *Breast Cancer: What You Should Know (But May Not Be Told) about Prevention, Diagnosis, and Treatment (Cáncer de mama: lo que debe saber (pero no se puede contar) sobre prevención, diagnóstico y tratamiento)* (Rocklin, Calif.: Prima Publishing, 1994).

Capítulo 7

1. Peggy Huddleston, *Prepare for Surgery, Heal Faster: A Guide of Mind-Body Techniques (Prepárese para la cirugía, cúrese más rápidamente: guía de técnicas cuerpo-mente)* (Cambridge, Mass.: Angel River Press, 1996), pág. 2.

2. Siegel, *Love, Medicine and Miracles (Amor, medicina y milagros),* págs. 49, 47.

3. Información sobre el elemental del cuerpo en Mark L. Prophet and Elizabeth Clare Prophet, *The Path of the Higher Self (El sendero del Yo Superior)* (Gardiner, Montana: Summit University Press, 2003), págs. 380–86.

4. Una buena fuente de información sobre los remedios de hierbas para ayudar a la recuperación de la cirugía de cáncer de mama es Susan S. Weed, *Breast Cancer? Breast Health! The Wise Woman Way (¿Cáncer de pecho? ¡Salud de pecho! El camino de la mujer sabia)* (Woodstock, N.Y.: Ash Tree Pub., 1996).

Capítulo 8

1. Michael Castleman, *Blended Medicine: The Best Choices in Healing (Medicina conjuntada: las mejores opciones en la curación)* (Emmaus, Pa.: Rodale Press, 2000), pág. 6.
2. Para más información sobre el jugo de arándanos y otros remedios naturales para la infección del aparato urinario, véase Castleman, *Blended Medicine (Medicina conjuntada)*.

Capítulo 9

1. Sitio web de los Centros para el Tratamiento del Cáncer en América (Cancer Treatment Centers of America): www.cancercenter.com, s.v. Nutrition Support.
2. Patrick Quillin, *The Breast Cancer/Nutrition Connection (La conexión entre el cáncer de mama y la nutrición)*, *Cancer Update*, verano de 1999, pág. 2.
3. Ídem.
4. Bob Arnot, *The Breast Cancer Prevention Diet (La dieta preventiva del cáncer de mama)* (Boston: Little, Brown, and Company, 1998), págs. 67–91.
5. Quillin, *The Breast Cancer/Nutrition Connection (La conexión entre el cáncer de mama y la nutrición)*.
6. Arnot, *The Breast Cancer Prevention Diet (La dieta preventiva del cáncer de mama)*, pág. 19.
7. Michael Murray et al., *How to Prevent and Treat Cancer with Natural Medicine (Cómo prevenir y tratar el cáncer con medicina natural)* (New York: Riverhead Books, 2002), pág. 84.
8. Carter, J. P., et al. *Hypotheses: dietary management may improve survival from nutritionally linked cancers based on analysis of representative cases (Hipótesis: la gestión dietética puede mejorar la supervivencia a los cánceres vinculados con la nutrición en base al análisis de casos representativos)*, *J Am Coll Nutr* 1993; 12:209–26, citado en Austin and Hitchcock, *Breast Cancer: What You Should Know (But May Not Be Told) About Prevention, Diagnosis, and Treatment (Cáncer de mama: lo que usted debe saber (pero no se puede contar) sobre prevención, diagnóstico y tratamiento)*, págs. 137–38.
9. Para una detallada discusión sobre los vínculos entre el exceso de peso y el cáncer de mama, véase Austin and Hitchcock, *Breast Cancer: What You Should Know (But May Not Be Told) About Prevention, Diagnosis, and Treatment (Cáncer de mama: lo que usted debe saber (pero no se puede contar) sobre prevención, diagnosis y tratamiento)*, págs. 240–44. Para enlaces con otros tipos de cáncer, véase National Cancer Institute FactSheet *Obesity and Cancer: Questions and Answers (Obesidad y cáncer: preguntas y respuestas)*, de la hoja de datos del Instituto Nacional del Cáncer, disponible en línea en http://www.cancer.gov/cancertopics/factsheet/Risk/obesity
10. Thomas P. Lenz, *Vitamin D Supplementation and Cancer Prevention (Suplementos de vitamina D y prevención del cáncer)*, *American Journal of Lifestyle Medicine*, vol. 3, no. 5, pp. 365–368; Stefan Pilz et.al., *Epidemiology of Vitamin D Insufficiency and Cancer Mortality (Epidemiología por insuficiencia de vitamina D y mortalidad por cáncer")*, *Anticancer Research*, vol. 29, no. 9, pp. 3699–3704.

Capítulo 10

1. Linn Goldberg y Diane L. Elliot, eds., *Exercise for Prevention and Treatment of Illness (El ejercicio para prevenir y tratar las enfermedades)* (Philadelphia: F. A. Davis, 1994), pág. vii. Citado en Sala Horowitz, *Using the Body to Heal the Body (Usar el cuerpo para curar el cuerpo)*, *Alternative & Complementary Therapies*, junio de 1998.
2. Patrick Quillin, *The Breast Cancer/Nutrition Connection (La conexión entre el cáncer de mama y la nutrición)*, *Cancer Update*, verano de 1999, pág. 2.
3. Murray, *How to Prevent and Treat Cancer with Natural Medicine (Cómo prevenir y tratar el cáncer con la medicina natural)*, págs. 15, 113–15.
4. Patrick Quillin, *Beating Cancer with Nutrition (Derrotar al cáncer con la nutrición)* (Tulsa, Oklahoma: Nutrition Times Press, 1998), págs. 20–21.
5. S. Blazickova, J. Rovensky, J. Koska, M. Vigas, *Effect of Hyperthermic Water Bath on Parameters of Cellular Immunity (Efectos de los baños con agua hipertérmica en los parámetros de la inmunidad celular)*, Int. J. Clin. Pharmacol. Res., 2000;20:41–46, citado en Murray, *How to Prevent and Treat Cancer with Natural Medicine (Cómo prevenir y tratar el cáncer con la medicina natural)*, pág. 199; Quillin, *Beating Cancer with Nutrition (Derrotando al cáncer con la nutrición)*, pág. 35.
6. Sandy Boucher, *Yoga for Cancer (Yoga para el cáncer)*, *Yoga Journal*, mayo/junio de 1999.
7. Mark L. Prophet and Elizabeth Clare Prophet, *The Lost Teachings of Jesus 1 (Las enseñanzas perdidas de Jesús 1)* (Gardiner, Mont.: Summit University Press, 1994), capítulo 7, "Vitalidad y prana".

Capítulo 11

1. David Bognar, *Cancer: Increasing Your Odds for Survival (Cáncer: cómo aumentar las posibilidades de supervivencia)* (Alameda, Calif.: Hunter House Publishers, 1998), pág. 78.
2. Ídem, pág. 79.
3. Siegel, *Love, Medicine, and Miracles (Amor, medicina y milagros)*, pág. 129.
4. Sari Harrar y Sara Altshul O'Donnell, *The Woman's Book of Healing Herbs, Healing Tonics, Teas, Supplements, and Formulas (El libro de la mujer sobre hierbas curativas, tónicos curativos, tés, suplementos y fórmulas)* (Emmaus, Pa.: Rodale Press, 1999), pág. 24.
5. Para una discusión sobre la evidencia científica del uso de la melatonina en el tratamiento de cáncer, véase Murray, *How to Prevent and Treat Cancer with Natural Medicine (Cómo prevenir y tratar el cáncer con la medicina natural)*, págs. 242–44.
6. Dianne C. Witter, *Can a Common Spice Be Used to Treat Cancer? (¿Se puede usar una especia común para tratar el cáncer?)*, OncoLog, Vol. 52, No. 9, septiembre de 2007.
7. American Cancer Society, *Modofied Citrus Pectin* ("Pectina cítrica modificada"), en http://www.cancer.org/Treatment/TreatmentsandSideEffects/ComplementaryandAlternativeMedicine/DietandNutrition/modified-citrus-pectin, 7 de noviembre de 2010; Universidad de California en San Diego; Moores Cancer Center, *Modified Citrus Pectin*

("Pectina cítrica modificada"), en http://cancer.ucsd.edu/outreach/PublicEducation/CAMs/modifiedcitrus.asp November 7, 2010.

8. Mechtild Scheffer, *Bach Flower Therapy: Theory and Practice (Terapia de Flores de Bach: teoría y práctica)* (Rochester, Vt.: Healing Arts Press, 1988), pág. 9.

9. Elizabeth Clare Prophet and Patricia R. Spadaro, *Your Seven Energy Centers (Tus siete centros de energía)* (Gardiner, Mont.: Summit University Press, 2000), pág. 211.

10. La información sobre propiedades y usos de los remedios de las Flores de Bach y los remedios específicos mencionados aquí están basados en *Bach Flower Essences for the Family (Esencias de las Flores de Bach para la familia)* (London: Wigmore Publications Ltd., 1996); *The Bach Flower Remedies (Los remedios de las Flores de Bach)* (New Canaan, Conn.: Keats Pub., 1997), y Patricia Kaminski y Richard Katz, *Flower Essence Repertory (Repertorio de esencias florales)* (Nevada City, Calif.: Flower Essence Society, 1996).

11. Edward Bach, *The Twelve Healers (Los doce sanadores)* en *The Bach Flower Remedies (Los remedios de las Flores de Bach).*

12. *Bach Flower Essences for the Family (Esencias de las Flores de Bach para la familia)*, pág. 24.

13. Kaminski y Katz, *Flower Essence Repertory (Repertorio de esencias florales)*, pág. 399.

14. Ídem, pág. 400.

15. Mucha de la información aquí incluída sobre los aceites esenciales se encuentra en Gary Young, *Introduction to Young Living Essential Oils (Introducción a los aceites esenciales jóvenes y vivos)*, (Payson, Ut.: Young Living Essential Oils, 2000).

16. Castleman, *Blended Medicine (Medicina conjuntada)*, pág. 175.

Capítulo 12

1. Sydney Ross Singer y Soma Grissmaijer, *Dressed to Kill: The Link between Breast Cancer and Bras (Vestida para matar: el vínculo entre el cáncer de mama y el uso del sostén)* (Garden City Park, N.Y.: Avery Publishing Group, 1995).

Capítulo 13

1. Joan Borysenko, Minding the Body, *Mending the Mind (Cuidar el cuerpo, reparar la mente)* (New York: Bantam Books, 1988), pág. 26.

2. Siegel, Love, *Medicine and Miracles (Amor, medicina y milagros)*, pág. 3.

3. Véase Martin L. Rossman, *Healing Yourself: A Step-by-Step Program for Better Health through Imagery (Curarse a uno mismo. Programa paso a paso para una mejor salud mediante las imágenes)* (New York: Pocket Books, 1989), y Siegel, *Love, Medicine, and Miracles (Amor, medicina y milagros)*, págs. 152–56. El Dr. Rossman da explicaciones detalladas sobre el uso de imágenes para la curación de muchas y distintas enfermedades. Su libro también incluye muchos estudios de destacadas curaciones que han utilizado estas técnicas.

4. Para más información sobre la forma de pensamiento curativa, véase Mark

L. Prophet and Elizabeth Clare Prophet, *The Science of the Spoken Word (La ciencia de la Palabra hablada)* (Gardiner, Mont.: Summit University Press, 1991), págs. 144–48.

5. C. Norman Shealy, *Sacred Healing: The Curing Power of Energy and Spirituality (Curación sagrada: el poder curativo de la energía y la espiritualidad)* (Boston, Mass.: Element, 1999), pág. 125.

6. Ídem, pág. 124.

7. Andrew Weil, Natural Health, *Natural Medicine: A Comprehensive Manual for Wellness and Self-Care (Salud natural, medicina natural: manual comprensivo para el bienestar y el cuidado de sí mismo)* (Boston: Houghton Mifflin, 1995), pág. 188.

8. John Link, *The Breast Cancer Survival Manual: A Step-by-Step Guide for the Woman with Newly Diagnosed Breast Cancer (El manual de supervivencia al cáncer de mama: guía paso a paso para la mujer diagnosticada con cáncer de mama)* (New York: Henry Holt, 1998), pág. 135.

9. Ídem.

10. Ídem, pág. 189.

11. Lawrence LeShan, *Cancer as a Turning Point: A Handbook for People with Cancer, Their Families, and Health Professionals (El cáncer como punto de inflexión: manual para gente con cáncer, sus familias y los profesionales de la salud)* (New York: Plume, 1994), pág. xii.

12. Ídem, pág. 24.

13. Ídem, pág. 29.

14. Kuthumi, *Remember the Ancient Encounter (Recuerda el antiguo encuentro)*, Perlas de Sabiduría Vol. 28, n.º 9, (1985). The Summit Lighthouse.

15. Louise L. Hay, *Heal Your Body: The Mental Causes for Physical Illness and the Metaphysical Way to Overcome Them (Cure su cuerpo: las causas mentales de la enfermedad física y la forma metafísica de superarlas)* (Carlsbad, Calif.: Hay House, 1988), págs. 21, 22.

16. Ídem.

17. Bernie S. Siegel, Peace, *Love, and Healing: Bodymind Communication and the Path to Self-Healing: An Exploration (Paz, amor y curación; comunicación cuerpomente y el sendero de la auto curación: una exploración)* (New York: Harper & Row, 1989), pág. 27.

18. Ídem, págs. 28, 162.

19. Siegel, *Love, Medicine, and Miracles (Amor, medicina y milagros)*, pág. 4.

20. Proverbios 23:7.

21. Robert L. Van de Castle, *Our Dreaming Mind: A Sweeping Exploration of the Role That Dreams Have Played in Politics, Art, Religion, and Psychology, from Ancient Civilizations to the Present Day (Nuestra mente soñadora: exploración completa del papel que han jugado los sueños en la política, el arte, la religión y la psicología desde las civilizaciones antiguas hasta el presente)* (New York: Ballantine Books, 1995), págs. 364–65.

22. Ídem, págs. 369.

23. Siegel, *Love, Medicine, and Miracles (Amor, medicina y milagros)*, pág. 114.

24. LeShan, *Cancer as a Turning Point* (*El cáncer como punto de inflexión*), pág. 41.
25. Castleman, *Blended Medicine* (*Medicina conjuntada*), pág. 79.
26. Mary Laney, *The Healing Power of Harps* (*El poder curativo de las harpas*), Chicago Tribune, domingo, 11 de diciembre de 1994.
27. Siegel, Peace, *Love and Healing* (*Paz, amor y curación*), págs. 46–50.

Capítulo 14

1. Siegel, Peace, *Love and Healing* (*Paz, amor y curación*), pág. 2.
2. Larry Dossey, *Healing Words: The Power of Prayer and the Practice of Medicine* (*Palabras curativas: el poder de la oración y la práctica de la medicina*) (San Francisco: HarperSanFrancisco, 1993), pág. xviii.
3. Larry Dossey, *Prayer Is Good Medicine: How to Reap the Healing Benefits of Prayer* (*La oración es buena medicina: cómo cosechar los beneficios curativos de la oración*) (San Francisco: HarperSanFrancisco, 1996), págs. 1–2.
4. Dossey, *Healing Words* (*Palabras curativas*), pág. 180.
5. Paramahansa Yogananda, *Man's Eternal Quest* (*La eterna búsqueda del hombre*) (Los Angeles: Self-Realization Fellowship, 1975), pág. 43.
6. Elizabeth Clare Prophet, *The Creative Power of Sound* (*El poder creativo del sonido*) (Gardiner, Mont.: Summit University Press, 1998), págs. 49–53.
7. Borysenko, *Minding the Body, Mending the Mind* (*Cuidar el cuerpo, reparar la mente*), pág. 50.
8. Este ejercicio está adaptado de Elizabeth Clare Prophet, *Perlas de Sabiduría* 30, n°. 7 (1987).
9. Éxodo 28:17–21, 39:10–14; Apocalipsis 21:19–20.
10. La descripción de las propiedades de la amatista está adaptada de una conferencia de Elizabeth Clare Prophet, 18 de octubre de 1987.
11. Melody, *Love is in the Earth: A Kaleidoscope of Crystals* (*El amor está en la Tierra: caleidoscopio de cristales*) (Wheat Ridge, Col.: Earth-Love Publishing House, 1995), págs. 341–42.
12. Isaías 66:24.
13. Melody, *Love Is in the Earth* (*El amor está en la Tierra*), pág. 573.
14. Siegel, *Love, Medicine, and Miracles* (*Amor, medicina y milagros*), pág. 29.

Capítulo 15

1. Siegel, *Love, Medicine, and Miracles* (*Amor, medicina y milagros*), pág. 133.

Capítulo 16

1. El Morya, *Purity of Heart* (*Pureza de corazón*), *Perlas de Sabiduría* 29, n°. 80 (1986). El Morya, *Job, the Chela of God*, (*Job, el chela de Dios*), en Lección de Guardianes de la Llama 33 (Gardiner, Mont.: The Summit Lighthouse, 2001).

2. Juan 14:4.

3. Para una descripción de las iniciaciones de la noche oscura, véase San Juan de la Cruz, *Subida al monte Carmelo y Noche oscura;* y el comentario sobre las enseñanzas de San Juan de la Cruz en Elizabeth Clare Prophet, *Saint John of the Cross on the Living Flame of Love (San Juan de la Cruz y la llama de amor viva)* (Gardiner, Mont.: Summit University, 1985), audio.

4. Para una mayor explicación sobre la noche oscura del alma y la del espíritu, así como la crucifixión como iniciación en el sendero espiritual, véase Mark L. Prophet and Elizabeth Clare Prophet, *The Path of the Universal Christ (El sendero del Cristo universal)* (Gardiner, Mont.: Summit University Press, 2003), págs. 167–213.

5. Mateo 27:46; Marcos 15:34.

6. Santiago 5:16.

7. Una biografía recientemente publicada de Edgar Cayce es Sidney D. Kirkpatrick, *Edgar Cayce: An American Prophet (Edgar Cayce: profeta americano)* (New York: Riverhead Books, 2000). Véase págs. 402–11 para un esquema de los métodos curativos recomendados por Cayce. En el libro se pueden encontrar historias de los diagnósticos de Cayce.

8. Gladys Taylor McGarey, *The Physician within You: Medicine for the Millennium (El médico en tu interior: medicina para el milenio)* (Deerfield Beach, Fla.: Health Communications, 1997), pág. 37–39.

Capítulo 17

1. Gálatas 4:19.

2. Juan 1:19.

3. Santiago 4:8.

4. Prophet, *Your Seven Energy Centers (Tus siete centros de energía),* pág. 65.

5. Robin Casarjian, *Forgiveness: A Bold Choice for a Peaceful Heart (El perdón: una elección valiente para un corazón en paz)* (New York: Bantam Books, 1992), pág. 236.

Apéndice A

1. La información que hay en esta gráfica es de Elizabeth Clare Prophet y Patricia R. Spadaro, *Your Seven Energy Centers (Tus siete centros de energía)* (Gardiner, Mont.: Summit University Press, 2000).

Apéndice B

1. Kuthumi y Djwal Kul, *The Human Aura (El aura humana)* (Gardiner, Mont.: Summit University Press, 1982), pág. 33.

RECURSOS

American Academy of Environmental Medicine
7701 East Kellogg, Suite 625, Wichita, KS, 67207
+1-316-684-5500
www.aaem.org

American Cancer Society
1-800-ACS-2345
www.cancer.org

Cancer Treatment Centers of America
3150 Salt Creek Lane, Suite 118, Arlington Heights, IL, 60005
1-800-615-3055
www.cancercenter.com

ECaP (Exceptional Cancer Patients)
522 Jackson Park Drive, Meadville, PA, 16335
+1-814-337-8192
www.ecap-online.org

The Summit Lighthouse
63 Summit Way
Gardiner, MT 59030-9314
+1-406-848-9200
www.TSL.org

www.journeythroughcancer.org
Web site con gran parte del contenido de este libro en inglés.